한의사 이은주의
전립선 건강과
Sex Clinic

— 100세 건강·장수를 위한 秘訣 —

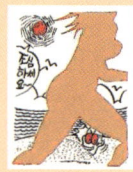

안의사 이은주의 전립선 건강과 Sex Clinic
....
초판 1쇄 인쇄 2006년 11월 10일
개정 재판 1쇄 발행 2019년 1월 25일

지은이 이 은 주
발행인 이 미 숙
편집자 이 동 영
인 쇄 우송문화
제 본 원진제책
발행처 아이디 북
판매처 도서출판 靑史
주 소 서울특별시 마포구 서강로 11길 24
전 화 02-325-5534 FAX 02-324-6799
 ISBN 978-89-90351-57-9(02510)
....
×잘못된 책은 구입하신 서점에서 바꾸어 드립니다.
ⓒ Lee, eon-joo
Reprinted 2019 by CHONGSA Publishing Co.

한의사 이은주의
전립선 건강과 Sex Clinic

─ 100세 건강·장수를 위한 秘訣 ─

이은주 지음

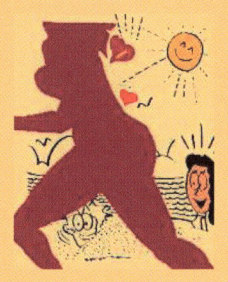

2019
도서
출판 青史

이 책은 출판 저작권법에 의하여
법률적으로 보호를 받는 저작물이며 본사 또는 저자의 허락
없이는 무단으로 사용할 수 없습니다.

ⓒ Copyright 2006 by Lee, eon-joo
Reprinted 2019 by Chongsa Publishing Co.

머리말

"이제 여자를 가까이 할 수 있는 시절은 다 지나간 것 같소."

황제(黃帝)가 아쉬움이 남은 표정으로 한숨을 쉬자 선녀(仙女)가 말했다.

"중단하지 마십시오. 무릇 음양의 조화는 천지의 조화와 같아서 한시라도 기(氣)를 주고받지 않으면 기운이 가라앉고 음양의 교류가 막히게 됩니다. 그러면 앉은뱅이가 되어 이윽고 집안에서 죽고 말 것입니다."

늙은 황제는 기가 막혔다.

"허허. 나는 이미 기가 쇠하여 몸이 말을 듣지도 않거니와 비아그라를 먹어 가며 힘을 내 봐도 더 이상 즐거운 것을 모르겠소. 오히려 남자 구실을 해보겠다고 만용을 부리다가 되레 명을 재촉하게 되지 않을까 두렵소."

선녀는 평온을 잃지 않고 빙긋 미소를 지으며 대답했다.

"무릇 사람이 쇠약해지는 것은 모두 음양교접의 도를 제대로 알지 못하고 함부로 교접하기 때문입니다. 음양지도를 알면 온갖 오묘한 즐거움에 이르지만 이를 알지 못하면 일찍 신명을 다하여 죽음에 이르는 것입니다."

지금으로부터 4천 500년 전, 허심탄회하게 성 카운슬러를 찾은 주인공은 삼황오제(三皇五帝 ; 중국 전설의 왕국)의 한 사람으로 추정되는 귀인이이다. 젊어서는 아리따운 궁녀들의 방을 자유로이 드나들며 화려한 시절을 보냈으나, 세월이 흘러 나이가 드니 합방을 할 때마다 목구멍에서 신물이 넘어오기 시작했다. 그럴 즈음 '성의 달인'들이 있단 말을 듣고 사람을 보내 초빙하고 보니 아리따운 선녀가 아닌가. 이 선녀의 이름이 바로 소녀(素女)였다.

황제는 소녀의 권고를 받아들여 타녀(采女)란 상궁을 신선 팽조(彭調)에게 보내 온갖 오묘한 즐거움과 함께 '할수록 몸이 건강해지는' 방중술을 배워 오게 하였다. 이렇게 하여 터득한 연년익수(延年益壽)의 방중비법을 정리해 놓은 책이 바로 『소녀경』(素女經)이다. 이론적으로 '백년의 성'(性)을 위한 지침서 같은 것이다.

하지만 긴 세월이 흐른 지금도 사람들은 여전히 그 옛날

황제가 던졌던 것과 똑같은 질문을 되풀이하고 있다. '구슬이 서 말이라도 꿰어야 보배'라고, 고전 속에 들어 있는 『소녀경』만으로는 성생활에 대한 명쾌한 지침을 얻기가 어려웠던 것이리라. 『소녀경』이 진시황의 분서갱유 이래 이리저리 흩어져 진본을 찾을 수 없게 된 탓도 있겠지만, 한편으로는 천부(天賦)의 즐거움이며 의무이기도 한 남녀의 성(性)을 한낱 부화방탕으로 치부하는 우리네 조상들의 완고한 유교적 도덕관의 영향도 없지 않다.

'때가 되면 다 알아서 하게 된다'는 근거 없는 주장과 믿음은 아직껏 우리네 의식을 절반쯤은 지배하고 있다. 하지만 배우지 않은 성을 어찌 제대로 영위할 수 있겠는가? 음양화합의 도리에 어긋난 성생활로 심신의 건강을 해치는 사람이 많은 것은 당연한 결과다.

사람이 정신적으로, 육체적으로 건강을 유지하기 위해서는 무엇보다 조화와 균형이 중요하다. 이것이 바로 한의학의 관점이기도 하다.

그런데 조화와 균형을 조절하기에 가장 주요한 방편으로 성을 꼽지 않을 수 없다. 그에 비하면 약과 침이란 이미 균형이 흐트러졌을 때 이를 바로 잡기 위해 사용할 수 있는, 좁은 의미의 의학에 지나지 않는다.

"잘 해 보려고 해도 아파서 할 수가 없어요. 혹시 신랑의 그것이 너무 휘어서 그런 것 아닐까요? 제 것은 속살이 밖으로 너무 드러나 있어서 공중탕에 가기가 부끄러워요. 정절을 지키기 위해 처녀 적에는 오럴만 즐겼어요. 아이를 둘이나 나서 키웠지만 50이 다 된 지금까지 남편의 알몸을 제대로 본 적이 없답니다. 하물며 오르가슴이란 건……."

진찰을 위해 찾아온 분들과 대화를 나누면서 현대인에게 성에 대한 바른 지식이 매우 부족함을 절감하였고, 많은 병들이 바른 성생활의 결핍에서 비롯되고 있음을 보아 왔다. 현대인의 성은 무지와 실패, 위선과 오해로 가득 차 있다. 이제 그것은 혁명적으로 개선될 필요가 있다.

성생활에 대한 일관성 있는 지식의 체계를 일반에게 제공하는 것이 의사된 도리로서 필요한 일이 아닐까 고민하면서 필자는 7년 전 우리 한의원에 「한국 밝은 성 연구소」를 부설했다. 이후 동서양의 고전과 현대의 다양한 성(sexual life)생활 연구자료 등을 연구 분석한 것을 바탕으로, 부족하나마 현대인들이 알아야 할 내용들을 정리해 한

권의 책으로 엮었다.

　여기에는 『소녀경』을 비롯한 동양의 고전들과 인도의 『카마수트라』는 물론, 현대 서양에서 유행하고 있는 타오 힐링(도교 섹스)의 기법들이나 성 연구가들의 최근 연구보고서, 혹은 지침서들의 내용까지도 녹아들어 있다. 간혹 『소녀경』과 같은 고전을 스스로 읽으면서도 실생활에서 어떻게 응용해야 할지를 알 수 없었던 사람들에게도 이를 누구나 알아들을 수 있는 현대어로 해석한 이 책은 도움이 될 것으로 믿는다.

역삼동에서　저자

● 차 례 ●

머리말

제1장

Sex, 열정과 환희에 찬 20대의 섹스

1. 성은 자연스럽고 아름다운 것(gender & sex)

성은 역사 발전의 원동력 | 25
성의 시작, 유혹의 메커니즘 | 27
하느님, 여자는 왜 만드셨나요. | 31
섹스리스 커플이 늘어난다. | 34
♥ 휴게실 : 재미로 보는 심리테스트-내 남자의 타입
인간의 성은 쇠퇴하지 않는다. | 39

2. 몸에 대한 기초지식 - 남성

남성에게만 있는 세 가지 성 기관|43
　　음경 - 부드러운 남자, 알고 보면 강인한 남자|44
　　☺ 알고 싶어요 : 포경수술
　　음낭, 연인만의 장난감|51
　　전립선, 남성의 핵심 기관|54

3. 몸에 대한 기초지식—여성

　　남성과 여성, 같고도 다른 몸의 차이|56
　　여자의 입술 - 음순|59
　　☺ 알아봅시다 : 음모
　　신비로운 여자의 동굴 - 질과 자궁|64
　　첫 경험에서 반드시 피를 흘리는 건 아니다|68
　　♥ 휴게실 : 순결과 처녀막
　　여성도 사정을 한다|75

4. 섹스의 ABC

　　섹스는 대화다|78
　　대화에는 예의를 갖춰라|81
　　사랑 없이 몸이 열릴 수 있을까?|84

♥ 휴게실 : 밤에 일어나는 이유
길수록 좋아요 그녀 앞 '노크' | 86
♥ 휴게실 : 생물학 교실
 크기가 문제가 아니다 | 91
☺ 알고 싶어요 : 얼마나 커야 하나요?
강한 남자는 부드럽게 시작한다 | 94
신혼은 괴로워 | 98
강한 남자는 테크닉보다 원리 | 101

5. 건강과 섹스

건강이 좋으면 능력도 뒤따른다 | 105
♥ 휴게실 : 섹스 전후 남성의 반응
섹스는 청결하게 | 108

제2장

성, 불꽃같고 생수 같은 3, 40대의 섹스

1. 애무의 달인

여자는 몸으로 확인한다 | 113

몸이 즐거워할 만큼만 | 115

에로틱한 분위기가 성패를 좌우한다 | 118

애무의 순서 : 주변부터 중심으로 차근히 | 121

☼ 잠깐! : 남자를 기죽이지 마세요

성감대는 만들어진다 | 127

♣ 알고 싶어요 : 성감대

수동적인 혹은 소극적인 여성에 대하여 | 131

키스에도 단계가 있다 | 134

☼ 잠깐! : 가슴 애무의 비법

여성이 하는 애무 | 138

☻ 알고 싶어요 : 조루의 국제 기준

입으로 하는 섹스의 테크닉 | 143

☼ 잠깐! : 입을 사용할 때의 주의점

2. 건강을 위한 섹스 ―『소녀경』의 테크닉

섹스에도 도리가 있다[五常] | 148

음양의 바른 교접은 건강의 기본이다 | 150

접하되 사정하지 말라 | 154

그러나 오래 참지 말라 | 156
'사정의 주기'와 '섹스의 주기'는 별개의 것 | 158
☼ 잠깐! : 하룻밤에 아홉 번?
8부 능선에서 멈춰라 | 161
☼ 잠깐! : 파트너의 협조가 필수조건
굳세고 뜨겁지 않으면 교접하지 말라 | 165
강한 남자를 만드는 9가지 기술[九法] | 168
남자의 기를 돋우고 여성의 병도 고치는 8가지 기술 | 172
♥ 휴게실 : 옹녀와 도둑
경계해야 할 7가지 그릇된 성 습관(七損) | 177

3. 엑스터시로 가는 섹스—카마수트라의 테크닉

흑백만 있는 게 아니다 | 180
정열적인 파트너는 손톱으로 할퀸다 | 182
♥ 휴게실 : 아우파리슈타캄은 아랫사람의 성희

4. 세상의 모든 체위

강한 남성 만들기 | 187
♣ 알아 두세요 : 항문조이기

방망이를 움직이는 기술 | 195
진입 전 공략술 6가지 | 195
진입 후 공략술 9가지 | 196
● 알고 싶어요 : 구천일심 약입강출 환정보뇌
세상의 모든 체위-30법 | 200
☼ 잠깐 : 뽕짝 리듬, 재즈 리듬

제3장

강한 남자의 키 포인트, 전립선을 싱싱하게

1. 남성의 3대 성기

남성에게만 있는 성 기관 전립선 | 207
힘의 전령사 전립선의 신비 | 211
평생 궂은 일 도맡는 전립선 | 214
● 알고 싶어요 : 소변에는 건강 정보가 있다
전립선은 뒤쪽에 있다 | 219

2. 전립선의 노화와 질병

회음부가 불쾌하십니까? | 221
♣ 알아 두세요: 전립선의 이상을 나타내는 증상들
소변을 찔끔거리는 것은 운명인가? | 225
쾌변은 건강의 척도 | 228
선진국형 질환, 남성만의 질환 | 231
전립선염은 성병 아닌 질병 | 233
병은 감추지 마라 | 236
갑자기 악화될 수 있다 | 238

3. 전립선은 대체로 비대해진다

전립선비대는 남성다운 병? | 241
♣ 알아 두세요 : 전립선비대증 자가 테스트
비만으로 '맥 못 추는 남성' | 244
초기 증상 때 다스려야 | 247

4. 전립선 암 예방이 능사

늘어나는 전립선암, 예방이 능사다 | 249
아스피린과 전립선암 | 251

전립선암 치료의 미래 | 254

5. 전립선의 세척요법

막힌 '수도관' 청소하면 남성의 힘 콸콸 | 257
♣ 알아 두세요 : 발기부전이란?
☼ 잠깐! : 한방에서의 발기부전 개념
전립선 세척요법의 장점 | 262
'파이프'의 녹을 벗겨내는 신비의 명약 | 265
신비의 알로에 전립선을 달래다 | 267
소금으로 만든 신물질, 죽염 | 269
불결한 관계? - 성병 경험자는 전립선을 살펴라 | 272

6. 전립선 치료 사례

요도염과 감춰진 후유증 | 275
티눈 하나에도 목숨을 건다 | 278
겉만 보곤 모른다 | 280
치료의 절반은 환자가 한다 | 282

7. 전립선을 보호하는 생활습관

　　충혈은 정력의 적이다 | 286
　　앉아서 빼앗긴 정력 걸어서 되찾아라 | 288
　　봄의 따뜻한 햇볕이 사랑의 호르몬 깨운다 | 292
　　우유영양학의 양지와 그늘 | 295
　　■ 스크랩 / 전립선에 관한 최근 연구동향

제4장

아름답고 건강을 위한 섹스 다이어트

1. 여자의 성을 생각한다
　여성이 주인이다 | 307
　☼ 잠깐! : 염색체도 여성이 주인
　섹스는 음양의 조화 | 314
　세상을 움직이는 모성(母性) | 316

2. 섹스 다이어트의 진실

살을 빼는 게 본질은 아니다 | 320
☼ 잠깐! : 체질과 음식
생긴 대로 잘 살기 | 324
달리고 뛰면 빠진다 | 327
♣ 알아 두세요 : 이런 운동법도 있어요
억지로 되나요(뛰지 않는 다이어트) | 331
☼ 잠깐! : 요가와 체조

3. 섹스는 강하게 한다

섹스를 하면 살이 빠진다? | 337
☼ 잠깐! : 섹스는 과식을 막아준다
기가 약한 사람은 가을에 비축하라 | 341
생리활성 효과 | 344
☼ 잠깐! : 호르몬요법으로 젊어진다?

4. 섹스는 몸을 아름답고 야하게 한다

'큐피드의 화살' 도파민 | 349
'천연 각성제' 페닐에틸아민 | 352

'모성의 호르몬' 옥시토신 | 354
☼ 잠깐! : 엄마와 아기 사이에도 화학작용이
사랑을 하면 젊어진다 | 358
☼ 잠깐! : 정액과 애액도 건강물질
사랑을 하면 예뻐진다 | 362
■ **스크랩** / 섹스가 몸에 좋은 12가지 이유

5. 섹스를 다이어트 하자!

고정관념을 버려라 | 368
☼ 잠깐! : 다이어트 해야 할 성에 관한 군살들
새로운 섹스요리 | 373
섹스를 더 맛있게 하는 섹스 마사지 | 377
☼ 잠깐! : 마사지의 기본 요령
♣ 알아 두세요 : 변비를 해소하는 복부마사지
요리 위에는 한 송이 꽃을 꽂아라 | 385
정말 중요한 특식 재료들 | 388

제5장

우리시대의 성(性), 그리고 사랑

1. 부부 성의 혁명

40대의 성은 풍요로워야 | 399
젊어서보다 화려한 40대의 성 | 401
40대, 위기에서 시작한다 | 403
♥ 휴게실 : 몇 살까지 그리운가요?
성실한 부부는 잠자리도 연구한다 | 407
마음을 열고 몸도 열어라 | 410
가끔 해 보면 좋은 속성 섹스 | 414
자신감이 필요하다 | 417
강하지 못하거든 감미롭기라도 | 419
같은 음식이라도 다르게 먹어라 - 칵테일 사랑법 | 421
☼ 잠깐! : 뽕짝 리듬, 재즈 리듬

2. 정력 이야기

육식 채식 그리고 광물질 | 425
강해지고 싶다면 운동을 해라 | 427

☼ 잠깐! : 하반신 단련은 고혈압에도 도움
한꺼번에 방전시키지 말 것 | 431
정력을 약물로 대신할 순 없다 | 434
은밀하게 먹는 정력제? | 436

3. 강한 남성이 알아야 할 마지막 지식

바람둥이는 치매에 걸리지 않는다 | 439
장수시대에 챙겨야 할 효도 | 442
생명은 자연스럽게 태어나야 | 444
음양의 조건도 환경 따라 변한다 | 447
오스틴 파워 | 450

● 책을 마치며 ●
● 개정판 책을 마치며 ●

■ 대화당 한의원 체험기 ■

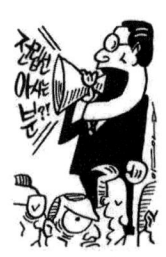

제1장

Sex, 열정과 환희에 찬 20대의 섹스

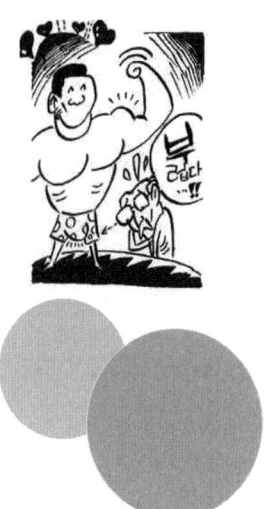

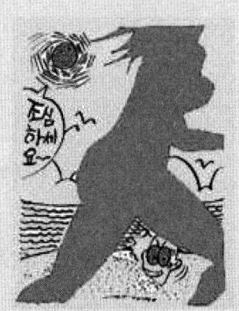

제1장

Sex, 열정과 환희에 찬 20대의 섹스

1. 성은 자연스럽고 아름다운 것(Gender & Sex)

성은 역사 발전의 원동력

인간이 남자와 여자로 만들어지지 않았다면 세상은 어떻게 되었을까?

아마도 인간세계는 지금처럼 다이내믹(dynamic)하게 발전되지 못했을 것이다. 스스로 원하든 원하지 않든 인간은 본능적으로 이성에게 매력적으로 보이기 위하여 자신을 개발하고 능력을 갖추려 한다. 그것은 마음에 끌리는 배우자를 얻고 또 그 배우자를 통해 얻은 자식을 안전하게 지키고 자기보다 나은 분신으로 기르기 위해서다. 또 이를 위해 노동과 인내의 요구를 기꺼이 감수한다. 이 같은 본능적 욕구가 동기가 되지 않았다면, 인간이 이처럼 열심히 노동하고 연구 노력하여 문명을 가꾸고 역사를 발전시켜 왔을지 의문이다.

성이 분리되어 있는 대부분의 생물들에게 섹스는 즐거움을 제공한다. 그것은 당연하고도 자연스러운 메커니즘(Mechanism)이다. 만일 동물에게 있어서 섹스가 즐거운 일이 아니라면 동물들이 그처럼 열심히 섹스를 즐기면서 종족을 유지할 수 있었을까? 모든 생명체가 종족을 보전하고 또 번식해 나가도록 하기 위해, 섹스는 태초의 자연이 모든 생명체들에게 부여한 본연의 의무이자 최대의 즐거움인 것이다.

인간의 생식 메커니즘도 효율적 수정을 위한 유혹과 쾌락의 이치를 담고 있다. 이들이 살아가는 목표도 궁극적으로는 자손의 안정된 보존과 미래에 있다. 섹스에의 유혹, 그것의 즐거움, 그리고 자식을 기르는 데서 느끼는 보람과 즐거움, 애정 등 이것들이 모두 유전자를 이어가려는 본능적 메커니즘에 의해 부여되었다. 섹스는 인류역사의 가장 중요한 동력임에 틀림없다.

모든 창조나 예술이나 전쟁이나 노동, 반대로 안정이나 평화를 지키려는 행동들까지도 인간의 본능적 생식 메커니즘과 결부돼 있다. 애정의 감정이라든가 은근한 유혹, 자식을 부양하기 위한 경제적 욕망, 심지어는 에로틱을 거부하거나 억제하기 위한 억압의 행위까지도 출발은 이 메커니즘과 무관치 않다. 비록 현대의 인간에게서 출산의 욕구는 현저히 줄어들었다고 하지만, 섹스의 즐거움만은 여전히 강한 성취동기로 작용하고 있다.

성의 시작, 유혹의 메커니즘

성적 접촉의 출발은 유혹이다. 이성을 끄는 말이나 행동, 혹은 글이나 외모 따위가 상대의 마음을 자신에게로 끌어당겨 신체의 접촉으로 발전시켜 간다.

그 유혹의 대상은 아무나가 아니다. 성의 본능은 보다 강한 상대, 건강한 상대를 고르도록 작용을 한다. 강하다는 것은 완력만 말하는 게 아니다. 각 시대가 요구하는 능력의 기준이 다르기 때문이다. 예전 같으면 쟁기질을 잘하고 남의 침입으로부터 자신과 가족을 지켜낼 수 있는 힘, 즉 근력과 완력이 가장 중요한 능력이었지만 지금은 그것만으로 되지 않는다. 두뇌의 능력과 외모의 매력이 어쩌면 보다 중요한 경쟁력이 되고 있다. 여기에 변함없이 요구되는 또 하나의 기준은 정력이다. 이러한 선택은 건강한 2세를 잉태하고 또 길러낼 능력을 가진 상대를 고르려는 본능의 작용에서 나온다.

이 같은 유혹의 본능은 양성생식을 하는 모든 동식물들에게 공통으로 주어졌다. 동물들의 발정이나 식물들이 피워내는 아름다운 꽃은 바로 이성을 유혹하거나 중간의 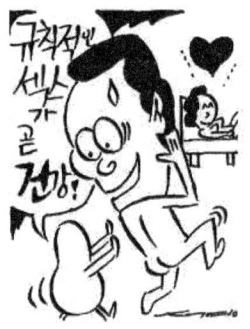 매개자를 불러들이기 위한 대표적인 장치들이다. 만일 꽃이 아름답지 않고, 향기롭지 않고, 달콤한 꿀을 갖고 있지도 않다면 벌과 나비가 날아들어 암술과 수술 사이에 꽃가루를 날라 옮겨주는 중노동을 제공할 리가 없다. 아름다운 빛깔과 달콤한 꿀로 벌레를 유인하는 꽃의 목적은 꽃가루 속의 정자를 다른 꽃의 암술에게 전달하는 데 있다. 벌이나 나비가 활동하기 전인 2월에 꽃을 피우는 동백꽃은 벌새로의 작은 새들을 매파로 이용한다. 동백꽃이 작은 새둥지 모양의 매혹적인 붉은 꽃을 피우는 데는 그만한 이유가 있는 것이다.

발정기에 분비되는 페로몬의 강력한 냄새를 통해 이성을 유혹하는 동물들과 마찬가지로 사람에게도 본래는 '발정의 냄새'가 있다고 한다. 그러나 현대인들은 그러한 냄새를 잃어버렸다. 대신 아름다운 외모와 완력, 지적 능력 등으로 이성의 눈길을 끌기 위해 노력한다.

사람의 외모는 이성의 관심을 끄는 데 영향을 끼친다. 어떤 원리가 작용하는 걸까?

동양의학의 고전적 이론에 따르면 사람 얼굴의 각 부위는 신체 부위와 오장육부의 특정 부위를 각각 표현하고 있다. 따라서 얼굴 부위마다의 기색은 이 사람 신체의 건강 상태를 보여주게 된다. 예를 들면 이목구비(耳目口鼻)는 각자 신장 – 간 – 위장 – 폐와 연결돼 있어 각각의 기색을 살피는 것만으로도 내부 장기의 상태를 어느 정도 추측해볼 수 있다. 또 이목구비와 이마 뺨 턱 등의 상태, 골격 등의 생김새는 그 사람의 성격까지도 드러낸다. 외관의 기색이 한 사람의 속내를 예외 없이 드러낸다 할 수는 없지만 대략 이 같은 연관에 따라 관상이 의미를 갖는 것이며, 특히 기색을 살펴 건강 상태를 추론하는 것은 전통의학의 한 갈래로도 발달돼 왔다.

사람이 대개의 경우 밝은 낯빛, 바르게 균형 잡힌 이목구비와 몸매에 이끌리는 것은 그에 대한 전문적인 지식에 의존해서는 아니지만, 자신도 모르게 본능을 지배하는 무의식이 순식간에 내린 판단의 결과다. 무의식은 느낌(feel)이라는 신호전달 방식으로 매력적인 상대를 향해 유혹이란 행동을 유발해 낸다. 단지 아름답다는 느낌 때문이 아니라, 이 상대가 필요하다는 무의식의 득실판단이 유혹행동의 이면에 감춰져 있다는 뜻이다.

남자가 여성의 얼굴뿐 아니라 특정한 기준의 몸매에 주로 매혹되는 현상은 과학적 분석과도 놀라운 일치가 있다. 외국에서 발표된 한 분석에 의하면, 여성의 몸매에서 남성을 끄는 섹시미의 조건은 허리와 히프 사이즈의 비율에 숨어 있다고 한다. 어떤 연구자가 많은 남성들에게 시각적으로 가장 끌리는 몸매를 선택하게 하여 분석한 결과, 가장 많은 남자들이 허리와 히프 직경의 비율 0.7 : 1의 몸매를 선택한 것으로 조사됐다. 이 비율은 실제로 임신 성공률이 가장 높은 몸매라는 산부인과적 통계와도 일치하는 것이었다. 허리가 점점 굵어져 0.9 : 1에서 1:1 정도가 되면 임신에 성공할 가능성은 점점 떨어진다고 한다. 자신도 모르게 '생식'에 최대의 목표를 두고 있는 무의식의 정보판단 능력은 실로 신비롭다.

하느님, 여자는 왜 만드셨나요?

많은 사람들이 좋아하는 19세기 미국 작가 마크 트웨인(Twain, Mark)은 동화처럼 편안한 문장으로 많은 소설과 수필을 남겼다. 『톰 소여의 모험』(*The Adventures of Tom Sawyer*) 같은 동화도 좋지만, 그가 쓴 작품 중에 가장 기억에 남는 것이 『아담의 일기에서』(*Extracts From Adam's Diary*)라는 작품이다. "아담이 상형문자로 남긴 일기를 발견하고 간추려 번역했다."는 가상의 각주로 시작되는 상상소설이다.

이 기발한 발상은 역시 마크 트웨인답다. 소설은 최초의 인간 아담이 여자를 만나고 가정을 꾸려가는 과정을 특유의 위트 넘치는 문장으로 담아냈다. 그 내용을 잠깐 인용해 보겠다.

"이 머리카락이 긴 새로운 피조물은 상당히 성가셨다. 언제나 내 주위에서 따라다녔다. 별로 좋지 않았다. 제발 다른 동물들하고나 어울렸으면……. 이 피조물은 과일을 너무 많이 먹고 너무 많이 재잘거린다."

'피조물'은 하루 종일 입을 움직이며 보는 것마다 이름을 붙이고 말을 걸었다. 지쳐 버린 아담은 이 피조물을 떼어 버리려고 했지만 너무나 슬퍼하기 때문에 완전히 떠나 버릴 수가 없다. 그녀의 눈에서 떨어지는 물방울이 이상하게도 마음 약해지게 했기 때문이다. 어느 날 이 귀찮은 피조물에게 딱 좋은 '친구'가 생겼다. 말하기를 좋아하는 뱀이었다. 말하기 좋아하는 피조물은 종일 뱀과 수다를 떨며 놀았기 때문에 아담은 매우 홀가분해졌다. 그런데 그것이 사단이었다.

어느 날 사자와 호랑이가 초식동물들과 어울려 놀고 있는 평화로운 들판으로 나간 아담은 갑자기 광란의 들판으로 변하는 것을 보게 된다. 맹수들이 연약한 짐승을 잡아먹기 시작하고 갑자기 달려든 사자가 타고 있던 말을 잡아먹었다. 아담은 이브가 금단의 열매를 따먹고 말았다는 걸 알게 된다. 황급히 돌아간 아담은 배고픔 때문에 이브가 주는 열매를 먹는다. 이 금단의 열매는 사과로 알려져 있지만 알고 보니 밤이란 과일이었다.

갑자기 벗은 몸이 부끄러워진 아담과 이브는 부끄러움과 죄책감 때문에 황급히 옷을 만들어 입고 바깥세상으로 나간다. 뜻밖에도 아름답다. 한없이 펼쳐진 물, 한없이 넓은 들판, 단지 스스로 노동하여 먹고살아야 한다는 짐이 주어진 것뿐, 이들은 바깥세상에서 생활하는 동안 두 아들을 낳고 딸도 낳았다.

늙어 이브가 먼저 세상을 떠났을 때 아담은 일기의 마지막을 이렇게 적었다.

"에덴동산 밖에서 '여자'와 같이 살게 된 것은 여자를 모르고 에덴에서 사는 것보단 나았다. 처음에는 그녀가 말을 너무 많이 한다고 생각했지만 지금은 그 목소리가 내 인생으로부터 사라져버린 것이 슬프기만 하다. 우리를 더 가깝게 하고 나에게 그녀의 마음의 아름다움과 영혼의 사랑스러움을 깨닫게 해준 밤톨에게 축복이 있기를……"

결혼을 기피하는 자녀들에게 "나중에 어떻게 되는 한

이 있어도 결혼은 꼭 한번은 해볼 필요가 있다"고 이르는 어른들이 많다. '결혼은 해도 후회, 안 해도 후회'라는 말도 있다. 꼭 한번은 결혼을 해보라는 말이 혹 섹스의 경험 때문이라고 한다면 전적으로 동감이다. 이 말을 보다 솔직하게 바꾸자면 섹스도 모르고 인생을 허비하지 말라는 말이 될 수도 있을 것이다.

"여자 없는 에덴동산보다는 여자가 있는 인생의 고해(苦海)가 낫다"는 아담의 주장이야말로 세상 살아본 사람이면 누구나가 동감할 수 있는 결론이 아닐까.

섹스리스 커플이 늘어난다.

현대인들이 성을 즐기는 방식은 파격적일 만큼 적극적이다. 각종 포르노를 담은 비디오가 범람을 해도 이제는 웬만한 젊은이들조차 '시시하다'를 연발한다. 각종 불법 포르노에서 볼 수 있는 성의 형식이나 체위가 새롭지 않다는 것이다.

실제로 예전 기준으로 보면 프로 카사노바들이나 즐겼을 법한 파격적인 체위들을 요즘 사람들은 예사로 구사

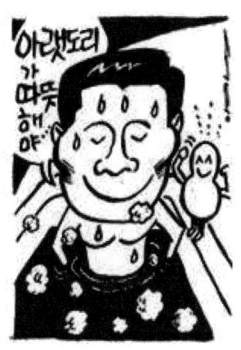
한다. 여성상위니 오럴이니 측면위 후배위 등등 다양한 체위들을 구사하는 것은 젊은 커플들에게는 더 이상 특별한 이벤트가 아니다. 요즘 신혼부부들 가운데는 신혼 때의 성행위를 비디오로 담아두는 커플도 많다. 싱싱한 신체를 사진으로 찍어 보관하는 정도는 약과다. 카섹스를 주제로 하는 인터넷 사이트가 공공연히 운영될 정도다.

반면 성을 무의미하게 생각하는 커플도 늘어나고 있다. 오히려 어떤 이들은 섹스는 점차 인기 없는 오락이 될 수 있다고 말한다. 스트레스와 환경호르몬, 그리고 사람 인구의 극단에 가까운 포화상태 등 생태학적 영향을 이유로 꼽는다. 원인인지 결과인지 단정짓기 어렵지만, 각종 공해에다 일에 대한 스트레스로 성 능력이 대체적으로 떨어지고 있으며 성에 대한 흥미나 욕망 또한 감소되는 것이 자본주의 시대를 사는 현대인에게 나타나는 새로운 추세라는 것이다.

일본의 신문 잡지에는 이런 현상을 반영하는 기사들이

심심찮게 나온다. 요즘 중년이나 젊은이들 가운데 배우자와의 성생활이 거의 없는 섹스리스(Sexless) 부부가 많다는 내용이 대표적이다. 심지어 결혼한 배우자 외에 애인 같은 이성 친구를 두는 사람들이 많이 늘어나는데, 이것은 굳이 육체관계를 맺지 않기 때문에 부끄러울 게 없다는 의식의 영향도 있는 것 같다.

최근 국내에서는 아내가 다른 남자와 너무 가까이 만난다는 것을 사유로 한 이혼소송이 제기돼 법원의 인정을 받았다. 여자는 성관계를 전혀 갖지 않았으므로 간통도 아니고 따라서 무죄라고 주장했지만, 재판부는 성관계 여부를 떠나 남편 아닌 남자친구와 단둘이 붙어 다니는 등 연인처럼 자주 만나면서 이를 중지하라는 남편의 요구를 무시한 사실은 결혼에 대한 성실의 의무를 위배한 것이라고 판결했다.

예전에는 간통죄를 다루는 데 있어 직접 질 속에 삽입이 됐는가, 사정을 했는가와 같은 낯 뜨거운 공방이 가사법정에서 흔히 벌어지곤 했다. 직접 삽입만을 '관계'로 보았기 때문일 것이다. 그러나 부부 사이에도 섹스리스가 늘어나는 세태에서 '관계'의 의미는 또 다르게 해석되기 시작한 것 같다.

건강한 자연의 본능을 기준으로 생각하자면 섹스리스가 늘어난다는 것은 결코 건강한 현상이 아니다. 하지만 이것은 분명히 현실로 나타나는 현상인 만큼 무턱대고 한 달에 몇 회를 못 채우면 비정상이거나 불건강한 부부다고 못 박기도 어렵게 되었다. 성 문제를 다루는 전문인들 사이에서도 특정한 평균 횟수를 강요하지 않는 것이 바람직하다는 인식이 공유되는 추세다. 사람마다 자신의 건강이나 생활 조건, 그리고 습관에 비쳐 부족을 느끼지 않을 정도의 성생활이면 건전한 수준의 범주로 보는 것이 바람직하다는 의견들이다. 다만 어느 한쪽이 성 능력이 없거나 관심이 없어 다른 한쪽의 건강한 욕망을 일방적으로 무시하는 경우라면 그 부부가 건강한 관계를 유지할 수 있다고 보기는 어려울 것이다.

♥ 휴게실 : 재미로 보는 심리테스트-내 남자의 타입

남편이나 좋아하는 남자가 있다면 이 질문을 한번 던져보자. 당신이 다섯 마리 동물과 함께 배를 타고 가다가 배가 좌초됐다. 물에 빠진 동물들이 익사하는 것은 시간

문제다. 다행히도 당신은 힘이 세서 한 마리의 동물을 끌고 헤엄쳐 나갈 수가 있다. 애석하게도 단 한 마리를 선택해야 한다. 당신은 어떤 동물부터 끌고 나가겠는가. 이 퀴즈에 등장하는 동물은 다섯 가지다. 양, 말, 원숭이, 사자, 소 등이다. 어떤 동물을 먼저 건지겠는가에 따라 그 남성의 애정에 대한 자세를 알 수가 있다.

♠ 양을 구하는 남자 : 최소한 양 한 마리가 있으면 당장의 우유는 떨어지지 않을 것이고 노숙을 할망정 따뜻하게 잠들 수 있을 것이다. 이런 남자는 상식 있는 여성을 원한다고 한다. 그러므로 상대 여성은 상식적인 여성이 돼야 이상적이다. 너무 밝히는 것처럼 보여도 안 되고 너무 철없어 보여도 안 된다.

♠ 원숭이를 구하는 남자 : 상식에 얽매이지 않고 성을 엔조이할 수도 있는 상대, 소년처럼 감수성이 뛰어난 이 남자는 아이처럼 즐기기를 좋아한다. 즐거움을 위해서는 어떤 변태적인 실험도 마다하지 않을 타입이다. 만일 실험적인 섹스를 혐오한다면 피해야 할 타입일 수도 있다.

♠ 말을 구하는 남자 : 가정이나 연애보다는 일을 먼저

챙기는 타입이다. 이 남자가 만약 어떤 과제를 맡아 일에 열중하고 있다면 여성은 절대로 방해하지 말아야 한다. 일 때문에 데이트가 취소되거나 약속을 잊어버려도 화내지 말아야 한다.

♠ 사자를 구하는 남자 : 어디에 가든 사람들이 그를 함부로 대하지 못할 것이다. 사자를 구하는 남자는 그만큼 자존심과 체면을 중요하게 여기는 사람이다. 어떤 경우에도 그의 체면을 손상시켜서는 용납되기 어렵다. 데이트할 때도 그가 리드할 수 있도록 분위기를 만들어 주어야 한다.

♠ 소를 먼저 구하는 남자 : 성실하고도 정력적인 남자라고 한다. 그가 소를 먼저 구하는 것은 모두를 잃은 뒤에도 다시 밭 갈고 씨 뿌려 삶을 다시 일구려는 뜻이다.

인간의 성은 쇠퇴하지 않는다

모든 생명체들에게 생식활동은 즐거움을 안겨주지만 그 즐거움도 시한이 있다. 세월이 지나 젊음을 잃고 시들거나 병이 들면 정상적으로 생식활동을 할 수 있는 능력도 사라진다. 본능의 메커니즘, '유전자의 선택'이라는 관점에서 보면 나이 들어 더 이상 싱싱하지 않은 개체의 생식활동은 특정 종족을 건강하게 번식시키는 데 더 이상 필요치 않기 때문일 것이다. 생식의 능력을 잃은 개체는 스스로 성욕을 잃게 되고 삶의 의욕을 잃어버려 서서히 소멸해 간다.

나이 든 사자는 더 이상 암컷을 찾을 일이 없고 늙은 사과나무는 더 이상 열매를 맺지 않는다. 동물의 세계에서는 새로운 젊은 수컷 우두머리가 나타나 늙은 우두머리를 도태시키기도 한다. 연어와 같은 물고기는 단 한 번 알을 낳거나 사정을 한 뒤 그 자리에서 생을 마친다. 알을 품은 암컷에게 씨를 뿌린 직후 먹혀버리는 수컷 사마귀나 몸속에서 알을 부화하여 자기 몸을 양분으로 제공하는 살모사 같은 동물도 있다. 이는 노쇠한 부모에게서 건강하지 못한 2세가 태어나게 되는 것을 차단하기 위한 자연 본능의 장치라 할 수 있다.

그러나 현대인의 수명은 생식의 최적연령을 배나 더 초과하고 있다. 이것은 인간의 섹스가 언제나 생식활동과 연관돼 있는 것이 아니기 때문에 가능한 일인지도 모른다.

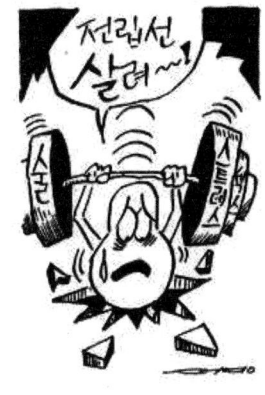

본래 본능에 따라 교미하는 대부분의 동물들은 시도 때도 없이 관계를 갖지는 않는다. 발정기가 정해져 있다. 태초의 인간에게도 이 같은 습성이 있었을 것이다. 하지만 지금은 배란기의 여성이라고 해도 주변의 남성이 느낄 수 있을 만큼 독특한 냄새를 풍기거나 하지는 않는다. 동물과 달리 특별히 발정기가 구분되지 않는 인간은 대신 자극을 받을 때면 언제든지 성욕을 느낀다. 인간은 발정기가 따로 없거나 사시사철 언제라도 발정할 수 있는 동물인 셈이다.

인간이 생식활동과 무관하게 섹스를 즐긴다는 것은 또 다른 의미를 지닌다. 후손을 남기는 것만이 본능으로부터 부여받은 최대의 임무인 다른 동물들과 달리 인간은 생식본능 이외에도 수많은 존재 이유를 갖고 있다. 만일 인간이 여전히 생식의 의무만을 최대의 존재이유로 하고 있다면, 생식과 관련 없는 섹스를 즐기고 생식의 최적연령을 지나고도 배나 더 수명을 누리는 것은 실로 무가치한 일이 될 것이다. 자기 자식을 낳아 성공적으로 기르는 것만으로는 인간의 가치를 다할 수는 없다는 뜻이다. 생식이 전부가 아닌 인간이 나이가 들어서도 수그러들지 않는 성욕을 지니는 것은 삶의 확인을 위해서라고 말할 수 있다.

수명 연장은 인류가 지니고 실현시켜 온 공통의 소망이다. 그 연장된 생명만큼이나 성적 욕망과 기능이 연장되는 것은 바로 그가 건강성을 유지하고 있음을 증명하기 위한 것이다.

물론 인간도 나이가 들면 섹스의 능력이 퇴화하고 이와 함께 건강도 시들어 간다. 그 속도는 완만하지만 어느 순간부터 급격하게 시들기도 한다. 발기가 안 되거나 흥분이 잘 안 되고, 작업에 들어가서는 조루가 나타나며 전립선도 붓기 시작한다. 여성은 성욕이 저하되면서 자극을 받아도 질이 쉽게 젖지 않고 허리가 뻣뻣해지기 시작한다. 몸이 쇠약해져서 성이 시드는 것이 아니라 성생활이 시들었기 때문에 몸도 시드는 것이다.

하지만 누구나 같은 나이에 동시에 시들지는 않는다. 적극적인 건강관리와 절제와 훈련에 따라 나이가 들어서도 활기찬 성을 즐기는 사람들이 적지 않다. 그것은 얼마든지 가능하다. 우리가 '건강한 성'에 관심하는 것은 바로 '건강한 생명'에 대한 관심이다. 늙어서도 시들지 않는 삶은 늙어서도 시들지 않는 성과 함께 보증된다.

2. 몸에 대한 기초지식 - 남성

남성에게만 있는 세 가지 성 기관

의외로, 이성에 대해서는 물론 자기 자신의 몸에 대해서조차 잘 모르는 사람들이 많다.

성의 대화에 직접 사용되는 부위는 꽤 복잡한 구조를 갖고 있다. 그리고 부위마다 각기 다른 이름이 있으며, 역할이나 감각도 각기 다르다. 섹스가 생활의 일부인 성인이라면 적어도 이 정도는 알아두는 게 몸에 대한 예의일 것이다. 성의 테크닉을 이야기하기에 앞서 각 부위별 명칭과 쓰임새를 알아보자.

먼저 남자의 성기는 크게 세 부위로 나뉜다.

첫째는 길게 돌출된 음경(penis), 둘째는 음경 아래쪽으로 늘어진 음낭과 그 속에 있는 고환, 셋째는 페니스와 음낭의 중간 부위, 몸속에 감춰져 있는 전립선이다. 이들 세 부위는 남성으로 존재하기 위해 모두 필수적이다. 모두 중요하지만, 굳이 그 쓰임새나 역할의 필수성을 따라 중요순위를 가리자면 대체로 전립선>음경>고환 순이 될 것이다. 생식기로서의 음경은 섹스의 행위에 직접 사용되는 도구고, 고환은 아기를 낳을 수 있도록 정자를 생산하는 곳이다. 음경과 전립선이 보다 중요한 이유는 이것이 생식기관일 뿐 아니라 기본 생리현상인 소변배출에 직접 사용되는 생리기관이기 때문이다. 전립선은 고환과 정낭으로부터 재료들을 받아들여 정액을 완성하고 이것을 음경을 통해 배출하는 기관이다.

음경 - 부드러운 남자, 알고 보면 강인한 남자

음경(penis)은 갓 태어난 아기들에게서도 성별을 판별할 수 있는 유일한 상징으로 돌출되어 있다.

밖으로 돌출된 남성의 성기와 몸 안으로 들어가 있는 여성의 성기는 각각의 모양이 음과 양을 형태적으로 구분하는 중요한 상징이다. 요철(凹凸)이란 한자어가 바로 이 모양에서 고안되었고, 볼트와 너트를 각기 수나사와 암나사로 부르는 것도 그 형태의 특성을 비유한 것이다. 문학에 등장하는 많은 음양의 상징들도 이 형태적 차이를 크게 벗어나 있지 않다. 프로이트의 심리학에서는 꿈에 나타나는 물건 가운데 긴 것은 남성을, 둥근 것은 여성을 각기 상징한다고 설명한다. 모두 성기의 형태에서 기인한 이미지들이다.

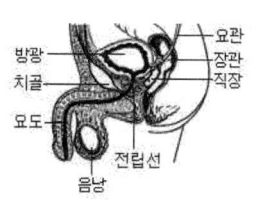

 어머니의 뱃속에 든 초기 태아에서는 처음 7주째까지 거의 남녀의 형태 차이가 드러나지 않다가 9주를 넘어서면서 그 형태가 또렷이 차별되기 시작한다. 태아가 지닌 남성 호르몬(테스토스테론)의 차이가 성징을 구분 짓는 주요인이다.

 음경의 주요 기능은 몸 밖으로 소변을 내보내고 성관계 시 정액을 사출하는 것이다. 액체인 소변과 정액을 흘려보내기에 알맞도록 내부에는 가느다란 파이프 형태의 요도가 들어 있다. 이 파이프의 안쪽 끝은 몸속의 전립선 표면 외 요도구에 연결돼 있다. 파이프는 소변을 볼 때나 사정을 하려 할 때 일시적으로 내부 직경이 확장된다.

음경 속에는 근육이나 뼈가 들어 있지 않으며 음경해면체라 불리는 스펀지 같은 조직으로 구성돼 있다. 해면체 내부의 미세한 공간들은 실핏줄을 구성한다. 평소 스펀지와 같이 부드럽게 늘어져 있다가 성적 자극(물리적 혹은 정신적으로)을 받으면 해면체 전체에 혈액이 스며들어 오면서 서서히 팽창되어 탄탄하게 솟구친다. 이것을 발기라 한다. 이때 몰려드는 혈액의 유입량은 대체로 평소의 7배 정도가 된다고 한다. 이때는 둘레도 굵어지고 길이도 길어진다. 마치 점잖던 사람이 화를 내면 무섭게 내는 것과 같이 표현하니 음경의 변화는 실로 외유내강의 전형이다.

성적 자극을 받았을 때 이와 같이 발기가 돼야 비로소 파트너의 질 속으로 잘 삽입될 수 있다. 성의학 고전에서는 음경이 잘 발기되지 않거나 발기가 되어도 강직이 굳세지 않으면 삽입을 자제하라고 권하고 있다. 강직도가 약하다는 것은 혈액순환이 잘 안되고 기력이 약하다는 것을 의미하기 때문에, 여기에서 체력을 더 소모하는 행위는 건강에 해롭고 자주 반복되면 치명적인 유해를 가져올 수도 있다는 뜻이다.

나이와 건강 상태에 따라 혈액의 유입량과 압력은 차이가 있지만 한창 강할 때는 정말 뼈처럼 단단해지므로 이때 잘못된 충격을 받으면 부러지는(골절) 수도 있다. 실제로는 부러지는 것이 아니고 탄탄하게 팽창된 해면체 일부가 파열되는 것이다.

남자의 음경은 어려서부터 성인이 될 때까지 꾸준히 커지지만 대개 12~13세 무렵부터 급격히 자라나 21~22세가 되면 발육이 완성된다. 음모가 자라기 시작하는 것도 대개 이 기간이다. 일단 발육이 끝난 음경은 섹스경험이나 다른 훈련 등으로도 더 이상 커지는 일이 거의 없다(훈련과 특수한 단련법을 통해 크기를 확대시킬 수 있다고 주장하는 사람들도 있다). 다만 나이가 들면서 발기했을 때의 크기가 줄어드는 일은 있다. 혈액순환이 안 좋아지면 음경에 유입되는 혈액의 양이나 압력이 줄어들 수 있으므로 발기를 해도 크기가 한창때만큼 커지지 않는 변화가 생기게 된다. 과로하거나 병이 있을 때, 혈류가 약해지는 혈관계 성인병이 생겼을 때 등이다. 국내의 한 비뇨기과 전문의는 담배를 피우는 성인의 발기 시 음경 전체 용적은 그렇지 않은 사람들에 비해 상대적으로 작은 경향이 있다고 밝힌 적이 있다. 역시 혈액 공급 능력과 관계가 있을 것이다.

음경의 모양은 곧바른 경우가 많지만 위쪽으로 바나나처럼 곡선을 그리며 휘어진 경우도 있다. 너무 많이 휘어 있으면 여자를 아프게 할 수도 있다. 이때는 직선 왕복운동 대신 음경의 각도에 맞게 곡선을 그리며 움직이는 테크닉을 훈련함으로써 문제를 극복할 수 있다(보통의 음경이라도 고급 테크닉에서는 곡선 그리기가 필수기술이다). 여성의 질은 매우 유연하기 때문에 급격히 꺾인 경우만 아니라면 어느 정도 휘어 있는 남성이라도 충분히 받아들일 수 있으며, 간혹은 휘어 있는 음경을 좋아하는 여자도 있다. 평소 바지를 입으면 주로 왼쪽 다리 쪽으로 보관되는데, 이는 소변을 본 후의 습관과 관계가 있으므로 왼손잡이는 반대방향으로 보관되는 수도 있다. 이런 습관도 음경의 모양에 미세한 영향을 줄 수 있다.

음경의 몸 바깥쪽 끝은 메추리알처럼 둥근 모양의 귀두로 매듭져 있다. 음경 전체에서도 귀두의 감각이 가장 예민하며 특히 귀두의 가장자리 부분을 쓰다듬으면 남성은 매우 황홀해한다. 이 가장자리는 둘레가 도드라져서 모양이 마치 관을 씌운 것과 같으므로 코로나라는 애칭을 갖고 있다. 이것은 내연기관 실린더 속의 피스톤 링과 같은 역할을 한다. 질 속에 사정했을 때 정액이 밖으로 흘러나오지 않고 안으로 잘 밀려 올라가도록 공기를 압박하는 작용을 한다. 더불어 질 속에서 왕복운동을 하면서 그 마찰에 의한 자극을 집중적으로 주고받는 부위이기도 하다.

음경은 평소 아래쪽으로 처져 있지만 발기가 되면 서서히 몸체가 커지면서 귀두 쪽이 상승하기 시작한다. 음경이 솟구치는 각도는 발기력에 따라 차이가 있다. 음경이 발기하는 각도는 각 개인의 신체 상태나 기력 컨디션에 따라 달라지지만 대체로 젊어서보다는 나이가 들수록 각도가 낮아지는 것이 보통이다.

☻ 알고 싶어요 : 포경수술

음경은 어려서 표피가 귀두 끝까지 감싸고 있다가 성장하면서 표피는 점차 뒤로 젖혀진다. 따라서 성인이 되면 평소에도 귀두가 완전히 노출돼 있거나 표피에 반쯤 덮이는 반포경 상태가 된다. 이것은 지극히 자연스러운 '정상적인' 현상이다. 귀두가 덮여 있는 포경 상태라 하더라도 발기 때에는 표피가 완전히 귀두 뒤로 젖혀지기 때문에 성관계를 갖는 데 아무 지장이 없다.

그러나 국내에서는 최근까지도 이 표피를 인위적으로 잘라 귀두를 노출시키는 '포경수술'이 모든 남성에게 필수적인 것인 양 오해돼 왔다. 이것은 정말 오해다.

유태인들과 아랍인들은 종교적 이유에서 '할례'라는 이름으로 아주 어릴 때부터 포경을 제거하는 관습을 갖고 있다. 그러나 종교적인 이유 없이 모든 남성에게 포경수술을 권하는 나라는 우리나라밖에 없다고 한다.

그동안 포경수술을 지지하는 학자들은 남성의 포경 밑에 하얀 분비물이 끼어 위생상 좋지 않다고 주장해 왔지만 이 분비물은 각종 바이러스 등을 물리치는 기능을 갖고 있는 자연 분비물이다. 다만 소변찌꺼기나 분비물 등 유기물질이 남아 상하면 냄새가 나고 역시 불결해질 수 있으므로 더럽지 않게 자주 씻는 것은 필요하다.

포경을 제거하면 귀두가 겉으로 드러나 단련이 되므로 조루를 예방하는 데 도움이 된다는 주장도 있다. 하지만 포경수술을 하지 않는 대부분 선진국 남성들이 집단으로 조루증을 호소한다는 얘기는 들어본 적이 없다. 오히려 서양인들은 우리보다 훨씬 활발하게 성생활을 즐기고 있다.

반면 채 영글지도 않은 갓난아기의 음경에 포경수술을 하다 귀두가 잘리거나 음경기형이 생겼다는 등 부작용 사례는 적잖게 보고되어 있다. 세상에서 가장 먼저 성전환 수술을 받은 남자가 바로 아기 때 포경수술 중 귀두가 잘려 남성을 잃어버린 쌍둥이 소년 중 하나였다. 미국에서 포경수술 필수론을 주장한 의사들이 대부분 민족전통에 따라 할례를 받은 유태인 의사들이었다는 점은 또 다른 시사점이 있다.

음낭, 연인만의 장난감

음경 뒤쪽에 늘어져 있는 주머니가 음낭이다. 이 안에

정자의 생산기지인 고환(Testicle)과 부고환(Epididymis)이 들어 있다. 고환은 좌우에 하나씩 두 개가 있으며 크기는 비슷하지만 대부분 어느 한쪽이 아래로 더 늘어져 있다. 두 고환의 역할은 같다. 임신에 필요한 정자를 만드는 것이다. 하루에도 수백만 개의 정자가 이곳에서 생성되고 보관된다.

고환에서 생성된 정자는 가는 세관의 뭉치인 부고환을 거쳐 정관(vas defrens)을 타고 정액소낭(seminal vesicle)을 거쳐 전립선으로 들어간다. 섹스가 시작되면 정낭으로 들어온 정자들은 정낭액과 섞여 전립선으로 들어간다. 이곳에서 대기하다가 마침내 절정에 이르면 많은 양의 전립선액과 섞여 자궁을 향해 발사된다.

고환이 없으면 임신만 불가능한 게 아니다. 고환은 남성의 성장을 나타내는 호르몬기관으로 남성 호르몬인 테스토스테론이 생성되는 곳이기도 하다. 여성의 난소와 같은 역할이다. 따라서 고환이 발달되지 않은 내시들은 성기능이 거세됐을 뿐 아니라 성욕이 줄어들고 외모에서도 수염이 자라지 않는 특성을 가졌던 것이다.

남자아이가 막 태어났을 때 고환은 아직 미숙한 채로

몸 안에 감춰져 있다가 음낭이 발달되면서 서서히 몸 밖으로 나오게 된다. 인체의 장기들이 모두 몸 안에 있는데 반해, 고환이라는 주요 장기가 몸 밖으로 나와 있는 것은 온도를 낮추기 위해서다. 이 안에서 생성되는 정충은 사람 자신과는 독립된 별개의 생명세포다. 이 때문에 몸 밖에서 스스로 온도조절이 가능한 환경을 필요로 한다.

고환을 둘러싼 음낭의 표면은 쭈글쭈글한 주름의 형태를 띠고 있어 신축성이 뛰어나다. 바깥 기온이 내려가면 잔뜩 수축하여 고환을 몸 안쪽으로 끌어올리고 더워지면 한껏 늘어나 되도록 바람을 많이 받을 수 있도록 한다. 음낭의 움직임은 사람 마음대로 되는 게 아니다. 스스로 알아서 움직이는 '완전 자동 공조시스템'을 갖추고 있다.

남녀가 섹스를 나눌 때 고환은 또 다른 역할을 한다. 여성에게서 남성을 받아들이는 질 부위는 매우 감각이 예민한 부위다. 남성이 삽입에 열중하고 있는 동안 고환주머니는 질 아래쪽에 부드럽게 부딪치거나 마찰되면서 성감을 높이는 보조적 애무활동에 참여한다. 여성의 질과 항문 부위는 이 부드러운 애무를 매우 좋아한다. 사정 직전 음낭은 한껏 위축되면서 표면이 팽팽하게 긴장된다.

전희와 후희를 즐기는 동안 여성은 남성의 음낭을 만지면서 함께 애무할 수 있다. 그런데 고환은 매우 여리고 예민한 기관이므로 음낭을 너무 힘주어 잡으면 남성은 고통스럽게 된다. 간혹 여성이 위급한 성적 공격을 당할 때, 자위를 위하여 가장 효과적으로 남성을 공격할 수 있는 부위가 바로 이곳이다.

전립선, 남성의 핵심 기관

전립선(Prostate gland)은 음경과 음낭, 정낭 등 생식기관과 관련된 모든 장기들이 집결되어 있는 남성기의 핵심기관이다. 음경 뒤편, 회음부 안에 위치

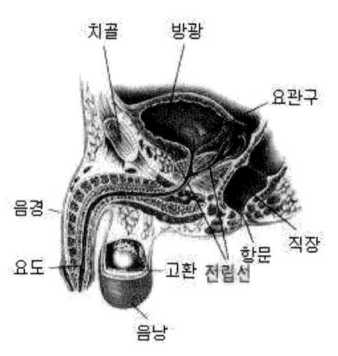

하고 있어 항문을 통해 손가락을 넣으면 그 표면을 인식할 수 있다. 대부분의 남성기관은 몸 밖에 나와 가시적인 역할을 하는 데 비해 전립선은 겉으로 드러나지 않는 역

할만 해왔기 때문에 그 중요성은 오랫동안 인식되지 못했다. 20여 년 전부터 전립선에 주목하는 의사들이 늘어나면서 남성에게 있어 이 기관은 생각보다 중요한 기관이라는 사실이 속속 밝혀지게 되었다.

전립선은 호르몬기관으로서 성생활에 관여할 뿐 아니라, 신진대사에서도 중요한 기계적 역할을 맡고 있다.

간단히 살펴보면 전립선의 가장 중요한 두 가지 기능은 사정과 소변배출 두 가지다.

먼저 전립선은 고환과 정낭에서 생성된 정자와 정낭액 외에도 그보다 더 많은 양의 액체를 스스로 분비해서 정액을 완성한다. 그다음 스스로 안쪽 밸브와 바깥쪽 밸브를 조절하여 가장 적당한 타이밍에 요도를 통해 정액을 사출시킨다. 이 기능이 느슨해지면 조루가 생길 수 있고 너무 경직되면 지루가 된다.

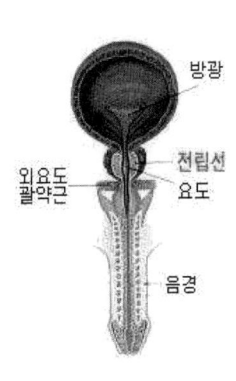

또 전립선은 몸 뒤쪽으로 방광, 앞쪽으로는 음경의 요도와 연결돼 있다. 방광에 모아진 소변을 요도를 통해 내

보내는 수문을 조절하는 역할이므로 이것 역시 대단히 중요하다. 생명기능이란 면에서 생식기로서의 기능보다 더 중요한 기초기능이다. 수문의 조절이 느슨해지면 오줌을 참지 못하는 다뇨, 빈뇨, 야뇨증이 발생한다.

이처럼 중요한 기능을 맡고 있는 전립선에 이상이 생기면 성생활이나 소변에 모두 문제가 발생된다. 나이가 들면서 성생활과 소변에 함께 문제가 생기는 경우가 있는데 이는 거의가 전립선의 상태와 관계가 있다.

현대인의 식생활은 다양해지고 성생활도 복잡해졌다. 그 덕에 정교한 컨트롤센터인 전립선은 예측할 수 없이 다양한 요인들에 의해 시련을 겪게 되었다. 건강한 성생활, 건강한 신진대사를 위해서는 전립선 관리에 각별한 관심을 가져야 한다. 전립선의 기능과 관리법에 대해서는 이 책의 제3장에서 집중적으로 설명했다.

3. 몸에 대한 기초지식 - 여성

남성과 여성, 같고도 다른 몸의 차이

영어의 많은 남성 명사들은 그 이름의 앞이나 뒤에 장식을 붙임으로써 여성 명사로 바뀌는 예를 살펴볼 수가 있다. 예로 들자면 man : woman, hero : heroin, host : hostess를 비롯하여 흔히 쓰이는 단어들 가운데 이런 예는 대단히 많다. 그것은 여성의 몸이 남성에 비해 더 복잡한 것과 같은 이치라고 혹자는 농담 삼아 말하기도 한다.

실제로 여성의 몸은 남성의 몸에 비해 더 복잡한 편이다. 성 기관만 해도 남성은 음경 고환 정낭 전립선 등으로 쉽게 대별되는 데 비해 여성은 내성기와 외성기를 먼저 대분류하는 것이 편할 만큼 복잡한 구성을 갖고 있다.

외성기라 함은 육안으로 볼 수 있는 표면의 기관들을 말한다. 섹스에 사용되는 부위의 핵심은 질인데, 요도와 사정구가 음경 안에 한데 모여 있는 남성과 달리 여성은 질 입구 위에 요도구가 따로 나와 있고 다시 그것을 소음순과 대음순이 덧씌우고 있다. 음모가 나 있는 치골 아래쪽부터 음핵(clitoris) → 요도 → 질전정 → 질 입구까지가 한데 연결된 것처럼 보인다. 이것을 한꺼번에 덮고 있는 것이 아랫입술로 비유되는 소음순과 대음순이다. 그 아래는 회음부-항문의 순이다.

보통 좁은 의미에서 '성기'라 하면 남성은 음경을, 여성은 외성기 전체를 일컫는다. 요컨대 대음순으로 둘러싸인 여성의 외성기 전체는 남성의 음경 내부가 해부되어 밖으로 전개돼 있는 것과 같다고 볼 수 있다. 이는 여성 기관이 남성보다 더 많이 노출되어 있다는 의미로, 여성은 생식기의 세균 감염 위험이 남성보다 높다.

내성기는 질과 자궁 등의 부위다. 몸속의 자궁에 달려 있는 난소는 남성의 고환에 대비되는 기관으로, 중요한 호르몬 기관이다.

성 관계에서 남성기와 여성기가 보이는 반응은 상당히 유사성이 있다.

남성은 흥분이 되면 음경해면체에 피가 몰리면서 음경이 부풀어 오른다. 같은 상황에서 여성도 질 내벽에 피가 몰려 부풀면서 오그라들었던 질구가 열리고 질벽은 탄력성을 띠게 된다. 남성의 음경에서 가장 감각이 예민한 부위는 귀두다. 여성에게도 음핵에 귀두가 있어 흥분하면 부풀어 오르고 예민해진다. 성 전환 수술에서는 이와 같이 서로 감각이나 반응, 기능이 유사성을 갖는 기관끼리 대응시켜 새로운 이성의 기관을 만든다.

여자의 입술 - 음순

외성기를 감싸고 있는 대음순(labia majora)과 소음순(labia minora)은 큰 입술, 작은 입술이란 뜻이다(labia는 입술을 뜻하는 라틴어).

여자의 치골 아래 성기 전체를 감싸고 있는 살집이 대음순이다. 속옷 등에 직접 접촉되는 바깥 부위로, 치구로부터 시작된 음모가 대음순 표면까지 무성하게 이어진다. 그러나 대음순의 안쪽은 매우 연하며 내분비선이 발달돼 있어 촉촉한 습기가 유지된다. 표피 속은 지방과 근육질 혈관 등으로 구성돼 있고 감각신경이 발달돼 있어 성감대 역할을 한다. 색깔은 다른 부위의 피부보다 검은 편이다.

대음순이 입을 벌리면 안쪽에 질과 요도를 감싼 소음순이 드러난다. 대음순도 그렇지만 특히 소음순은 크기나 모양이 사람에 따라 매우 차이가 많이 난다. 큰 입술 안에 다소곳이 들어앉은 작고 얇은 입술이 있는가 하면, 큰 꽃잎 모양으로 전개되어 평상시에도 대음순 밖으로 꽃잎이 비어져 나올 만큼 넓고 큰 입술도 있다. 보통 붉은 빛이 돌거나 핑크빛을 띠지만 크기와 너비가 큰 소음순은 노출된 부분이 검게 보일 정도로 색이 짙다.

사람마다 모양이 다르고 한 사람에게서도 좌우가 꼭 대칭의 모습을 가진 것은 아니어서 한쪽은 눈에 띄게 넓고 한쪽은 좁은 경우도 있다. 게임이 시작되어 여성이 두 다리를 좌우로 벌리면 그에 따라 대음순의 간격이 넓어지면서 소음순도 스스로 입을 벌린다. 오묘한 일이지만, 남자와 여자는 서로 포옹하고 밀착했을 때 이 부분의 위치가 적당히 들어맞도록 디자인돼 있다. 아주 드문 일이지만, 좌우 입술의 크기나 모양이 극단적으로 다른 경우 입술이 좌우로 빗장처럼 겹쳐져 반드시 손으로 젖혀 주어야만 질구가 드러나는 경우도 있다.

음핵(Clitoris)은 여성에게 있어 남성의 음경 귀두와 같은 곳이다. 태아일 적에 남성의 음경과 같은 조직으로부터 성장되었고 구조도 음경과 유사성이 많다. 음핵은 대략 길이가 짧은 성냥개비 정도의 몸통을 갖고 있다. 그 끝에는 귀두가 있다. 음핵이라고 할 때는 보통 이 귀두를 지칭한다. 클리토리스 귀두에는 남성의 귀두와 같은 숫자의 신경이 밀집해 있어 남성의 귀두 못지않은 성감을 갖고 있다. 흥분하면 음경처럼 피가 몰리면서 부풀어 오른다. 음핵의 크기는 사람에 따라 다르다. 대음순의 크기나 발달 정도에 따라 음핵은 더 커 보이기도 하고 작아 보이기도 한다.

음핵 아래 소음순의 내부는 은밀한 곳이다. 입술을 젖히면 은밀한 부위가 나타난다. 럭비공 단면처럼 길쭉한 타원형의 내부는 촉촉하게 젖어 있다. 이곳을 질전정이라 하는데, 음핵 바로 아래 아주 작은 홈 형태의 요도가 있고 그 아래로 질 입구가 있다. 두 지점은 완전히 분리되어 있다. 요도는 소변을 배출하는 곳이고, 질은 남성을 받아들이며 아기를 출산하는 통로다. 이것은 하나의 파이프(요도)를 통하여 소변과 정액을 동시에 배출하는 남성의 성기와 크게 다르다. 아기의 요람인 자궁의 입구, 질을 소변과 같은 오염 요인으로부터 보호하기 위한 구조다(소변을 보고 휴지를 이용할 때 반드시 요도에서 앞쪽을 향해 닦도록 가르치는 것은 요도 바로 뒤편에 있는 질구를 오염시키지 않기 위해서다).

요도로부터 질에 이르기까지의 공간을 질전정이라 한다. 표면은 매끈하며 섹스가 시작되면 여러 분비물들로 촉촉해진다. 이 분비물들은 남성과의 접촉을 부드럽게 하는 동시에 외부로부터 들어오는 새로운 물질들을 검역하고 세균을 방어하는 소독액 역할을 한다. 여기에는 같은 역할을 하는 이로운 박테리아들도 살고 있다. 따라서 평소에도 소독약 등으로 너무 깔끔하게 닦아내는 것은 바람직하지 않다.

☺ 알아봅시다 : 음모

남자나 여자나 성인의 90% 이상이 성기 바깥 부분에 무성한 털을 갖고 있다. 이것이 음모다. 색깔은 대체로 검지만 머리 빛깔이 검지 않은 서양인들 가운데는 머리 빛깔과 같은 색의 털을 가진 경우도 많다. 나이 들어 머리가 쇠면 그곳 또한 흰색으로 바뀌기도 한다.

머리 빛깔과 관계없이 음모 자체가 빈약하여 솜털처럼 뽀얀 빛을 띠는 경우도 있다. 음모가 솜털 수준에 불과하거나 아예 나지 않는 경우를 무모증(無毛症)이라 한다. 통계적으로 숫자가 적어 비정상이란 생각을 가질 수 있지만, 건강이나 위생 면에서 아무런 문제가 없는 정상 음모의 한 유형일 뿐이다.

음모의 역할은 명확하게 밝혀져 있지 않다. 다만 기능 면에서 성관계 시 이 부위에서 심한 피부마찰이 일어나는 것을 막아주는 완충작용을 할 수 있다는 것만은 인정되고 있다. 이는 인간의 몸에서 털이 전체적으로 퇴화됐으면서도 겨드랑이와 음부에만 짙게 남아 있다는 점을 보아도 가장 그럴듯한 설명이 될 수 있다.

한편으로는 이 부위가 지나치게 건조되지 않도록 습도를 유지하기 위한 장치일 수도 있다. 하지만 음모가 없더라도 '옷'을 입고 사는 현대인이라면 지나친 건조를 걱정할 필요가 없다. 오히려 문제가 될 수 있다면 '무모증'에 대한 근거 없는 편견과 미신이 문제다. 이 미신을 벗어날 수 없는 사람이라면 헤어 전문 성형외과에 가서 머리카락 일부를 이곳에 옮겨 심을 수도 있다.

음모가 자라나는 형태는 대개 남성은 배꼽 부위부터 시작하여 다이아몬드형, 여성은 삼각팬티 안으로 쏙 들어가는 역삼각형이 가장 많으나 실제로는 원형 다이아몬드형 등 여러 형태가 있고 털의 길이도 제각각이다. 음모가 대체로 곱슬 형태를 띠는 것은 평소 속옷에 눌려서 자라는 것과 관계가 있다.

음모는 각종 출판물과 통신 매체에서 누드사진의 음란성 여부를 판단하는 기준이 되기도 한다. 일본에서는 같은 누드사진이라도 'hair'(음모를 뜻함)가 노출되었는가 아닌가를 기준으로 음란물 여부를 판정한다. 한국에서는 여기에다가 유두를 노출했는가까지를 판정기준으로 삼는다. 공개된 출판물에서 여체 사진에 단 세 개의 점을 찍는 것으로 음란물 기준을 비껴가는 경우는 흔히 볼 수 있다.

신비로운 여자의 동굴 - 질과 자궁

여성의 내성기는 질(vagina)과 자궁(uterus)으로 이뤄진다. 통상적인 섹스에서 남성의 최종 공략목표가 되는 곳이다.

질은 아기를 만드는 알(난자)이 대기하는 자궁으로 들어가는 통로다. 고전적인 이름은 '음문'(陰門)이지만, 중요한 문이라 해서 '옥문'(玉門)이라고도 부른다. 질은 좁은 동굴과 같은 형태로 길이는 대략 7~10㎝ 안팎이다. 사람마다 크기의 차이는 있지만 질의 크기나 길이가 신체 사이즈와 반드시 비례하지는 않는다.

질의 내벽은 자바라처럼 구겨진 잔주름이 무수히 잡혀 있고 조직 자체가 놀랄 만한 신축성을 갖고 있어 얼마든지 늘어나고 줄어든다. 평소에는 바람 빠진 긴 풍선처럼 접혀 있다가 성관계가 시작되면 남성의 크기에 맞춰 넓

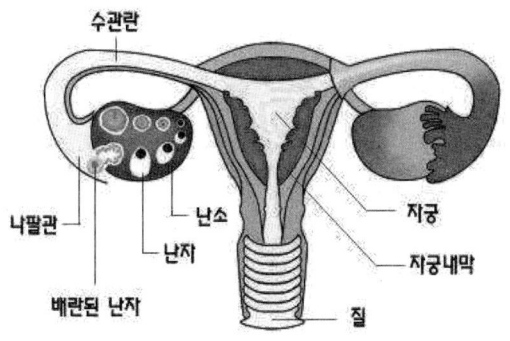

어진다. 그러므로 남성이 너무 가늘거나 굵어서 감각에 문제가 생기지 않을까 걱정할 필요는 없다. 길이 또한 유연하게 늘어날 수 있다. 출산 때는 3kg이 넘는 아기까지도 거뜬히 내보내는 것을 생각하면, 특수한 자세에서의

결합이 아닌 한 자궁의 물리적 조건은 어떤 남성이라도 받아들이는 데 무리가 없다.

만일 삽입되는 남성이 너무 커서 아프다는 느낌이 있다면, 이것은 대개 실제 크기 탓이라기보다는 너무 긴장했거나 질이 충분히 준비가 안 된 상태에서 성급히 삽입을 시도했기 때문일 가능성이 크다. 삽입 전에 충분히 애무를 하여 여성이 감흥을 느낀다면 질은 스스로 애액을 분비하고 탄력 있게 움직여서 어떤 크기의 방문자라도 매끄럽게 들어올 수 있도록 준비가 된다.

이런 유연성을 저해하는 것은 주로 심리적 불안이나 조급한 삽입 등이다. 만일 파트너 자체가 불안이나 죄책감, 거부감을 떨칠 수 없는 상대이기 때문이라면, 정신적 고통은 물론 몸의 손상을 막기 위해서라도 관계를 갖지 않는 것이 현명하다.

질 내부의 윗벽(천정)은 빨래판처럼 오돌오돌한 줄무늬를 갖추고 있다. 이 줄무늬 쪽에 특히 감각이 발달돼 있다. 남성의 귀두가 삽입되면 귀두 위편 언저리의 코로나 테두리가 이 빨래판 돌기와 집중적으로 마찰되게 돼있다. 이로써 남성의 귀두와 여성의 빨래판에 각기 밀집된 감각신경들이 자극되어 두 사람이 동시에 절정에 이르게 된다. 이 돌기 부위 한가운데, 그러니까 질 입구로부터 전체의 3분의 1쯤 진입한 지점에 'G점'(G-spot)이라고 하는 비장의 자극점이 숨어 있다.

동굴의 천정에 장치되어 있는 G점은 평소 움츠려 있다가 흥분하면 도드라진다. 남성 귀두에 의해 자극을 받거나 손가락으로 찾아 가볍게 문지르면 흥분이 절정에 이른다. 여성의 사정을 유도하는 장치가 바로 G점으로 추정되고 있다.

질 내부에서도 여러 물질들이 분비된다. 배우자의 진입을 매끄럽게 하기 위한 윤활작용과 함께 세척 소독작용도 한다. 보통 성적 자극에 의해 분비되는 윤활물질을 애액(Love Juice)이라 한다.

질의 안쪽 깊숙한 곳에 자궁이 들어 있다. 손가락을 깊숙이 넣었을 때 손끝에 탄력 있고 매끈한 부위가 만져지는 수가 있는데 이곳이 자궁의 내문에 해당하는 자궁경부다. 남성의 음경이 진입할 수 있는 곳은 여기까지다. 이곳에서 발사된 정자만이 문을 통과할 수 있다. 태아나 생리혈이 빠져나올 때도 이곳을 거친다. 음경은 질을 거쳐 자궁경부를 직접 압박하기도 하는데, 그 자체가 여성에게 성적 자극이 될 수 있다.

아기가 들어 있지 않은 성인 여성의 자궁은 주먹만 한 배를 연상시키는 크기다. 재래식 전구(전열등)의 모양과 크기를 연상해도 될 것이다. 내부는 촉촉한 막으로 덮여 있으며 매달 배란기가 되면 막이 두터워진다. 임신에 대비하기 위해서다. 이때 임신이 되지 않으면 이 조직이 허물어져 내리면서 생리혈의 형태로 배출된다.

자궁 양쪽으로 나팔관(fallopian)에 의해 보호되는 난소(ovary)가 있다. 매달 난소에서 주기적으로 배출되는 난자가 나팔 모양의 나팔관을 통해 자궁으로 옮겨지고 이곳에서 정자와 만나면 수정란이 된다.

첫 경험에서 반드시 피를 흘리는 건 아니다

여성 질 입구에 위치하여 내부를 보호하고 있는 처녀막(Hymen)에 대한 일반 남성들의 집착은 때로는 거의 우상적이다. 이 막은 주로 남성과의 섹스에 의해 파열되는데, 이때 흔히 출혈이 생기므로 첫 섹스에서의 출혈은 처녀성의 증거로 여겨지기도 한다.

그러나 모든 여성들이 반드시 첫 섹스에서 처녀막을 찢기는 것은 아니다.

성 경험이 없는 여성이라도 자전거나 승마와 같이 직접 음부에 마찰이 가해지는 운동, 격렬한 운동, 우연히 받는 충격, 손으로 자위를 하다가 잘못하여 격하게 찔렸을 때 등등의 사유로 일찌감치 처녀막이 찢어질 수 있다. 사람마다 구조에 차이가 있으므로 애당초 처녀막이 질 입구를 거추장스럽게 막고 있지 않았을 수도 있다.

그런가 하면 처녀막이 너무 두텁거나 섹스의 상대가 너무 허약하게 삽입되었을 경우, 분명히 삽입에 성공했음에도 불구하고 처녀막이 건재하게 남아 있는 경우도 있다. 첫 관계에서 출혈이 생기지 않아 의심까지 받았으나 여러 번 관계가 지속된 어느 날 남성이 매우 흥분하여 거칠게 들어오는 바람에 비로소 처녀막이 터졌다든지 심지어 수년 동안 남편과의 관계에서도 처녀막이 손상되지 않은 채 남아 있다가 출산을 할 때가 되어 건재한 상태로 발견된 사례도 보고돼 있다. 처녀막은 본래부터 크고 작은 틈새를 갖고 있기 때문에, 공교롭게도 음경이 그 틈새만을 이용해 삽입되는 경우 처녀막은 급격히 파열되지 않고 몇 차례의 성관계를 통해 서서히 틈이 넓혀지는 형태로 손상될 수도 있다.

처녀막이 다른 충격으로 일찌감치 사라졌거나 아니면 남편과의 첫 경험에도 불구하고 전혀 손상되지 않았다면 첫날 밤 출혈이 생기지 않는 것은 지극히 당연한 일이다. 첫 섹스에서 처녀막이 손상되어 출혈이 생긴다는 말은 가장 많은 경우에 맞는 말이지만, 그렇지 않은 사람도 얼마든지 있다는 것을 알아야 한다.

처녀막이 찢어질 때 여성들은 대개 짜릿한 통증을 느끼게 되지만 막의 형태나 두께가 각기 다르듯이 느껴지는 통증도 사람마다 차이가 있다. 다만 아파 못 견딜 정도의 통증을 겪는 경우는 아주 드물다.

결론적으로 첫 경험의 징표로 출혈이 반드시 있어야 한다는 것은 잘못된 생각이다.

그러나 아직도 많은 사람들이 그렇게 믿고 있는 것 같다. 이런 '순결의 징표'가 없다는 이유로 이제 처음 결혼한 상대에게 몸을 허락한 새색시를 의심하고 불결하다고 낙인찍는 신랑들도 없지 않다. 이것은 대단한 결례다. 잘

못된 것은 신부에게서 출혈이 없다는 점이 아니라 출혈을 '순결의 징표'로 요구하는 신랑의 고루한 사고방식이다. 그러나 이런 이유로 허니문이 엉망이 되고 심지어 신혼여행지에서 갈라서는 부부들까지 있다고 하니 잘못된 상식이 얼마나 큰 불행을 야기할 수 있는가 안타깝지 않을 수 없다.

한편으로 결혼 때까지 순결을 반드시 지키겠다고 다짐하는 여성들이야말로 결혼 후 무사히 출혈이란 징표를 남편에게 입증 받는 순간까지 얼마나 강박적인 불안감에 시달리게 되겠는가? 남성들에게는 강요되지 않는 순결이 여성에게 강요된다는 점도 문제지만, 정말 경험이 없는 여성이라도 '반드시 보장되지 않는' 첫 순간의 출혈에 매달리는 의식이야말로 여성에 대한 근원적인 억압이 아닐 수 없다.

진정한 순결의 의미는 무엇일까? 과거가 아무리 문란했더라도 처녀막이 무사하거나 혹은 처녀막을 재생하여 초야의 증명으로 핏자국을 내놓는 여성은 정말 순결한 것일까? 평생을 순수한 의식을 갖고 살았지만 한순간 불의의 사고로 처녀를 빼앗긴 '테스' 같은 여성은(그녀가 처녀막을 상실한 것이 사실이라 하더라도) 과연 불결한 것일까. 요즘 시대에 너무 순진하고 유치한 질문이 아니냐고 말하는 사람도 있겠지만, 의외로 물리적 순결에 집착하는 여자와 남자들이 적지 않다는 사실은 놀라운 일이다.

♥ 휴게실 : 순결과 처녀막

초야의 혈흔에 대한 숭배(?)는 다른 민족에게서도 어렵잖게 찾아볼 수 있다. 어떤 나라에서는 초야를 치른 신부가 결혼 다음 날 혈흔이 선명한 이불을 바깥에 내걸어 무사히 시험(?)에 성공했음을 동네방네 자랑하는 관습이 있었다고 한다. 이를 입증하지 못하면 '마녀사냥'의 대상이 되던 시대도 있었다.

이 정도 되면 억울한 희생을 피하기 위해서라도 신부는 혹시 모를 '무혈사태'에 대비하지 않을 수 없다. '처녀를 입증하기 위한 비상조치술'에는 여러 가지 묘수들이 전해 오고 있다. 더구나 인체의 신비가 속속 밝혀진 현대에 와서 출혈을 기준으로 삼는다면 실제 처녀 여부를 속이는 것은 한층 손쉬운 일이 됐다. 생리주기 이용법 외에도 수술을 통해 간단히 처녀막을 재생할 수 있는 시대가 됐기 때문이다.

1.

결혼 전에 남자친구들과 모텔을 수도 없이 드나들었던 P양. 하지만 그녀는 '순결을 지킨 당당한 처녀의 몸'으로 순진한 남성과 결혼하여 첫날밤 처녀의 흔적을 입증하는 데 성공했다. 어떻게 성공했을까? 그녀는 처녀시절 성적으로 온갖 유희를 다 즐기면서도 삽입만큼은 절대 하지 못하도록 하여 '물리적인 처녀성'을 간직하는 데 성공했던 것이다. 삽입섹스에 비하면 오히려 한 수 위의 테크닉이라 할 오럴을 다양하게 즐기면서도 처녀막만큼은 고수한 처녀가 지혜로웠다 해야 할지······.

2.

어떤 젊은 여성의 고백. "우리는 독실한 가톨릭 신자로 결혼 전까지 서로 순결을 간직하기로 약속했습니다. 그러나 우리는 서로가 너무 사랑하기 때문에 몇 차례 동침을 했습니다. 순결을 지키기 위하여 직접 삽입을 하지 않고, 그 대신 오럴로 대신했습니다. 그러다가 보니 그의 정액을 삼킨 일도 자주 있습니다. 결혼 후 임신이 안 돼 걱정입니다. 정액을 마시면 혈액에 항체가 생겨 임신이 안 될 수도 있다는 말을 들었는데 정말 그럴까요?" 이들이 지켜낸 것이 정말 순결일까, 아님 순진일까?

3.

반면, 한 번도 남자 경험이 없는 여성이 초야에 피를 흘리지 않았다는 이유로 첫날밤부터 모독적인 질문을 받거나 남자에게 의심을 받아 불행한 결혼생활을 시작하는 커플도 있다. 자신의 몸을 신랑에게 처음 허락한 처녀로서는 평생 지울 수 없는 치욕일 수밖에 없을 것이다. 몇 년 전 어떤 여성은 다른 질환 때문에 병원치료를 받다가 의사가 치료의 편의를 위해 처녀막을 제거한 사실을 뒤늦게 알고 '순결을 잃었다'며 고액의 위자료와 피해배상 소송을 냈다.

아직도 '처녀막의 우상'은 끈질기게 한국 사회를 지배하고 있다. 이 사례들을 통해 처녀막의 우상이 때로는 얼마나 우매하며 때로는 얼마나 교묘하게 조롱받고 있는가를 생각하게 된다. '처녀막=순결'이라는 맹목적 신뢰는 과연 옳은 것일까? 육체적 순결의 가치를 받아들인다 하더라도 처녀막 자체에 대한 집착은 지나치지 않는 게 좋을 것 같다.

여성도 사정을 한다

남성에게 있어 섹스의 절정은 사정단계다. 피부접촉과 애무에서부터 남성은 여성과 함께 쾌감을 즐기지만, 이 과정에서의 모든 쾌감들은 사정하는 짧은 한 순간의 환희에 비하면 아무것도 아니다.

'사정'(射精)의 영어 단어인 ejaculation은 갑자기 외치는 탄성, 절규와 같은 개념이다. 환희의 절정에 이르러 그 쾌감을 찾지 못하고 비명이라도 지를 것 같은 순간이라는 절묘한 의미가 담겨 있다.

그렇다면 함께 정사를 나누는 여성은 남성의 절정에 상응하는 어떤 급부를 얻게 되는 것일까? 여자도 남성처럼 사정을 하는 것일까?

오랜 세월 동안 전문가들은 여성도 절정에 이르면 사

정한다는 사실을 받아들이지 못했다. 이것은 과거 성의학이 줄곧 남성에 의해 주도돼 온 배경과도 무관하지 않을 것이다. 우선 과학자나 의사들이 여성 자신이 아니기 때문에, 절정의 순간에 남성이 정액을 사출하듯 어떤 물질을 쏟아내는지 어떤지 알 수가 없었을 것이다.

이 학자들은 여성은 결코 사정을 하지 않으며, 여성이 남성의 정액과 같이 절정기에 어떤 분비물을 사출한다는 것은 단지 애액이 좀 많이 나온 것을 혼동한 것일 뿐이라고 주장했다. 그러나 실제로 여성과 동시에 절정에 이르는 남자들은 섹스 도중 여성의 내부에서 어떤 액체가 강하게 사출되어 귀두를 자극하는 것을 느낄 수 있다고 주장한다. 어떤 의사들은 또 이렇게 설명했다. "그것은 여성이 흥분한 나머지 방광이 자극되어 소변을 찔끔거리기 때문일 것이다." 여성의 사정을 소변이 새어 나오는 병적인 상황으로 치부했던 것이다. 하지만 여성의 요도는 질 밖의 외성기에 있고, 여성을 흥분시킨 남성은 이미 질 안으로 진입한 귀두를 통해 그 자극을 느끼고 있으니 이것은 여성은 사정하지 않는다는 기존 학설을 옹호하기 위한, 궁색한 설명에 지나지 않는다.

사실 여성이 사정을 한다는 사실은 결혼 생활이 십수 년에 이른 여성들조차도 모르고 있는 경우가 많다. 결혼을 하고 성생활을 하는 여성은 많지만 실제로 이런 사정을 경험하는 여성은 30% 정도에 불과하다는 조사도 있다.

최근 들어서야 의학적으로 설명되고 있는 여성의 신체 구조를 근거로 말하자면, 여성의 분비물도 남성의 정액처럼 섹스의 황홀감 속에서 분출된 어엿한 '사랑의 결정체'다.

여성의 사정을 논리적으로 이해하기 위해서는 먼저 여자의 몸에 대한 정확한 지식이 필요하다. 여성의 질은 자궁으로 들어가는 동굴 형태의 진입로다. 질의 위쪽 앞벽, 요도 가까운 치골과 자궁경부 사이 거의 중간쯤 되는 지점에 문제의 여성 '사정기관'이 존재한다. 이를 'G-점(Grafenberg spot)'이라 부르는데, 이 기관의 존재를 발견한 의사의 이름을 붙인 것이다. 크기는 콩알만 하거나 크면 단추만 하며 모양을 확대해 본다면 계란형이다. 이 기관이 질을 통해 삽입된 남성의 귀두에 의해 지그시 압박을 받고 왕복운동에 의해 자극되면 점점 부풀어 올라

급기야는 여성 특유의 분비액을 토해낸다.

만일 남성이 성생활을 하면서 거의 사정을 못 한 채 관계를 끝내고 있다면 쾌감은커녕 욕구 불만이 늘어나게 될 것이다. 이런 경우 남성들은 성기능 장애가 생겼다며 적극적으로 대책을 찾는 게 상례다.

이에 반해 여성들은 대개 질 입구의 클리토리스(음핵) 자극에 의한 '음핵오르가슴'만을 쾌감의 전부로 알고 지낼 뿐, 성교 때마다 질속의 G점 자극에 의한 '질 오르가슴'을 제대로 느끼는 사람이 적다. 평생 한 번도 이를 경험하지 못하는 경우도 흔하다. 이들 대부분은 사정의 즐거움이 있다는 사실 자체를 모르니 그 목표에 도달해보려는 노력의 필요성조차도 느끼지 못하고 살아왔다.

4. 섹스의 ABC

섹스는 대화다

우리가 남의 사랑을 엿볼 수 있는 공개된 장면이 있다면 영화를 예로 들 수 있을 것이다. 만일 여러 영화를 보면서 남자와 여자가 사랑하는 장면은 모두 그게 그거라고 생각한다면 당신은 진정한 사랑의 맛을 모르는 사람이다.

잘 만들어진 영화 속에서 사랑을 연기하는 배우들은 정말 사랑에 빠진 연인들처럼 열정적인 섹스를 나눈다. 키스나 애무 장면만 봐도 보는 사람이 다 몸이 떨릴 정도다. 이것이 제대로 된 연기다.

그러나 어떤 사랑의 장면은 그저 그렇다. 신체적으로 성적 감응이 느껴질 수는 있을지 몰라도 그 애정 행각이 작위적이라는 느낌, 다시 말해 시시하다는 느낌을 줄 뿐이다. 특히 섹스 장면을 보여주기 위해 연출된, 마지못해 갖는 정사의 장면들은 너무나 기계적이다. 그래서 소위 성인용이라고 하는, 줄거리나 정사의 필연성을 이해하기 어려운 B급 비디오 영화들의 정사 장면은 아무리 보아도 실감나지 않는다. 봄철 시골집 마당에서 흔히 볼 수 있는 가축들의 교미 장면을 보는 기분과 크게 다르지 않다.

인간의 사랑이란 동물들의 정형화된 교미와 질적으로 다르다. 정신이 교감되는 관계이기 때문이다. 제대로 된 연인끼리의 섹스에는 사랑이란 감정의 무게가 실려 있다.

그래서 다른 동물들이 유전자의 지시에 따라 발정기에 본능적으로 갖는 교미와는 맛도 멋도 다른 것이다.

섹스는 대화다.

대화에는 의례적이고 형식적인 대화가 있고, 진심과 애정이 담긴 깊은 대화가 있다. 말은 나누지만 속으로 불꽃 튀는 경쟁심이나 오기가 오갈 수도 있고 말은 안 해도 서로 주고받는 미소만으로 의사가 소통되는 '염화시중의 미소' 같은 대화도 있다. 말소리보단 눈빛 하나로 통할 수 있는 대화가 진정한 대화일 수도 있다.

마음이 통하지 않으면 아무리 많은 말을 해도 서로 알아듣지 못한다. 감응되지 않는 대화는 따분하고 이런 대화가 강요되면 십중팔구 싸움으로 이어질 뿐이다. 섹스의 대화도 마찬가지다.

마음이 통하면 섹스의 깊이와 관계없이 절로 즐겁고 행복한 기분이 되지만 마음이 열리지 않은 섹스는 아무리 해도 허무감만 남는다. 서로 설득되지 않으니 일방적인 섹스가 되기 쉽다.

훌륭한 대화의 전제조건이 서로 통하는 마음이라면, 훌륭한 섹스의 전제조건은 사랑이다. 노련한 화술보다는 위장되지 않은 진심이 중요하다. 사랑 없는 섹스는 아무리 해도 쾌감이 없다. 아무리 해도 발전되지 않는다.

노련한 테크닉이나 성에 대한 지식보다도 우선 필요한 것은 사랑이다. 사랑하는 사람 앞에서는 온몸이 성감대가 된다. 눈빛만 봐도 느낄 수 있고 손끝만 스쳐도 전율이 느껴지는 사람들 사이에 그 자체가 이미 테크닉이다. 사랑하는 사람 사이에서는 남모르게 손을 꼭 잡고, 가볍게 얼굴을 만지는 행위만으로도 이미 섹스의 대화가 시작된 것이라 할 수 있다. 전화로 목소리만 들어도 온몸에 스파크가 이는 상태라면 섹스로 이행하는 데는 문제가 없다.

대화에는 예의를 갖춰라

아직도 중년 세대에서는 부부이기 때문에 어쩔 수 없이 성생활을 하긴 하지만 섹스에 대해서만큼은 서로 내놓고 말할 수 없는 '부끄러운 것'으로 생각하는 사람이 적지 않은 것 같다. 하지만 말로 나누는 대화가 그렇듯 부부간의 몸의 대화 역시 원활해야만 서로의 정신을 이해하고 신뢰를 지켜가는 데 도움이 된다.

몸이 멀어지면 마음도 멀어진다는 말이 있다. 매일 얼굴을 보고 살아도 그것이 이웃사촌 간에 얼굴 대하듯 하는 것 이상이 아니라면 부부의 마음도 단순히 '한집에 사는 이웃' 이상으로 가까워질 수가 없을 것이다. 부부의 몸은 서로 얼굴을 대하는 것 이상으로 가까워야 한다.

원활한 성의 대화를 위하여 다음과 같은 몇 가지 예의를 갖춘다면 큰 도움이 될 것이다.

첫째는 개방적인 대화다.

우리 사회에서는 특히 여성들이 '하고 싶다'는 의사표현을 잘 못하는 경향이 있다. 그런 말을 했다가 정숙하지 못한 여자라는 오해를 받게 될까 두려워하는 까닭이다. 그러나 부부간에 그런 말을 하는 것은 지극히 당연하다. 함께 자는 것이 더 이상 신비롭지 않을 때, 새삼스럽게 사랑을 고백하는 대화도 도움이 된다. 침실에서의 대화가 좀 야한들 흉이 될 리 없다.

둘째는 서로의 성감대에 관심을 갖고 파악하는 일이다. 대화를 나누는 데 있어서도 자신이 하고 싶은 말만 하는 사람은 답답하다. 상대가 궁금해하는 것이 무엇이고 원하는 대답이 무엇인지를 파악하는 것은 상대에 대한 기초적인 배려이자 예의다.

십수 년을 같이 살아도 아내의 성감대를 다 파악하지 못한 남편이 있는가 하면 남편의 어느 부분이 가장 예민한지를 전혀 이해 못하는 아내도 있다. 부끄러워 물어보지 못했다고 해도 이해하기 어려운 일이지만, 아예 그런 것을 알고 싶지도 않았다면 실로 무성의한 부부가 아닐까. 십수 년이 지나도록 서로의 알몸을 제대로 바라본 적도 없다는 부부들도 있다. 이 부부가 일상에 대해서는 과연 얼마나 진솔한 대화를 하며 살고 있을까.

세 번째는 전희와 후희를 빼먹지 않는 것이다. 가끔은 삽입만을 섹스의 전부로 생각하는 사람들이 있다. 서로 얼굴을 마주볼 필요도 없이 "이불 펴라!" "불 꺼라!" "됐나?"라는 세 마디로 끝날 수 있는 건 단순한 교미지, 진정한 섹스가 아니다. 참 딱한 일이다. 서로 마음이 끌려 결혼했다면 제대로 절차를 밟아 인격적인 성의 대화를 나누는 게 당연한 일이다. 뭐가 급해서 남성에게는 자위행위나 별다를 바 없는 사정을 위한 삽입에만 급급하단 말인가.

아내가 만일 잠자리를 기피하거나 싫어한다면, 남편은

내 자신의 대화 방법이 잘못되지 않았는가를 깊이 생각해 봐야 한다. 그저 혼자 생각하지 말고 전문가에게 상담을 청하거나 아내에게 섹스가 싫은 이유를 물어봐야 한다.

본론이 중요하다고 생각하는 나머지 시작하자마자 삽입하고, 사정이 되어 삽입 상태가 해제되자마자 돌아눕는 것은 아주 이기적인 반쪽짜리 섹스에 지나지 않는다. 이런 섹스는 아내나 남편 모두에게 성에 대한 불쾌한 기분만 안겨줄 뿐이다. 이런 단순한 섹스는 점차로 성감을 무뎌지게 하고 나아가 성 능력이 퇴화하는 원인도 될 수 있다.

사랑 없이 몸이 열릴 수 있을까?

사랑하는 마음 없이 몸을 나눌 수 있을까?

많은 사람들이 가능하다고 말하지만 불가능하다고 주장하는 사람도 많다. 인간의 몸이 작동되는 신체 구조의 메커니즘을 근거로 보자면 사랑 없이도 육체끼리 접속하는 것은 얼마든지 가능하다. 만일 어떤 사람들에게 이것이 불가능하다면 그 가장 큰 이유는 심리적인 거부감일 것이다.

대다수의 사람들은 일단 성적 자극만 주어지면 사랑의 감정과는 전혀 무관하게 욕정을 느끼고 그 감정에 따라 몸이 반응을 한다. 몸은 사랑 때문에 열리는 것이 아니라 욕정에 따라 열리는 것이기 때문이다. 사랑이 불러온 욕정이냐 동물적 충동이 가져온 욕정이냐의 차이가 있을 뿐이다. 그러므로 단순히 사랑 없는 섹스가 가능하냐고 묻는다면 '가능하다'가 정답이다.

그러나 사랑 없는 섹스가 가능하다 하더라도 그 감정이 있느냐 없느냐에 따라 섹스의 질은 달라질 수밖에 없다. 특히 애정이 있느냐에 따라 애무의 깊이가 달라지는 것이 이유다. 옛말에 '아내가 예쁘면 처갓집 기둥을 보고도 절을 한다'는 말이 있다. 아내가 예쁘면 발뒤꿈치마저도 예뻐 보인다. 발가락까지 물고 빠는 애무는 이런 감정이 절로 일어날 때 가능한 것이다.

섹스는 일종의 대화이므로, 사랑이 따르는 섹스란 상대에게 진지한 관심을 두고 하는 대화처럼 마음이 통하고 영혼까지 교감되는 섹스다. 그러나 감정과 무관한 섹스란 단지 본능의 충동에 따르는 즉흥적 대화와도 같아서 단순한 자위나 동물적 배설행위 이상의 의미를 가질 수 없다.

♥ 휴게실 : 밤에 일어나는 이유

미국에서 성인 남자들을 대상으로 설문조사를 했다고 한다. 밤에 자다가 일어나게 될 때 그 이유. 10%는 물을 마시려고, 20%는 TV를 끄기 위해, 10%는 잠이 오지 않아서, 나머지 60%는 집으로 돌아가기 위해서. 물론 조크다.

길수록 좋아요 그녀 앞 '노크'

섹스를 나누는 데 있어 충분한 전희와 후희의 중요성은 아무리 강조해도 지나치지 않다.

30세에 장가를 든 ㄱ씨는 아내가 섹스를 고통스러워한다고 하소연했다. 너무 아프다고 신음을 해서 잠자리를 요구하기가 미안할 정도라는 것. 그의 말에 의하면 이전에 직업여성들을 상대로 총각파티를 즐길 때면 자기 파트너가 된 직업여성들은 하나같이 '자기가 최고'라며 칭찬을 했고 모두 죽는 시늉을 하며 즐거워했으므로 자신에게는 아무런 능력상의 문제가 없다는 것. 목욕탕에 가도 주변 남자들이 슬슬 자리를 피할 만큼 '신체조건'은 오히려 훌륭한 편이라는 것. 크기에서도, 오래 버티기에서도, 남에게 뒤질 이유가 없다는 게 그의 생각이었다.

자세히 들어보니 그의 신부가 잠자리를 두려워하게 된 것은 바로 신랑의 '무자비한' 진입 때문이었다. 경험이 많은 여성들은 이 일에 숙달이 돼 있다. 옷을 벗는 것만으로도 조건반사적으로 질이 젖고 입구는 잘 벌어져 남성을 받아들일 준비가 갖춰진다. 게다가 그녀들에게는 시간이 돈이다. 한껏 정성들여 애무를 하다간 "아까운 시간 허비하지 말고 빨리 하고 나가라"는 핀잔을 듣기도 한다.

그러나 경험이 없는 신부는 다르다. 단지 두렵고 떨리는 상황에서 아무런 준비도 못 한 채 남편의 손길에 모든 걸 맡겨두고 있을 뿐이다. 이 신랑은 '섹스 정도야' 하는 자신감에 넘쳤지만 아무래도 새색시 앞에서 첫날밤부터 너무 노련하게 보이지 않아야겠다는 조심스러운 마음에 그만 쑥스러운 애무 과정을 생략하고 본론으로 돌입했던 것이다. 결과적으로 신부에게는 매우 고통스런 첫 경험이 되었고, 이후 섹스에 대한 두려움이 거부감으로 발전되었다.

본 게임을 앞두고 서로 애무하며 분위기를 조성하는 행위를 전희라 한다. 이것은 특별한 상황을 제외하고는 모든 섹스에서 필수다. 전희가 없는 섹스는 여성에게 폭력과도 같다. 처음 관계에서의 고통스러운 기억 때문에 평생 섹스를 잘 못하게 되는 부부도 없지 않다. 섹스가 제대로 되지 않는 부부생활이란 의무적이고 요식적인 것 이상이 될 수 없다.

남성의 부드러운 애무는 삽입 후에 오랜 시간 삽입과 왕복운동을 하는 것보다 훌륭한 섹스의 한 부분이다. 조루의 문제가 있는 남성들은 삽입을 뒤로 미루고 충분한 전희를 통해 많은 시간을 벌 수도 있다. 손가락과 피부 접촉 같은 전희만으로 이미 절정을 맛보는 여자도 있다. 전희가 충분하면 삽입도 자연스럽게 되고 쾌감이 배가된다. 진정한 사랑을 확인하는 애무의 과정을 중시한다면 섹스뿐 아니라 부부간의 대화도 훨씬 부드러워질 것이다.

전희가 생략되는 이유가 때로는 여성에게 있기도 하

다. 여성 쪽에서도 '섹스는 삽입이 중요하다'라는 편견을 가질 수 있다. 이 때문에 여성이 시작하자마자 빨리 삽입을 해달라고 요구할 수 있는데, 경험이 없거나 허약한 남자가 이 말을 따르게 되면 삽입 후 몇 분 혹은 몇 초 안에 사정을 해버려 섹스가 허무하게 끝나버릴 수 있다. 그것은 불행하게도 남편에게 열등감을 안겨주고 여성에게도 큰 실망을 각인시킬 수가 있다. 너무 '본론'만 좋아하는 사람은 그가 여자든 남자든, 섹스를 허무하게 만드는 당사자가 될 수 있다는 사실을 잊지 말아야 할 것이다.

충분한 시간이 없기 때문이라면 그 짧은 시간에 뚝딱 본론만 즐기기보다는 차라리 짧고 진한 애무를 즐기는 게 나을 것이다.

일을 시작할 때의 애무가 자연스런 섹스를 위해 기능상 중요하다고 한다면, 일을 치르고 난 직후의 애무는 정신적 만족을 위해 중요하다.

남편들은 일을 치른 직후에도 사랑하는 아내를 외롭게 하지 말아야 한다. 만일 화기애애한 분위기 속에서 함께 골프를 즐긴 친구가 게임이 끝나기 무섭게 "게임 잘 쳤네."라는 인사 한마디 툭 던지고 뒤도 안 돌아본 채 떠나가 버린다면 뒤에 남은 당신의 기분은 어떠하겠는가.

후회를 생략한 섹스는 파트너에게 엄청난 모멸감과 자괴감을 안겨줄 수 있다. 오다가다 만나 돈을 대가로 섹스만 하기로 한 사이가 아니라면, 사랑을 치른 후 상대에게 애정, 혹은 만족감을 표시하며 예를 갖추는 것은 필수조건이다. 매일 밤 살을 맞대고 사는 부부 사이에라도 마찬가지다.

다시 만나지 않아도 좋을 상대가 아니라면 끝나자마자 벌떡 일어나는 무지막지한 행동은 결코 하지 말아야 한다.

♥ 휴게실 : 생물학 교실

생물학 실험실에서 현미경을 통한 체세포 관찰을 하고 있었다. 교수님이 입속의 대장균을 보여주기 위해 각자 입천장을 긁어낸 것을 현미경으로 보라고 말했다. 한 여학생이 신기한 대장균을 발견하고 교수님을 불렀다. "꼬리가 달렸는데요." 교수님이 현미경을 들여다보더니 빙긋 웃으며 말했다. "정충이군요."

크기가 문제가 아니다

어떤 사람들은 성기의 사이즈에 집착하는 경향을 보인다. 남성이 너무 작거나 여성이 너무 커서 '재미를 느끼지 못하기 때문에' 성생활이 시들해진다고 믿는 모양이다. 이래서 요즘은 남성을 굵고 길게 만드는 수술이나 여성을 조그맣게 조이는 수술 등이 유행하기도 한다.

그러나 대부분의 의학 서적에서 남성의 사이즈는 발기 때 길이가 5cm만 넘어도 관계를 갖는 데는 지장이 없다고 말하고 있다. 한국인의 발기 때 평균 최대 길이는 11~12cm 정도다. 7~8cm를 넘는다면 파트너를 만족시키는 데도 지장이 없다.

남성을 키우는 대신 여성을 조이는 수술(일명 '이쁜이 수술')도 있는데, 이 역시 성감을 높이는 데 가장 효과적인 방법은 아니다. 아기를 낳을 때 질이 늘어난다는 이유로 출산과 동시에 수술을 받는 경우도 있는데 이것도 좋은 생각은 아니다.

질을 좁히는 수술은 멀쩡한 조직을 손상하여 끌어다 꿰매 붙이는 것이므로 매우 큰 고통이 따른다. 그래서 출산의 고통을 두 번 겪는 것과 같은 일이 된다.

보다 큰 문제는 정작 필요한 수술도 아니라는 점이다. 출산 때 늘어나는 것은 세포수가 아니라 수축돼 있던 질벽의 구조가 일시적으로 확장된 것에 불과하므로 시간이 지나면 자연스럽게도 충분히 원상 복구된다. 특히 아기에게 젖을 물리면 유두에 가해지는 자극에 의해 산모는 절로 질의 수축운동을 반복하게 되므로 보다 빠르게 복구될 수 있다. 자연이 모체에 부여한 놀라운 복구 시스템이다. 아기에게 젖을 물리지 않더라도 인위적인 탄력 강화 훈련 등으로 늘어난 질을 수축시키고 탄성을 되찾는 것이 가능하므로 굳이 째고 꿰매는 고생을 자초할 필요가 없다.

크기에 대한 고민은 대부분 오해에서 비롯된다. 여성의 질은 충분한 신축성이 있기 때문에, 크기가 크거나 작아서 감각이 떨어지는 일은 여간해서 일어나지 않는다.

남성은 커지면 좋고 여성은 작아지면 좋다는 생각은 인체가 지닌 신비로운 본연의 능력을 불신했거나 섹스의 참맛을 잘 이해하지 못한 데서 나온 발상이다. 이런 일반의 오해에 편승하여 지나친 의료서비스로 이득을 얻는 일부 의사들의 유혹에 지나치게 기울어질 필요도 없다.

그래도 굳이 열등감을 벗어날 수 없다면 남성들은 발기력 강화훈련, 사정조절훈련과 전립선 세척관리 등으로 보다 단단한 남성을, 여성들은 괄약근과 질 수축훈련 등으로 보다 탄력 있는 여성을 만들고 가꾸어가는 것이 바람직한 해결 방법이다. 크기에 집착하여 섣불리 메스를 대기보다는, 운동이나 음식조절 등으로 기능을 몸 안으로부터 강화하는 방법이 우선 고려돼야 할 것이다.

☺ 알고 싶어요 : 얼마나 커야 하나요?

남성의 음경 길이는 사람마다 다르다. 인종이나 종족별 평균치에서도 많은 차이가 난다.

지난 99년 미국에서 발표된 한 조사에 따르면 인종별 음경의 평균 길이는 아랍인>독일인>미국흑인>미국의 백인>동양인 순서로 나타났다고 한다. 어떤 나라도 전 국민의 음경 길이를 조사해 통계 낸 것은 없기 때문에 정확한 인종별 길이의 비교는 애당초 불가능하다. 단지 여러 인종이 모여 사는 미국이기 때문에 제한된 범위에서나마 이런 비교통계가 나올 수 있었던 것이다.

이 조사에 따르면 발기된 아랍인 남성의 평균 길이는 23㎝로 가장 길고, 독일계가 평균 21.5㎝였다. 보통의 흑인들은 백인들에 비해 상대적으로 약간 크지만 대개 20㎝ 안팎으로 비슷한 정도고, 동양계인 황인종은 평균 13㎝에 머물렀다고 한다.

국내에서 조사된 한 표본통계를 보면 한국 성인 남자의 평균 음경 길이는 이완된 상태에서 7.4㎝, 발기 때는 11.2㎝, 평균 둘레는 이완 시 8.3㎝, 발기 시 11.0㎝다. 한국인으로서 발기 때 12㎝를 넘으면 큰 편에 속하고 10㎝를 넘으면 평균치에 가깝다.

실제로 작아서 불편한 경우는 별로 없다. 의학적 견지에서 음경확대술이 필요할 정도로 작은 사람은 2천 명 중 하나를 넘지 않는다고 전문의들은 말하고 있다. 콤플렉스를 갖고 있는 사람의 대다수가 실은 정상적인 크기를 갖추고 있다는 얘기다.

강한 남자는 부드럽게 시작한다

남자에게 섹스는 많은 힘이 드는 작업이다. 그래서 힘

이 달리면 상대를 충분히 감동시킬 수가 없다. 어떤 힘이 필요한 걸까?

무슨 일이든 공격적으로 해치우는 터프남 A씨. 시원시원하고 박력이 있다. 어려서부터 '남자답다'는 말을 많이 들었다. 남자답다면 당연히 여자다운 여자들에게 어울릴 것 같지만 의외다. 요란하게 선전포고를 하면서 이 여자 저 여자를 향해 돌격하지만 제대로 연애에 성공하는 법은 없다. 대부분의 주말을 외로이 보내고 있다.

언제 보아도 부드럽고 은근한 솜사탕맨 B씨. 남성적인 매력이 없어 보이는데도 그의 주변에는 많은 여성이 들끓는다. 증거는 없지만 자기가 원하는 대로 여자를 사귈 것만 같은 사람이다.

사랑과 성에 대한 가상의 토크쇼. 두 남자가 출연해 각자의 스타일을 털어놓는다. 물론 실제 상황이 아닌 가상의 대담이다.

터프남 A씨. "한번 시작하면 상대가 비명을 지르지"라고 A는 자랑스럽게 떠벌린다. "오래 끌진 않아. 대신 확실하게 하룻밤에도 서너 번은 죽여주지. 남자는 힘을 보여주는 것이면 되거든. 하룻밤 아홉 번까지 해준 적도 있어."

그런데 왜 관계가 더 이상 지속되지 않는 것일까. 그 답은 익명의(?) 여성에게서 들어보자. "E는 자기만 생각해. 시작하자마자 진입해 들어오는 거야. 저돌적인 파워? 괴로워요. 남은 아파 죽겠는데 혼자서 기분 좋게 끝내고는 돌아눕거든. 하룻밤에 서너 번을 하면 뭘 해. 괴롭기만 한데. 두어 번 같은 상황을 겪고 나면 '당했다'는 기분 밖에 남지 않아요. 그러니 누가 더 만나고 싶겠어요."

솜사탕맨 B의 고백은 대조적이다. "먼저 상대가 원하는 것이 무엇인지를 알아야 해요. 듣고 싶어 하는 말과 애정이 담긴 눈빛은 여성의 마음을 편안하게 하죠. 서론은 가볍게, 그리고 점차 핵심으로부터 다가가며 애무하는 거예요. 이것은 체조의 원리와도 같아요. 손을 잡고 이마에 키스하고 다음은 눈과 입술……. 마지막에 핵심에 도달할 때는 이미 상대는 혼수상태에 가 있죠. 절대로 상대의 자존심에 상처를 주어서는 안 되죠. 이것은 일종의 대화니까."

우선적으로 마음에서 사랑이 생기지 않는 상대와의 관계는 피하는 것이 중요하다고 B는 말한다. 위선적인 눈빛으로는 상대를 감동시킬 수가 없다는 것이다. 그러니 B의 로맨스는 그리 자주 일어나지 않지만 한번 시작되면 오래 지속되는 편이다.

단 하나의 대상과 오래 관계를 지속해도 따분하고 지루해지지 않을 수 있을까? 역시 다른 익명의 여성을 등장시켜 보자. "B는 자신이 아는 세상의 모든 원리를 성에 대입해서 새로운 기술을 창조하는, 이를테면 '학구파'죠. 화가의 눈빛으로 눈을 마주보며, 도공의 손끝처럼 섬세한 손놀림으로 가슴을 어루만지고, 와인을 감별하는 감정사처럼 입술을 탐미하죠. 유연한 발레리나의 허리처럼 움직이며, 노련한 석공처럼 강약과 완급을 적절히 섞어가며 온몸을 다루죠. 작업할 때마다 미세한 차이가 있어요. 똑같이 만들어도 하나하나의 도자기가 다른 것처럼……. 예술가가 혼신을 다하면 생명이 없는 돌이라도 그에 호응하여 환희의 극치로 반응하는 거예요. 그러니 누구도 그를 떠나고 싶지 않을 겁니다."

노련한 석공은 돌의 마음을 읽는다고 한다. 완숙한 피아니스트가 단지 무생명의 기구에 불과한 피아노에 생명을 불어넣는 것과 같다. 하물며 성에 있어서 상대의 마음을 읽고 함께 호흡하는 연주란 이상적 연주를 위해 도달해야 할 기본 조건이다. 단지 강한 힘이 필요한 게 아니라 부드러울 때는 부드럽게, 강할 때는 강하게 조절할 수 있는 힘이 진정 강한 힘이다.

신혼은 괴로워

'인생에 딱 한 번'이라 맹세하고 치르는 결혼식. 한편으로는 아쉬움도 남지만 그에 따른 기쁨도 있다. 건강한 신랑이라면 '배타적 특권'이 보장된 자유로운 성생활의 기대로 들뜨게 된다. 그러나 그런 성생활도 진정한 즐거움에 이르기까지는 거쳐야 할 관문이 있다.

첫째는 신혼 남성에게 많이 나타나는 조루의 관문이다.

남성의 정력과 관련하여 사람들이 흔히 오해하는 것이 있다. 조루는 정력이 약하기 때문이라는 믿음이 그것이다. 많은 경우 조루는 정력 감퇴와 관계가 있지만, 언제나 그런 것은 아니다. 왕성한 정력을 갖고 있는 소위 변강쇠라도 막상 관계에서 싱겁게 조루현상을 보일 수 있다. 가장 좋은 예가 신혼 남성의 조루증이다.

성 경험이 거의 없는 남성이 처음 부부생활을 시작할 때 조루 증세를 보이는 것은 아주 자연스런 현상이다(물론 신혼이라면 누구나 조루증을 보여야 한다는 말은 아니니까 신부들은 신랑이 조루가 아니더라도 무작정 의심하진 말기 바란다).

남성의 두뇌는 본능적으로 2세 생산을 위해 씨 뿌릴 기회를 노리고 있다. 아름다운 여성, 섹시한 여성을 보았을 때 자신도 모르게 발기가 되는 것은 두뇌가 이런 시각정보를 토대로 '씨를 뿌릴 만하다'고 판단하여 음경 쪽에 출동대기를 명령했기 때문이다. 대기 중인 음경이 직접 접촉을 통해 강렬한 성적 자극을 받게 되면 두뇌는 즉시 고환→정낭→전립선 앞으로 수정을 위한 정자 조달과 정액 준비를 명령하게 된다. 그러다가 이제 절정에 이르렀다는 급보가 올라가면 두뇌는 대비하고 있던 전립선에게 최종 발사명령을 내림으로써 순식간에 사정이 유발되는 것이다. 그 과정의 쾌감을 좀 더 즐기는 훈련이 되지 않은 초보 신랑의 두뇌가 조급히 발사명령을 내리는 것은 조금도 이상한 현상이 아니다.

두 번째로 혈기 왕성한 신랑들은 급성전립선염의 가능성도 있다. 갑자기 성생활을 시작한 신부에게서 급성방광염이 나타날 수 있는 것과 같다.

신혼 때 낯선 성에 접하면서 서서히 터득을 해 나가는 남성이 있는가 하면, 반대로 마치 이것을 위해 결혼을 했다고 주장하기라도 하듯 왕성하게 신혼의 성을 즐기는 타입도 있다. 체력과는 별개의 문제지만 일부 신랑들은 단 하룻밤 사이에 성의 즐거움을 터득하고 몇 날 몇 달을 화려한 성의 제전으로 장식한다. 그러다가 나타날 수 있는 것이 급성의 전립선 이상이다.

성적 자극에 익숙하지 않다가 갑자기 짧은 기간 자주 성에 탐닉하게 되면 전립선은 지속적인 충혈상태를 맞게 된다. 짧은 기간에 갑자기 자주 충혈이 계속되면 전립선은 일시적으로 부어오를 수 있고, 강렬한 자극으로 방어능력이 떨어져 염증을 일으킬 수 있다.

신혼 성생활 때문에 회음부가 붓는 느낌, 뻐근한 느낌, 사정 후에도 음경의 충혈상태가 풀리지 않는 발기항진, 나아가 소변보기가 어렵거나, 치질이 없는데도 항문에서 불쾌한 통증이 느껴진다면 전립선의 과로를 의심해 볼 수 있다. 드물게 염증으로 인한 희멀건 분비물이 나올 수도 있다. 이는 예전에 요도염 등의 치료경험이 있는 경우 잠복해 있던 세균 등이 피로한 전립선 등에 침투한 결과일 수도 있다.

아름다운 아내와 성을 즐길 수 있는 '배타적 특권'. 당연히 축하하지만, 신혼 한두 달에 인생의 모든 재미를 끝장이라도 낼 것처럼 너무 빠져들지는 말 일이다.

강한 남자는 테크닉보다 원리

사랑의 기술을 배울 수 있는 교육과정은 적어도 공식적으론 없다. 우리 사회에서 이 점은 일종의 취약점이라 할 수 있다. "나이 들면 알게 된다"는 식의 주먹구구 성교육으론 모두가 행복한 사회를 만들기란 요원하다. 대개의 사람들이 친구들 사이에 주고받는 은밀한 가십들이나 영화의 러브신을 통해 사랑의 방법을 배운다. 좀 적극적이라면 플레이보이 같은 잡지사진이나 은밀히 유통되는 포르노 필름을 통해 색다른 체위를 연구하는 정도일 것이다. 그나마 이런 방법은 불법화돼 있기 때문에 '길이 아니면 가지 않는다.'는 인생관을 가진 사람들에게는 이 은밀한 교육과정조차도 접근의 길이 아예 차단돼 있는 거나 마찬가지다.

요즘은 성을 좀 더 적극적으로 성을 가르치려는 선각자(?)들이 동서고금의 고전과 현대적 체위들을 분석 연구하여 책으로 펴내고 있다. 그중에는 원론부터 실전까지 체계적이고 합리적으로 잘 풀어낸 책들도 적지 않다. 성생활을 시작하는 사람, 혹은 오래 성생활을 했어도 이제는 부부관계 자체가 지루해져서 개인적으로 '성의 혁명'을 필요로 하는 시기에 이른 사람들에게 이런 책은 좋은 교과서가 될 수 있다.

하지만 이런 종류의 제목을 달았더라도, 실은 상업적 목적이 앞서서 제목만 번지르르하지 이것저것 긁어 베끼기에 급급한 조악한 서적들이 훨씬 많은 것이 현실이다. 여성 잡지 부록으로 자주 제공되는 내용들은 대개 수박 겉핥기에 불과한 내용이 많다. 아무리 읽어보아도 실제 부부관계를 발전시키는 데 별로 도움이 안 된다.

많은 사람들이 체계적 학습 없이 어깨너머로 터득하는 지식만으로 성생활을 시작하는 데는 몇 가지 문제가 따른다.

첫째는 성에 대한 무지. 청소년기에는 성에 대하여 막연한 동경심이나 막연한 두려움을 갖고 있는 경우가 많다. 지나친 두려움, 지나친 수치심, 혹은 지나친 호기심이나 지나친 자유분방함이 성에 대한 자연스러운 접근을 방해할 수 있다. 이것은 평생을 영위해야 할 성생활을 건강하게 시작하지 못하는 원인이 될 수 있다.

성은 사랑하는 사람 사이에 나누는 육체의 대화다. 서로의 정신세계를 알아가면서 친밀감을 느끼는 것처럼, 서로의 몸을 알아가면서 한 걸음 더 상대에게로 나아갈 수 있다. 이것은 결혼을 향한 건전한 진전이기도 하고 혹은 사랑 그 자체를 위한 보다 깊이 있는 동행이기도 하다.

둘째는 성모럴의 부재다. 성이 의미하는 것을 잘 알지 못하고 단지 쾌락을 좇아서 섹스라는 행위 자체에 빠지게 될 때, 그에 뒤따를 문제들은 도외시되기 쉽다. 당장의 즐거움을 위해 그에 따른 책임이나 결과에 대해서는 아무것도 생각하기를 거부하는 가벼운 행동들이 성 범죄를 가져오거나 남에게 상처를 주고 스스로 상처를 입는 사랑 아닌 사랑을 유발하게 된다. 흔히 일어나는 성추행,

성폭력들은 윤리 없는 성욕이 가져오는 결과들이다.

쾌락만 가르치는 뒷골목의 성교과서(포르노)나 엄숙주의만 강제하는 종교적 성교육 모두가 한계를 갖고 있다. 특히 우리 사회는 아직도 성에 대한 태도가 엄숙주의에서 크게 벗어나 있지를 못하다. 누구나 몸에 지닌 것으로 누구나 즐기는 것인데도, 이것을 드러내놓고 말하고 토론하는 것을 부끄러워하고 수치로 여긴다. 그러나 현실에서는 거리낌 없이 확장되고 있는 성개방 풍조다. 여기에 대응하여 자기 스스로 건강한 성을 즐기고 또는 방어할 수 있도록 현실적인 교육이 이루어지지 않으면 안 될 것이다. 성을 어느 때 어떻게 즐겨야 할까에 대한 스스로의 계획이 가능해질 정도로 성에 대한 정보를 공부할 필요가 있다.

인간에게 있어 섹스란, 2세 출산이라는 본연의 목적뿐 아니라 사랑하는 사람 사이에 나누는 보다 친밀한 몸의 대화라는 것을 잘 인식해야 한다. 이런 인식 없이 전자오락 즐기듯 단지 쾌락을 얻기 위해서만 섹스를 즐긴다면 허무감만 남을 뿐이다.

사랑이란 전제 없이는 별별 테크닉을 다 구사해도 섹

스는 극치의 즐거움에 이를 수 없으며, 애당초 무의미한 행위에 지나지 않는다. 반면 사랑하는 마음이 깊으면 깊을수록 굳이 배우지 않고도 온갖 애무의 기술을 스스로 구사할 수 있게 된다. 중요한 것은 공식화된 어떤 테크닉보다 상대를 위한 배려와 사랑임을 알아야 한다.

5. 건강과 섹스

건강이 좋으면 능력도 뒤따른다

남자의 타입을 보고 정력적이라는 말을 쓰는 경우가 있다. 씩씩하거나 힘이 강하거나 부지런하여 지치지 않고 일에 열중하는 사람을 말한다. 한편으로는 섹스의 능력이 뛰어난 사람을 지칭하는 말이기도 하다.

정력(精力)의 정(精)이라는 말은 주로 섹스와 관련해 쓰이고 있다. 정관(精管) 정액(精液) 사정(射精) 수정(受精)과 같은 쓰임새다. 이 정은 또 깨끗하다는 뜻이요 핵심이란 뜻이요 꽉 차게 치밀하다는 뜻이다. 정령(精靈) 정수(精髓) 정기(精氣) 정교(精巧) 정밀(精密) 정제(精製)

등의 말에서 그 예를 볼 수 있다.

이런 쓰임새로 보면 정력의 정(精)은 바로 강하고 단단한 기(氣), 즉 생기(生氣)며 바이탈리티 같은 말과도 상통하는 말인 듯하다. 정력이 좋다는 말은 바로 기력이 좋다는 말이기도 하다. 섹스를 잘할 수 있는 힘은 기력에서 나오는 것이므로 건강하고 힘이 넘쳐흐르는 사람을 정력이 좋다고 표현하는 것도 무리는 없을 듯하다.

색을 밝히는 것과 섹스를 잘한다는 것은 다른 말이다. 색을 밝혀 여러 가지 기교를 부릴 수 있다고 해도 몸이 건강하지 않으면 섹스를 제대로 할 수가 없다. 정력은 성을 위해서만 중요한 게 아니다. 섹스를 자주 즐기지 않는 사람이라도 남성으로 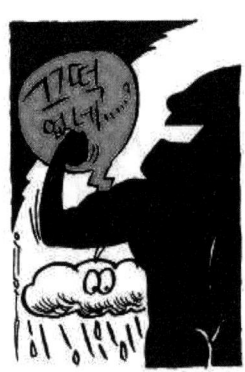 서의 능력은 여전히 중요하다. 그것은 생식능력만의 문제가 아니라 생명력을 의미하는 것이기 때문이다.

인간의 성적 욕구나 능력은 그의 생명력과 관계있다. 건강하고 활력 있는 사람이라면 성을 자주 즐기든 가끔 즐기든 일단 능력 면에서는 뒤떨어지지 않는다. 그 정력을 잘 유지하기 위해서는 절제된 성과 철저한 자기관리가 필수라 하겠다.

♥ 휴게실 : 섹스 전후 남성의 반응

Sex를 앞두고 남자의 세대별 반응
- 20대 : 큰 척한다.
- 30대 : 센 척한다.
- 40대 : 노련한 척한다.
- 50대 : 아픈 척한다.
- 60대 : 자는 척한다.

Sex 후 세대별 취침 위치
- 20대: 포개져(?) 잔다.
- 30대: 마주보고 잔다.
- 40대: 나란히 잔다.
- 50대: 등 돌리고 잔다.
- 60대: 딴 방 가서 잔다.

섹스는 청결하게

해마다 휴가시즌이 지난 직후에는 비뇨기과와 산부인과에 젊은 환자들이 늘어난다고 한다. 성병과 임신이란 휴가 후유증 때문이다.

몇 년 전에는 에이즈 보균여성이 유흥가나 사창가에서 불특정 다수의 남성들을 상대로 몇 년씩이나 매춘을 해왔다는 사실이 밝혀져 사회에 충격을 던져주었다. 여러 도시들의 이름이 떠오른 것으로 봐서 한두 명이 아니었던 것 같다. 매춘을 하는 남성들은 한 업소에만 다니는 게 아니라 다른 도시 다른 업소에도 들르는 비율이 높기 때문에 에이즈 보균여성과 관계한 몇 천 명의 남자들이 다른 업소에 들르고 또 그 남자와 관계한 다른 매춘 여성이 또 다른 수천 명의 남자들과 관계했을 것을 생각하면 실로 소름 끼치는 일이다. 다행히 보균자와의 성 접촉이 반드시 전염을 의미하는 것은 아니라고 하지만 지금처럼 교통이 발달한 시대에는 성관계에 대해 조심하고 또 조심하는 것이 당연한 처신이라 여겨진다.

아무리 믿을 만한 상대라 하더라도, 그가 생소한 상대

와 관계를 가질 수 있는 사람이라면 예전에 어떤 상대들과 관계를 가졌는지 알 수 없으므로 당연히 경계 대상이라 생각해야 한다.

휴가철의 해방감이 몸과 마음의 자유를 구가할 기회를 주는 것은 사실이다. 그러나 우발적인 모험심이나 우쭐한 기분에 함부로 들떠 행동하다가는 평생 후회되는 실수를 저지르게 될 수도 있다. 인과응보라는 말이 있듯이, 지나치게 무분별한 자유는 어떤 대가를 가져다줄는지 알 수 없다. 신문에 나는 얘기, 전문가들의 대중을 향한 충고, 이런 것들이 그저 남의 일이라고만 생각하다간 하루아침에 덜컥 그 충고의 주인공이 될 수도 있다는 것을 잊어서는 안 된다.

지금으로서는 구제 방도가 없는 에이즈라는 비극까지는 아니더라도 수많은 종류의 피부병 성병들이 여전히 섹스라는 즐거움의 뒷그늘에 도사리고 있다. 이런 질환들은 비뇨기과 치료를 통해 손쉽게 제거되는 것 같지만 의외로 끈질기게 몸속에 잔존하여 나중에 사랑하는 배우자에게 전파되거나 소중한 2세에게까지 임신 중 감염인자로 작용할 가능성이 없지 않다.

우선 완벽하게 신뢰할 수 없는 상대와의 섹스라면 필히 콘돔을 사용해야 한다. 콘돔을 사용한다고 완벽한 방어가 되는 것은 아니지만 감염의 위험은 한층 줄어든다.

일단 가려움이나 고름, 혈변, 부스럼 등 성병의 징후가 나타났을 때는 반드시 전문의를 찾아가서 완벽하게 치료를 받아야 한다. 증세가 사라졌다 해서 의사가 지시한 기간까지 완벽하게 치료를 계속하지 않는다면 뒤에 반드시 증세가 재발하거나 생각지 못한 후유증이 나타날 수 있다.

그 대가는 좀 더 늦게 나타날 수도 있다. 중년기에 나타나는 전립선염 같은 것이 대표적이다. 반드시 불결한 섹스의 후유증으로만 나타나는 것은 아니지만, 불결한 섹스의 전력이 있는 경우에 전립선 증상이 일찍 시작될 가능성이 상대적으로 높아진다는 것이다. 의심스런 섹스 뒤의 후유증을 뒤늦게라도 깔끔히 뒤처리하는 데는 전립선 세척법이 도움된다. 특수 약물을 이용한 전립선세척은 요도세척과 함께 이루어지기 때문이다. 또 오래된 만성 염증질환까지 찾아내 치료하는 효과가 있다.

제2장

성, 불꽃같고 생수 같은 3, 40대의 섹스

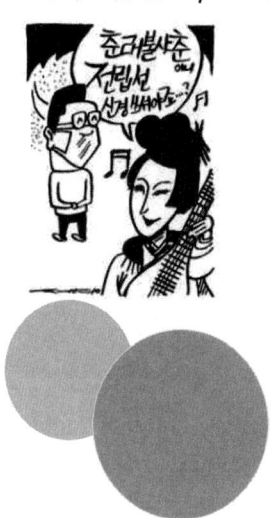

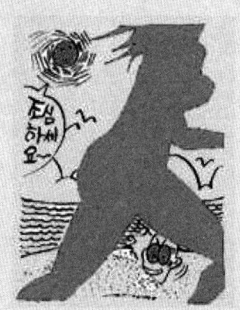

제2장

성, 불꽃같고 생수 같은 3, 40대의 섹스

1. 애무의 달인

여자는 몸으로 확인한다

 불신의 시대라고 하지만 사람들은 용케도 서로의 마음을 믿고 관계를 유지해 나간다. 특히 사랑하는 사람 사이의 믿음이란 때로는 맹목적이라 할 만큼 철저하다. 눈에 보이지도 않는 사랑을 어떻게 믿을 수 있는 것일까. 그것은 느낌 때문일 것이다. 사실 상대의 사랑이 확고하다는 것보다는, 그 사랑이 확실하다고 여기는 자신의 느낌 자체를 믿는 것일지도 모른다.

 그렇다면 사랑이란 감정은 무엇을 근거로 느끼는 것일까. 감정이 순수한 어린 나이의 남녀는 말 그대로 필(feel) 하나로 사랑에 빠진다. '필이 꽂히면' 처음 만난 상대라도 서슴없이 믿고 사랑에 빠지기 시작한다.

그러나 사랑을 시작할 때의 순수한 필도 시간이 가면서 대개는 변질이 된다. 처음에는 "사랑해"라는 말 한마디로 정신을 잃던 여성들이 시간이 가면서 그 감정을 무언가 '물증'으로 보여 주기를 원하게 된다.

정말 사랑하는 사이에서 여성이 바라는 것이란 그리 거창한 게 아니다. 퇴근길에 장미꽃 한 송이, 생일날 포도주 한 병, 소득이 많고 적고를 떠나서 이런 정도의 선물이면 대개의 여성은 감동해 마지않는다. 물건에 감동한다기보다는 이런 마음 씀씀이를 통해 자신을 향한 사랑의 마음을 확인했다고 믿기 때문일 것이다.

그러나 더 시간이 지나면 그러한 '물증'도 약발이 떨어진다. 아무리 값비싼 '물증'으로도 사랑의 마음을 충분히 표현할 수 없는 관계가 되고 만다. 흔히 말하는 "밥만 먹고 사냐?"는 투정이 시작되는 시기다. 물건이나 현금이 아니라 몸으로 확인하고 싶어 하는 시기가 반드시 온다. 이때에는 아무리 귀한 물건을 구해다 줘도 몸으로 확인시켜주지 못하면 아내는 외로워한다.

아쉬운 일이지만 이 시기의 사랑의 증명은 아무리 돈

을 많이 벌고 직위가 높아져도 절로 되는 게 아니다. '허전하고 외로워서' 쇼핑에 중독되거나 복부인이 되거나 도박에 빠져드는 부인들 가운데는 많이 배우고 명성을 얻고 돈도 잘 버는 남자의 부인들이 심심찮게 끼어 있다. 이런 사실을 알게 되면 그다음 허무 증상에 빠져들 사람은 바로 그 남편들이 아닐까.

열심히 일하고 성공하는 것도 중요하지만 평소 아내를 만족시킬 수 있는 '몸'을 잘 유지해야 아내가 원할 때마다 사랑을 증명하는 데 문제가 없을 것이다.

몸이 즐거워할 만큼만

아무리 시대가 발달해도 인종별 국적별 성생활의 횟수를 비교한 통계는 나오기가 어렵다. 어느 나라에서도 그같은 공식 통계는 나올 수가 없기 때문이다. 결국 여러 경로로 조사되는 표본 통계 같은 것을 퍼즐 맞추기 식으로 모아서 비교해 볼 수밖에 없는데, 그중에서도 가장 그럴듯한 통계는 역시 상업통계다.

콘돔을 제작하는 미국계 다국적기업 듀렉스(Durex)사가 2005년도에 발표한 세계인의 성생활 관련 통계가 최근 발표된 것 중 대표적이다.

발표에 따르면 가장 왕성하게 성생활을 즐기는 사람들은 그리스인이다. 연평균 138회, 최소한 3일에 한 번 이상 섹스를 즐긴다. 다음은 크로아티아 → 세르비아 → 몽골 → 프랑스 → 영국인 순으로 모두 연간 1백 회 이상 '이벤트'를 즐긴다. 한국은 조사 대상에 들지 않았는데, 아시아 국가들은 연간 60~80회로 일주일에 한 번을 겨우 넘긴다. 인종적 문화적 근접성을 감안하면, 한국인들은 아무래도 다른 아시아 국가들과 같이 상위권보다는 하위권에 가까울 것 같다.

유럽과 미국 쪽은 한 사람이 경험해 본 파트너의 숫자도 많다. 프랑스인 16.7명, 그리스인 15명, 미국인 11.7명 등이고 27개국 평균은 8.2명이다. 반면 아시아 국가인 인도인의 경우 절대 다수인 82%가 단 한 사람의 파트너하고만 관계를 경험했다고 답했다. 첫 경험을 갖는 평균 연령도 미국 브라질 프랑스 등이 16~17세인 데 반해 중국 대만 등 아시아 국가에서는 20~22세로 늦다. 이런 조사의 결과는 예외 없이 유럽이나 미주 국가들에 비해 아시아인들이 성생활에 소극적이란 사실을 입증한다.

얼마 정도 하면 좋을까? 말 그대로 '사적인 행사'에 공식화된 권장수치나 최소치 따위가 있을 수 없다. 성생활의 횟수는 다른 무엇보다도 개인차가 크다. 심신에 무리를 주지 않고 즐겁게 섹스를 가질 수 있는 범위의 빈도를 적정치라고 할 수 있지 않을까? 그렇다면 나이, 신체조건, 건강 상태는 물론 개인의 직업이나 성격까지도 적정 횟수를 가늠하는 데 고려해야 할 것이다.

사람들의 성생활 빈도는 나이에 영향을 받는다. 특수한 섭생법을 수련하는 사람이 아닌 한 20대에 가장 왕성하고 이후 점차로 횟수가 줄어드는 게 정상이다. 앞의 조사에서 세계인의 성생활 횟수 평균은 연간 96회. 가장 왕성한 25~34세에 113회고 45세를 넘어서는 67회로 줄어들었다.

나이가 들수록 횟수가 줄어드는 것은 불가피한 일이다. 하지만 배우자를 잃거나 최소한 파트너를 전혀 구할 수 없는 상황이 되지 않는 한 대략 80세 이전까지는 횟수는 좀 뜸하더라도 일상적인 성생활을 유지하는 것이 보통인 듯하다. 나이를 앞질러 성적인 노화(성욕감퇴 발기부전 조루 질건조 등)가 먼저 진행된다면 몸이 그만큼 먼저 늙어가고 있다는 증거로 볼 수 있을 것이다.

에로틱한 분위기가 성패를 좌우한다

본격적인 애무를 시작하기 전에 필요한 것은 분위기를 만드는 일이다.

가끔 돌발적으로 보이는 애무가 성공하는 경우도 없지 않지만, 그것은 서로에 대한 애정이나 기대가 이미 고조돼 있을 때의 얘기다. 통상은 본게임에 들어가기 전 몸과 마음을 준비하는 사전 의식(儀式)이 얼마나 충분한가에 따라 게임의 질은 달라진다. "불 꺼라!" "자자!" "됐나!" 식의 3단 행법(?)은 아기를 낳기 위한 의례로는

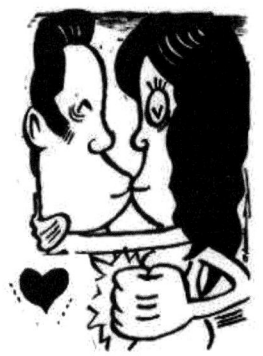

충분할지 몰라도 즐거운 섹스로는 낙제점이다. 부부가 된다는 것은 가정을 이룬다는 것 이상으로 두 사람이 함께

최상의 행복을 찾기 위한 선택이 아닌가.

자연스럽고 즐거운 섹스를 위해 무엇보다 중요한 준비물은 사랑이란 감정이다. 이 감정이 충만하면 서로 생각하는 것만으로도 몸이 즉각 실전이 가능할 정도로 준비태세가 갖춰지기 때문에, 적어도 신체적으로는, 언제 어디서 전투를 치러도 문제가 없다(그렇더라도 물론 공공도덕 같은, 사람이 공중 앞에서 지켜야 할 최소한의 룰은 지켜야 한다. 이 감정을 제어하지 못해 지하철이나 대로상에서 서로 더듬고 비벼대는 '주접남녀'는 꼴불견이다). 충분히 뜸들일 시간적 공간적 여유가 제한된 조건(예를 들면 공원 벤치나 자동차 안이나, 비좁은 화장실이나 대합실 코너나 빈 사무실 같은 곳)에서도 사랑에 빠진 남녀는 워밍업 과정을 생략한 채 속성의 섹스를 해치울 수 있는 것이다.

그러나 통상적인 섹스의 전 단계는 애무고, 애무의 전 단계는 분위기를 조성하는 것이다. 우아한 분위기를 조성하는 것이야말로 사랑의 감정을 이끌어내기 위한 정지작업이다. 이 감정을 잘 이끌어내면 물불 가리지 않는 열정적 애무와 섹스로의 진입은 자연스럽게 이루어진다. 분위기를 만들어 정신적 긴장이나 경계감을 푸는 것을 '정신적 애무'라고 할 수 있다. 플레이보이라 지칭되는 사람들은 대개 섹스 자체에 달인이라기보다는 분위기 만드는 데 노련한 사람들이다.

'정신적 애무'에 효과적인 수단은 많다. 가장 중요한 것은 감동을 주자는 것. 감동적인 영화나 콘서트를 함께 본다든지, 꽃이 만개한 공원을 함께 걷는다든지, 전망이 좋거나 분위기 있는 레스토랑에서 와인을 한잔씩 마신다든지, 장미꽃 한 송이를 선물한다든지, 해변으로 함께 여행을 떠난다든지, 아름다운 시와 함께 사랑을 고백하는 러브레터를 쥐어준다든지, 듣기 좋은 음성으로 노래를 불러준다든지 하는 것은 좋은 정신적 애무가 될 수 있다. 부부 사이가 심심해져 섹스조차 별로 흥이 나지 않을 때 갑자기 장미꽃 한 송이라도 사들고 들어가 보자.

남자가 직장에서 우수사원으로 뽑혀 특별 보너스라도 받는다든지, 어떤 작품을 발표하여 인정을 받았을 때, 아내나 주변의 여자들이 느끼는 매력에도 일종의 성적 감동이 담겨 있다. 이것은 정신적 애무의 효과가 있어, 결혼한 남성 같으면 이런 날 대개는 아내로부터 특별 서비스를 받게 되는 게 보통이다.

어떤 여성은 땀이 나도록 일하다가 옷소매를 걷어붙이는 남성에게서 매력을 느끼기도 하고 어떤 여성은 선거 연설에서 사자후를 토하는 후보자를 보고 흥분을 느끼기도 한다. 좋은 영화나 콘서트를 보면서 이미 속옷이 젖는 여성들도 있다.

수많은 '정신적 애무'의 방법 가운데서 어떤 것을 택할 것인가. 어떤 사람에게도 정해진 유형은 없다. 남들이 효과를 봤다는 방법을 똑같이 따르려고 노력할 필요도 없다. 자기 조건에서 가장 어울리는 방법으로 자연스럽게 감동시키는 것이 가장 효과가 있다는 것을 알아야 한다. '잘 보이기 위해서' 자기 분수에 맞지 않는 방법으로 분위기를 잡으려 할 때(예를 들면 평범한 봉급쟁이가 두어 달 봉급에 맞먹는 값비싼 코트를 선물한다든지) 아내들은 감동은커녕 오히려 혈압이 올라 이혼을 요구하게 될 수도 있다.

애무의 순서 : 주변부터 중심으로 차근히

애무는 섹스의 준비과정부터 마무리까지 서로 몸의 접촉을 통해 애정을 표현하는 일이다. 가벼운 터치에서부터 삽입을 제외한 섹스의 전 과정이 애무의 연속이며 넓은 의미에서 애무 자체도 섹스의 가장 중요한 일부라고 할 것이다.

어떤 사람은 섹스에 돌입하여 보다 많은 시간을 애무에 할애하고 어떤 사람은 짧은 애무, 긴 삽입으로 삽입운동에 더 비중을 둔다. 이것은 사람마다 스타일이 다르기 때문에 두 사람이 서로 불만이 없다면 어떤 취향이든 상관이 없다. 하지만 일반적으로 애무를 생략하고 삽입 자체에만 의미를 두는 섹스는 삽입과정을 30초 만에 끝내는 것만큼이나 무성의한 섹스가 아닐 수 없다. '토끼형' 섹스가 상대를 불만스럽게 하듯 애무가 생략된 섹스 역시 상대를 만족시키기 어렵다.

삽입 전 애무가 전희(前戲), 본 게임을 끝낸 후의 마무리 애무가 후희(後戲)다. 모든 섹스에서 전희와 후희는 똑같이 중요하다.

애무 시간과 삽입 시간의 비율은 상황에 따라, 또 저마다의 취향에 맞게 조절하는 것이 필요하다. 중요한 것은 두 사람이 서로 만족할 수 있느냐는 것이다. 나이가 들거나 병약해져서 체력적인 부담이 생길 때는 삽입 전 애무의 비중을 늘림으로써 섹스가 빈곤해지는 것을 보완할 수 있다. 애무의 기술을 개발한다면 거의 삽입하지 않고도 여성을 먼저 클라이맥스에 도달하게 만들 수 있기 때문에, 설사 조루증이 있는 남성이라 하더라도 얼마든지 여성을 오르가슴에 이르게 할 수도 있다.

애무할 때는 손과 입술, 혀 등 모든 것을 도구로 사용할 수 있다. 손과 입이 파트너의 상체를 대상으로 애무에 열중하고 있을 때, 무릎이나 발은 상대의 하체를 자극하여 '전방위 페팅'을 구사할 수도 있다.

기술은 다양하다. 어루만지고 문지르고 주무르고 두드리고 잡아당기며, 격렬해지면 할퀴고 꼬집고 깨물기도 한다. 입김이나 속삭임도 훌륭한 애무다.

애무는 주로 상대의 성감대를 골라 공략하는 것이지만 꼭 잘 알려진 성감대만을 목표로 할 필요는 없다. 사랑의 감정에 이끌리는 두 사람이라면 어디를 어떻게 공략하든 짜릿한 자극을 주고받는 데 부족함이 없기 때문이다.

실전 테크닉에 앞서 알아두어야 할 일반적인 원칙이

있다. 그것은 보다 핵심적인 곳을 공략하기 전에 주변부터 서서히 애무해 들어가라는 것이다.

이것은 다른 운동을 할 때 팔다리 목과 같은 말단 부위부터 움직이는 가벼운 준비운동으로 시작하여 점차 심장 가까운 곳으로 움직여 나가는 것과 같은 원리다.

애무를 시작할 때는 손이나 발과 같이 섹스와는 비교적 거리가 있어 보이는 신체 말단 부위부터 점차 핵심 부위로 접근해 들어가는 것이 자연스럽다. 어깨나 허리로부터 가슴이나 음부 쪽으로(바깥에서 안으로), 민감하지 않은 곳부터 민감한 곳으로, 뼈 부위에서 살 부위로, 피부가 두터운 곳으로부터 여린 곳으로 접근해 들어가는 것이 순서다. 손은 넓게 움직이면서 점차 좁은 곳으로 집중해 들어간다.

하지만 언제나 예외 없는 법칙은 없다. 사람의 신체조건과 성격, 사상이나 신념, 섹스의 경험 등에 따라 특히 좋아하거나 특히 혐오하는 곳이 있을 수도 있다. 또 같은 사람이라도 장소와 환경에 따라(예컨대 장소가 차 안이나 사무실 같은 곳이라면 오랜 시간을 들여 전희를 하기에는 부적합하다) 방법을 바꿔야만 할 것이다. 이런 특성을 무시한다면 역효과가 날 수도 있다. 사람마다 특히 예민한 지점을 갖고 있으므로 자기 파트너가 특별히 반응을 보이는 곳을 발견할 때마다 이를 잘 기억해두고 적절하게 활용하는 것도 중요하다.

☆ 잠깐! : 남자를 기죽이지 마세요

섹스에서 대체로 공세적 입장에 서는 것은 남자 쪽이다('반드시 그래야만 한다'는 식의 고정관념을 지지하는 것은 아니다). 현실적으로 공격자인 남성은 성관계 파트너와의 처음 관계에서 대개 자신의 능력에 대한 심사를 기다리는 수험생과 같은 기분을 갖기 쉽다. 이 상황에서 상대 여성이 남성의 테크닉이나 능력에 대해 어떤 평가를 내리느냐는 향후 두 사람의 성생활에 있어 매우 중대한 영향을 미친다.

결론부터 말하자면 이때 애무를 받는 여성은 절대로 '실망'을 표해서는 안 된다. 설사 처음 갖는 거사가 기대했던 것보다 시시하고 혹은 조루현상으로 싱겁게 끝나버렸다 하더라도, 솔직하게 '시시하군!'이라고 말해서는 안 된다. 그런 말이 이 남자를 영원히 시시한 남성으로 만들 수도 있기 때문이다.

특히 이 남자가 앞으로도 관계를 계속해야 할 남편이라면 절대로 그것을 비웃어서는 안 된다. "그것밖에 못해?"라든지 "제법이네!" 식으로 얕잡아 말하는 것은 남성의 자존심을 망가뜨린다. 행위 중 남성의 기를 죽이는 일이 반복될수록 남성은 더욱 무능해지고, 심하면 실제로 성 무능력자가 될 수도 있다. 그러므로 잠자리에서 남편의 무능력을 비웃는 아내야말로 자기 인생을 스스로 망치는 어리석은 사람이다.

반면 칭찬에는 순진할 만큼 약한 게 남성 동물이다. 단 하룻밤 즐기는 창녀에게서라도 "당신처럼 멋진 손님은 처음이야"라는 말을 들으면(그것이 빈말일지라도) 아주 우쭐해져서 다시 찾아가려고 노력하는 것이다.

설사 전혀 만족스럽지 않았더라도, 아내가 아침상을 차리며 '음, 너무 행복해! 오늘 밤 또 할 수 있어?'라는 식으로 만족감을 표시한다면 남편은 더욱 의욕적으로 아내를 사랑하게 될 것이며, 섹스 또한 점점 나아질 수 있다.

아내에게서 격려 받지 못한 '부실한' 남편들이 자신들

의 주머니를 노리고 온갖 아부의 찬사를 바치는 유흥가 여성들 앞에서는 당당한 남성을 발휘하는 일은 흔하다. 지혜로운 아내라면 '기분에 죽고 기분에 사는' 남성의 심리를 결코 잊어선 안 된다.

성감대는 만들어진다

사람들은 이성의 파트너를 성적으로 자극하기 위해 어느 곳을 공략해야 하는지를 대체로 잘 알고 있다. 일반적으로 자극을 받으면 기분이 좋아지고 성적 흥분이 일어나기 쉬운 예민한 지점을 성감대라고 한다. 이 성감대를 잘 파악한다면 같은 시간의 섹스에서도 서로 보다 심도있는 쾌감을 주고받을 수가 있다.

성감대는 모든 사람에게서 공통적인 부분이 많지만, 사람마다 그중에서도 특히 좋아하는 성감대가 있기 마련이다. 게다가 사람에 따라서는 통상 성감대라고 하지 않는 특정 부위에서 유난히 강한 자극을 느끼는 경우도 있다. 주의 깊은 사람이라면 관계 도중 파트너가 유난히 예민하게 반응하는 지점들을 잘 기억해뒀다가 다음 기회에도 활용할 수 있을 것이다. 이런 주의력이 있다면 유능한 제비 부럽지 않게 '훌륭한 파트너'가 될 수 있다.

상대가 자신의 예민한 곳을 지나치려 할 때 "거기 좋아!" "거기 다시 해줘!" 같이 상대의 주의를 끄는 것도 화려한 성을 즐기기 위한 좋은 방법이 될 수 있다.

의외로 많은 사람들이 자신의 성감대를 파트너에게 알리는 것이나 상대의 성감대를 파악하고 보다 효과적인 공략법을 연구하는 데 그리 성실하지 않은 것 같다. 이 때문에 온몸에 황금 같은 성감대가 널려 있는데도 만족스런 성을 즐기지 못하고 불감증처럼 삶을 마치는 사람들이 적지 않다. 그것은 곧 주어진 삶을 절반도 활용하지 못하고 사라지는 것과 같다. 성감대를 잘 알고 이용한다면 같은 섹스라도 열배의 즐거움과 만족을 얻을 수 있다. 그만큼 삶이 윤택해진다는 거다.

그러나 같은 사람의 같은 성감대라도 어떤 환경에서 어떻게 자극하느냐에 따라 반응은 크게 다를 수 있다는 점은 반드시 기억해야 할 점이다. 좋아하는 사람이 로맨틱한 분위기에서 자극한다면, 그것이 설사 손등에 입을 맞추는 가벼운 것이라 할지라도 진한 성적 흥분을 일으킬 수 있다. 그러나 예를 들어 엉덩이는 아주 예민한 성감대 중 하나지만, 붐비는 전철 안에서 낯모르는 치한에 의해 애무(?)를 받는다면 쾌감보다는 오히려 혐오감이 앞서게 된다.

서로 사랑하는 사이라 하더라도 당신의 자극 방법에 따라 모든 성감대는 무감각해질 수도 있고 열 배나 예민한 지점이 될 수도 있다. 좋아하는 사람에게는 손발이나 팔다리까지도 훌륭한 성감대가 될 수 있다. 곧 성감대는 상대나 상황에 따라 만들어지고 개발될 수 있다는 의미다.

♣ 알고 싶어요 : 성감대

물론 내 자신의 기분이 좋기 위해 섹스를 하는 것이지만, 자위가 아니라 진짜 섹스를 하려는 것이라면 상대방의 기분도 살필 줄 알아야 한다. 꼭 상대방을 배려하기 위해서만이 아니다. 상대방이 즐거워해야 나의 즐거움도 배가되는 것이다. 상대방이 무심하거나 심지어 혐오스런 표정을 짓고 있다면 그런 상태에서 느낄 수 있는 쾌감이란 차라리 자위할 때보다 못할 수도 있다. 상대를 즐겁게 하기 위해서는 성감대란 것을 찾아서 즐겁게 애무해줄 필요가 있다.

보통 어릴 때부터 간지럼을 잘 타는 장소가 있는데, 이런 곳은 대개 감각이 예민한 곳이므로 성인이 된 뒤에는 성감대로 활용할 수 있는 곳이다. 가장 일반적인 성감대는 입술, 성기, 히프, 가슴 등이며, 겨드랑이 허벅지 발바닥 등도 훌륭한 성감대로 꼽힌다. 여성은 귓불과 목덜미 자극에 예민하며 남성은 음낭을 따뜻하게 감싸주면 대체로 이내 발기한다. 음경에서는 귀두의 테두리 부분이 가장 예민하다. 이곳을 너무 자극적으로 애무하면 몇 초 안에 사정이 일어날 수도 있다.

여성 외성기의 표면(대음순)은 단순히 어루만지거나 손바닥으로 지그시 눌러주는 것만으로도 흥분을 유도할 수 있다. 외성기 내부의 음핵은 남성의 귀두와 같이 예민한 곳이며, 소음순은 가볍게 만져주는 것을 좋아한다. 질 천정의 G점이 있는 부분도 손가락 끝을 이용하여 자극할 수 있는 주요 성감대다.

성감대는 인체의 곳곳에 널려 있다. 전통적인 생식기 주변의 성감대 외에도 손발바닥과 같이 전혀 의외의 장소에도 훌륭한 성감대가 있다는 것을 알아야 한다. 사람의 신체특성과 상황, 환경에 따라 최상의 성감대는 수시로 바뀔 수 있다는 것을 염두에 두고 어디를 어떻게 애무하면 효과가 있을까를 창의적으로 연구한다면 남편으로서 혹은 아내로서 최상의 파트너가 될 수 있다.

수동적인 혹은 소극적인 여성에 대하여

주로 남성에 의해 애무받기를 좋아하는 수동적인 여성들은 남편이 애무하는 동안 자신은 어떤 동작을 취해야 할지 몰라 온몸을 맡겨 둔 채 '끙끙' 앓는 소리만 내는 경우가 흔하다. 대부분 여성에게는 놀랍게 들릴지 모르지만, 이런 여성들은 특히 자신의 두 팔을 어떻게 해야 할지조차 어색해한다.

이런 경우에 가장 자연스러운 것은 남편의 등을 마주 끌어안는 것이다. 남성의 움직임에 따라 등이나 허리 어깨 머리 등을 자신의 손으로 함께 끌어안고 어루만지면 남성 또한 아내가 자신의 애무를 즐겁게 받아들인다고 느낄 수 있다. 여성의 팔에 힘이 들어갈수록 남성은 파트너가 자신을 더욱 환영하고 있다고 믿게 되므로 더욱 흥분되어 쉽게 절정으로 향할 수 있다.

섹스가 시작됐을 때 여자가 두 손을 바닥에 늘어뜨린 채 처분에 맡긴다는 식으로 있으면(이런 여성이 의외로 많다) 남자는 여자가 이 행위를 반기고 있다는 것을 알아챌 도리가 없다. 오히려 아내가 자신을 거부하고 있거나 일방적인 서비스를 제공하고 있다는 기분이 들 수 있고, 자신의 행위는 사랑의 행위가 아니라 아내를 위한 노력 봉사라는 생각까지 들게 될 것이다.

다만 너무 격렬히 남성을 끌어안으면 남성이 조급히 절정에 도달해 조루가 나타날 수도 있으므로 팔의 완급을 적절히 조절할 필요가 있다. 이것은 마치 말의 고삐를 잡아채는 것과 같아서, 꽉 끌어당기면 남성은 기분이 고조되고 늦춰주면 남성도 흥분을 가라앉힐 수 있다는 것을 명심하자.

만일 어느 정도에서 행위를 중단시키고 싶다면 아직 격정에 정신을 잃을 정도가 되기 전에 손으로 남성의 어깨나 가슴을 짚어 밀어내면 된다. 신사적인 남성이라면 이 정도의 의사표시만으로도 자신이 거부당한 줄 알고 애무를 중단하며 일단 물러서게 될 것이다. 이 단계에서 거부 표시를 명확히 하지 않으면 남성이 다음 단계로 진입해 들어가는 것은 지극히 자연스런 일이며, 그 이상 흥분한 단계에서는 웬만해서는 남성을 중단시킬 수 없다. "오늘은 하고 싶지 않다."라든지 "아직은 안 된다."는 의사를 표현할 수 있는 마지막 기회가 바로 이 순간이다.

처음에는 남성을 마주 끌어안고 그것이 자연스럽게 느껴지기 시작하면 나아가 자신의 손으로 남성의 몸을 함께 어루만지는 등으로 표현을 발전시켜 나가는 게 바람직하다. 요점은 섹스는 상호적인 대화여야 한다는 것이다. 아무리 소극적인 여성이라도 땀을 흘리며 정성을 쏟고 있는 파트너에게(좋든 싫든) 이 정도의 의사표시는 명확히 해주는 것이 예의다.

자극을 받는 동안 특히 기분 좋은 곳이 있으면 "거기가 좋아! 한 번 더 해봐!" 등으로 느낌을 말해주는 것은 남성을 더욱 고무시킨다. 남성이 애써 애무하고 있을 때 여성이 보여야 할 무엇보다 중요한 반응은 당신이 그 애무에 감동받고 있다는 것을 상대 남성이 느낄 수 있도록 해주는 일이다. 가벼운 신음소리를 내거나 기분 좋은 웃음을 보여 주며 간혹은 남성의 고환이라든가 음경을 매만지며 호응하는 것은 남성의 기운을 더욱 북돋는 효과가 있다.

키스에도 단계가 있다

감미로운 키스는 성적인 흥분을 유발해서만 멋진 게 아니다. 연인의 키스는 입에 달콤하고 머릿속에 황홀한 여운을 남긴다. 그 여운은 그 순간이 지나서도 한동안 입술에 남고 기억에 남는다.

키스에는 여러 단계가 있다. 상대의 손등에 입술을 맞추는 것은 진한 호감의 표시다. 혹자는 '친근감의 표시'라고 하지만 이럴 때의 마음은 이미 그저 아는 사이보다는 좀 더 가까운 사이이고 싶은 호감을 느끼고 있음이다. 상대의 이마에 입술을 맞추는 것은 진한 아쉬움의 표시다. 혹자는 '우정의 표시'라고 하지만 이럴 때의 마음은 이미 우정보단 진한 애정을 느끼고 있음이다. 상대의 볼에 입술을 맞추는 것은 더욱 애정이 짙으나 차마 표현하기를 어려워하는 것이고 입에 입술을 맞추는 것은 대담

한 애정이다. 서로가 키스하기를 원하고 있다면 서로의 입과 입을 맞추면서 본격적인 키스로 넘어갈 수 있다. 인도의 성전(性典)『카마수트라』는 둘이서 입으로 하는 놀이를 소개하고 있다. 서로 입술을 움직여 상대의 입술을 무는 놀이인데 누가 누구에게 물리든 결과는 마찬가지다.

키스에 정해진 공식이 있는 것은 아니다. 입과 관련된 모든 것, 즉 윗입술 아랫입술 이 혀 등을 이용해 할 수 있는 모든 형태로 장난을 걸고 기분 좋은 애무를 하는 것이 요령이다. 몇 가지 예시가 있지만 자기 나름의 스타일을 창안해도 좋다.

▲ 입술과 입술을 압착하여 서로를 느낀 다음 ▲ 혀끝을 살짝 내밀어 상대의 입술을 맛본다. 다음에는 ▲ 혀끝을 이용해 상대의 입술 윤곽선을 가만가만 그림 그리듯 위아래로 한 바퀴 훑아 가면 연인은 황홀감에 빠진다. ▲ 입술끼리 천천히 좌우로 부비거나 ▲ 상대의 윗입술과 아랫입술을 차례로 살며시 깨물어 준다. ▲ 상대의 윗입술, 아랫입술을 차례로 빨아들이고 다음엔 위아래 입술을 동시에 강하게 빨아들이면 상대는 놀라움과 함께 쾌감을 느끼게 된다.

좀 더 진한 키스는 혀를 상대의 입술 안으로 밀어 넣는 단계다. ▲ 혀를 교환하는 것이 흔히 말하는 프렌치 키스의 시작이다. ▲ 혀끝으로 상대의 위아래 잇몸을 차례로 건드려 주어도 좋다. 다음에 ▲ 혀와 혀를 휘감으면서 서로의 혀를 교대로 빨아들인다. 이때 일방적으로 빨기만 하거나 내맡기기만 하는 것은 멋이 없다. 주거니 받거니 해야 서로가 좋아하고 있다는 것을 느낄 수 있다. ▲ 상대의 혀끝을 가볍게 잘근잘근 깨물어 주어도 좋다. 절대로 상처를 입히지 않도록 조심해야 한다. ▲ 혀를 서로 받아들여 혀끝이 상대의 후두부를 건드릴 정도까지 깊이 오가는 것을 딥키스라 한다.[1]

---

[1] ✿ 사족 ; 모든 키스가 에로틱한 것은 아니다. 일정 단계까지는 가족이나 동성의 친구 사이에서도 얼마든지 할 수 있다. 일부 서양 인종은 서로 볼에 입을 맞추거나 입술끼리 가볍게 스치는 정도의 키스는 악수보다 좀 더 친근한 인사법 정도로 여기는 관습을 갖고 있을 정도니까. 그러나 희롱이 섞인, 입술을 문다든가 혀를 사용하는 등의 진한 키스는 반드시 에로틱한 것이라고 단언해도 좋다. 연인이나 부부 사이가 아니면 함부로 하지 않는 게 좋다. 여기부터는 그만한 책임도 따르는 것이니까. 침(타액)이 교환되기 시작하면 헤르페스나 에이즈 같은 바이러스들은 입속의 점막이나 잇몸의 상처 같은 것들을 찾아 감염될 수도 있다는 점을 잊지 말아야 한다.

☆ 잠깐! : 가슴 애무의 비법

여성의 가슴에서 가장 자극에 예민한 곳은 물론 유두와 유두 주변(유륜)이다. 서툰 사람들은 습관적으로 유두를 강하게 잡아 무는 경우가 있는데, 노련한 사람이라면 유두를 너무 강하게 잡아 물거나 흡입하는 짓은 하지 않는다. 이런 습관은 얼마 안 가 유두를 너무 커지게 하고 심하면 유두가 길쭉하게 늘어나 아래로 휘어지게 만들 수도 있기 때문이다. 파트너의 아름다운 가슴을 배려한다면 유두는 너무 강하게 빨거나 잡아당기지 말고 이로 가볍게 깨무는 정도가 좋다.

대신 유방의 옆쪽(겨드랑이 근처)이나 아래쪽(유방이 아래로 접혀 주름이 생기는 부위)을 혀끝으로 강하게 문지르고 이빨로 물고 입술로 빨아주는 것은 노련한 기술이다. 웬만큼 강하게 해서 표가 나도 사우나 같은 데서 남의 눈에 잘 띄지 않을뿐더러, 이것은 여성이 정작 원하는 초점(유두)을 비켜난 '언저리'이기 때문에 여성을 더욱 애타게 만드는 애무효과가 있다. 한참을 이렇게 해서 여성이 한껏 달아오른 뒤에는 유두에 가볍게 입만 맞춰도 여성은 이내 절정감을 맛보게 된다.

외간 남자들이 자기 파트너의 가슴에 난 충혈이나 잇자국을 보며 성적 상상에 빠지기를 원치 않는다면 목이나 가슴 위쪽, 안쪽을 애무할 때도 조심해야 한다.

여성이 하는 애무

만일 남성이 지쳐 있거나 기력이 약해 조루 등의 증상이 있다면 애무도 힘이 없고 잠깐 시작하는가 싶다가 사정해 버려 게임은 언제나 허망하게 끝날 수 있다. 이런 경우 여성은 섹스를 참으며 사는 수밖에 없는 것일까?

예전 세대의 여성들은 그렇게 살았지만, 그것이 반드시 현숙한 아내의 도리라고 단정 지을 수는 없다. 『소녀경』은 남성이 허약하다 하더라도 섹스를 포기하기보다는 여성이 주도하여 섹스를 계속하는 편이 건강에 오히려 도움이 된다고 설명하고 있다. 물론 이런 경우 남성은 절대로 사정을 하지 않도록 해야 한다.[2] 사정에 이르지 않

---

[2] 뒤에 나오는 『소녀경』의 방중술, 구법(九法)과 칠손(七損)의 테크닉을 참조하기 바람.

는 방법으로 아내가 매일 성적 자극을 가함으로써 남성이 기력을 회복하고 더욱 강해질 수도 있다. 그러므로 만일 약한 남성의 아내가 이런 방법을 터득해 남편을 강하게 만든다면, 남편을 생각해 막연히 참는 여성보다는 더욱 현숙한 아내가 아닐까?

남성이 약할 때는 물론 여성이 관계를 주도하는 게 좋다. 이때는 쾌락을 위한 섹스라기보다 남성의 허약을 치료하기 위한 애무라는 기분이 필요하다.

여성이 애무할 때의 가장 바람직한 마음자세는 모성(母性)이다. 어머니가 아기를 어루만진다는 기분으로 포옹하고 입 맞추고 쓰다듬으면 황홀해지지 않을 남자가 없다.

남성의 성감대도 여성과 비슷하게 형성돼 있으나 주로 입술 가슴(유두) 배 등을 손으로 어루만지고 기분이 좋아지면 다시 입술과 혀끝으로 애무하고 따뜻한 손바닥으로 옆구리 등을 감싸 문질러준다. 남성이 약한 경우라면 필경 그의 신장계통은 기능이 떨어져 옆구리 뒤편은 대개 차가운 상태가 돼 있을 것이다. 이 때문에 여성이 따뜻한 손으로 이곳을 어루만지면(이것은 기의 전달과 관계있다)

남성은 기분이 좋아지고 신장의 기운이 일시적으로나마 회복될 수 있다.

마사지하듯 등과 배 등을 어루만져주는 것도 남성은 기분 좋아한다. 이윽고 고환을 가볍게 쥐어 매만지고 회음부를 지그시 눌러 문지르며(남성의 정력을 강화시키는 혈이 있는 곳이다) 음경을 감싸 쥐고 손가락 끝으로 귀두의 가장자리를 가볍게 문질러 자극한다. 남성의 귀두는 여성의 음핵 귀두와 같이 예민하다는 것을 잊지 말자.

남성이 성적으로 흥분되기 시작하면 이제는 어머니에서 전적인 연인으로 돌아가야 한다. 손으로 고환과 음경을 자극하다가 충분히 단단해졌을 때 남자의 몸에 걸터앉아 질구 삽입을 유도하면서 다음 단계로 넘어간다.

그러나 만일 삽입하는 것만으로 남성이 사정을 할 정도로 허약한 컨디션이라면 삽입과정은 애당초 생략하고 이쯤에서 마무리를 지어야 한다. 허약해진 상태에서의 사정은 생명을 단축하는 극약과도 같기 때문이다.

♣ 알고 싶어요 : 조루의 국제기준

남성이 성적 자극에 의해 정액을 배출하는 것을 사정

(射精)이라 한다. 섹스와 사정은 종족을 번식시키려는 자연의 섭리에 따라 일어나는 본능행위다.

성관계에서 사정은 절정의 순간에 여성의 난자가 대기하고 있는 자궁을 향해 일어나도록 설계돼 있다. 현대인이 아무리 종족번식 아닌 쾌락을 목적으로 성을 즐긴다 하더라도, 인간의 몸은 원하든 원하지 않든 태고 적부터 타고난 본능 메커니즘의 영향 아래 있다. 때문에 남성의 몸은 오로지 사정이라는 원초적 목적을 향해 전력질주를 하게 된다. 절정의 순간까지 온 힘을 다 쏟아붓는 것이다.

그 절정의 순간, 최고조의 쾌감과 함께 사정을 하고 나면 남성은 순간적으로 기운이 다해 더 이상의 섹스를 지속하기 어렵게 된다. 발기됐던 음경은 이내 시들어 삽입 상태를 유지할 수 없게 되고 남성의 몸도 크게 지친 상태가 된다. 섹스는 여기서 끝이다. 남성의 체력상태에 따라 큰 차이가 있지만, 다시 관계를 갖기 위해서는 적어도 몇 십 분, 길게는 24시간 이상 휴식을 취해야 한다.

그러나 현대인은 종족보존보다는 주로 쾌감을 즐기기 위해 섹스를 한다. 그러므로 빨리 사정의 순간에 다다르고 보자는 식의 '원초적 섹스'는 더 이상 중요하지 않게 되었다. 대신 현대인의 섹스에서는 보다 안전하고 보다 깊고, 보다 길게 그 쾌감을 즐기는 것이 하나의 목표가 되었다. 이런 목표에서는 너무 일찍 사정이 일어나 섹스가 끝나버리는 것은 곧 '실패한 섹스'를 의미한다.

삽입한 뒤 너무 일찍 사정이 일어나는 것을 조루(早漏)라 한다. 의학적으로 이를 치료가 필요한 성기능 장애의 하나로 분류하여 '조루증'이라는 병명까지 붙였다.

이와 반대로 흥분이 절정에 달했는데도 사정이 이루어지지 않아 남성이 카타르시스를 느끼지 못하게 되는 '지루' 현상도 있다. 전립선비대 등 여러 이유가 있지만 역시 즐거움을 위한 성에 있어서는 방해가 된다.

사정이 너무 일찍 일어났다고 할 때, '너무 일찍'이란 시간의 개념은 무엇일까. 오랫동안 전문가들은 '삽입 후 몇 분 이내' '왕복운동 몇 번 이내' 등등 그 기준을 제시하려고 애썼다. 하지만 누구나 동의할 만한 기준을 찾기 어려웠다. 90년대 들어 세계보건기구(WHO)가 후련한 답을 내렸다.[3] 조루증을 치료하는 데는 여러 가지 약물요

---

3) 본인이 사정을 하겠다고 결정하기 전에 본인의 의사와 관계없

법 수술요법 식이요법 특수훈련법들이 제시돼 있다.

입으로 하는 섹스의 테크닉

글자를 남길 수 없던 옛날 사람들은 자신들의 생활모습을 그림이나 토용(土俑) 등의 형태로 남겨두었다. 흙을 빚어 만든 작은 조형물 가운데는 그 시대 성생활을 유추해 볼 수 있는 상징물들도 적지 않다. 대부분의 고대유물 전시행사에서 성과 관련된 유물들은 '성인 전용코너'를 따로 만들어 전시하고 있다. 그만큼 노골적으로 묘사된 유물이 많다는 뜻이다.

옛 잉카의 원시국가에서는 하렘의 여자들에게 독특한 방법으로 섹스의 테크닉을 훈련시켰다. 당시 사용된 훈련도구 중 도기로 만든 몇 가지 물주전자들이 서울에서도 전시된 적이 있다.

그 모양이 특이하다. 물을 마실 수 있는 꼭지가 따로 없고 단지 아래쪽에 동그란 구멍을 만들어두었다. 구멍이 아래쪽에 있는데도 물이 새지 않는 것은 안쪽에서 둥그

이 사정이 먼저 일어나는 것.

런 공 모양의 마개가 물이 새는 것을 막고 있기 때문이다. 목이 마르면 입을 구멍에 대고 마셔야만 한다. 그것도 물이 절로 나오지 않기 때문에 혀끝으로 공을 살짝 밀어 올리며 굴려야 한다. 뚜껑을 열고 마실 수도 없다. 목 부위에 많은 구멍을 뚫어 놓아 입구로 마시려면 물이 다 쏟아지게 돼 있기 때문이다. 꼭지가 마치 남성의 그것을 닮은 주전자도 있다. 이 주전자의 꼭지는 덥석 입에 물고 혀끝을 움직이며 빨아들여야만 물을 얻을 수 있다. 각기 남성과 여성용의 훈련도구다. 이 도구를 통해 옛날 사람들도 성의 쾌감을 높이기 위해 오럴(Oral)을 많이 사용했음을 알 수 있다.

여러 가지 애무기법 가운데 일반적으로 가장 농도 짙은 애무는 입을 사용하는 것이다. 여성이 입을 사용하는 경우 남성은 마치 질에 삽입하는 것과 같은 자극을 받을 느낄 수도 있다. 이 때문에 페니스에 대한 직접 애무는 다른 애무와 달리 페팅 아닌 '오럴 섹스'라 불리는 것이다. 오럴 섹스 중 여성이 남성에게 하는 것을 펠라티오(Fellatio), 남성이 여성에게 하는 것을 쿤닐링구스(Cunnilingus)라 한다.

물론 이것은 경험해 보기 전까지는 혐오스럽게 보일 수 있다. 어느 쪽이든 그런 기분이 든다면 상대방이 절대로 강제하지 말아야 한다. 강요 때문에 불쾌감을 참고 억지로 한다면 즐거움이 상호적이어야 한다는 섹스의 대원칙에 어긋나는 일이다.

그러나 성의 환희에 사로잡혀 전신을 애무하다 보면 상대의 소중한 곳까지 입으로 내쳐 진격하는 일은 자연스럽게 일어날 수 있다. 이런 과정을 거쳐 오럴섹스로 넘어가는 것은 지극히 자연스럽다.

쿤닐링구스나 펠라티오의 기법은 대개 몇 가지 패턴 범위에서 이루어진다.

남성이 하는 쿤닐링구스의 경우 일반적으로 혀끝을 사용하는 것이 편리하다. 상대의 질 안으로 깊숙이 들어가기란 실제에선 어려운 일이므로 주로 클리토리스와 소음순을 자극하는 것이 적당하다. 질의 입구 정도에서 가볍게 들락거릴 수도 있다. 시작할 때는 상대의 배꼽과 치골 사이를 손으로 가볍게 마사지하고 허벅지 사이에 입을 맞추는 등 가까운 주변을 먼저 맴돌다가 핵심으로 다가가는 것이 자연스럽다. 손가락을 동시에 사용하면 자극

효과를 더욱 높일 수 있다.[4]

이에 비하면 여성의 펠라티오는 다양한 기술을 구사하기에 훨씬 유리하다. 공략 대상이 돌출해 있어 여러 형태로 공략하기가 상대적으로 자유롭기 때문이다.

펠라티오는 혀로 핥고 입술로 물거나 빨며 페니스의 뿌리와 고환 사이를 혀로 문질러 강한 자극을 줄 수 있다. 특히 귀두 주변을 혀끝으로 문지르는 것은 가장 자극이 강력하다. 덥석 물 때는 치아보다는 입술을 사용하는 것이 안전하다. 입을 사용할 때, 손으로는 동시에 남성의 고환을 가볍게 어루만진다.

남성의 기력을 관리하는 것도 중요하므로 지나친 자극으로 남성이 그만 사정하지 않도록 완급을 조절한다. 간혹 남성이 이 단계에서 사정을 하게 되는 경우도 있는데 당황할 필요 없다. 설사 정액이 목으로 넘어간다 하더라도, 기분이 문제일 뿐, 그 성분을 따져보면 몸에 해로울 건 없다.

---

[4] ※주의 : 절대로 질 안에다 바람을 불어넣지 말라. 여성의 복통을 유발할 뿐 아니라 심하면 치명적 위험을 초래할 수도 있다.

☆ 잠깐! : 입을 사용할 때의 주의점

오럴은 거부감을 갖는 사람도 적지 않으므로 모든 커플들이 당연히 해야만 하는 것이라고 강조하고 싶지는 않다. 다만 『카마수트라』는 이렇게 설득하고 있다. '송아지의 입은 보통 때는 깨끗하지 않으나 어미의 젖을 빨 때는 깨끗하다. 새의 부리는 나무에서 과일을 쪼아 떨어뜨릴 때 깨끗하며 여자의 입은 성교할 때와 키스를 할 때 깨끗하다.'

무엇보다 문제가 될 수 있는 것은 우선 청결문제다. 펠라티오든 쿤닐링구스든 오럴을 미리 예상했다면 시작 전에 당연히 몸을 깨끗이 씻어야 한다. 양치질도 완벽하게 해 두어야 한다. 에이즈나 다른 전통적 성병들이 전염되는 경로로서 '불결한 섹스'가 항상 경계 대상인데, 몸을 씻는다는 것은 가장 기초적인 대비책이다.

이 밖에도 상처가 있는 입과 성기는 절대로 같이 사용하지 말아야 하며, 성병 또는 세균이 의심되는 경우에도 오럴 섹스는 피하는 것이 좋다. 서로 믿을 만한 상대라면 마음껏 이 '극한의 제전'을 즐겨도 좋다.

가장 격렬한 오럴섹스의 형태로 69이라 불리는 자세

가 있다. 남녀가 서로 반대방향을 보고 누워서 쿤닐링구스와 펠라티오를 동시에 행하는 것이므로 두 사람이 동시에 강력한 자극을 받게 된다. 그러나 너무 흥분한 나머지 상대의 여리고 예민한 곳에 상처를 줄 수도 있으므로 각별히 주의해야 한다.

2. 건강을 위한 섹스 : 『소녀경』의 테크닉

섹스에도 도리가 있다[五常]

『소녀경』은 남성과 여성의 몸을 이롭게 하는 섹스의 테크닉을 전수하고 있다. 그것은 크게 9법(九法)과 7손과 8익(七損八益)의 24가지 기법으로 요약된다.

이 테크닉을 가르치기에 앞서 바른 섹스를 위한 기본 조건을 알아둘 필요가 있다. 첫째는 섹스의 윤리라 할 수 있는 5상(五常)이요, 둘째는 남성이 이르러야 할 4가지 상태(四至), 그리고 이를 통해 여성이 얻게 되는 9기(九氣)의 충족이다.

먼저 5상이란 인의예지신(仁義禮智信)이란 다섯 가지

인륜(人倫)이니, 곧 오륜(五倫)을 말한다.

"남성 자신에게도 실은 오상의 도가 있습니다. 은밀한 곳에 숨어 있으면서 절도로써 자신을 지키며 안으로는 지덕을 지녀 남에게 베푸는 데 인색하지 말아야 합니다.

근본적으로 남성은 상대에게 베풀어주려고 하니 이것이 인(仁)입니다. 가운데가 비어 있으니 이것이 의(義)며, 끝에 마디가 있는 것이 예(禮)의 덕이라 하겠습니다. 교접하고 싶을 때 일어서고, 하고 싶지 않을 때 일어나지 않으니 이것이 신(信)이며, 그 일을 할 때는 낮은 곳에서 우러러 쳐다보게 되니 곧 지(智)입니다. 이것이 교접할 때의 도리이니 오상의 도를 잘 지키면 사람은 장수할 수 있습니다."

하지만 남성이 교접하는 것은 '베푸는 것'이라는 설명은 현대인의 의식에는 크게 반하는 것이다. 이것은 소녀가 말하는 남성이 '황제'라는 특수 신분의 사람인 데다 그 시대 자체가 남성중심의 의식을 갖고 있었기 때문에 나온 말일 것이다.

그렇다면 현대인의 섹스에 있어서 기본 되는 윤리, 즉 오상을 꼽으라면 무엇을 말할 수 있을까? 현대인이 아무리 옛날 사람들이 두려워하던 금기를 깨고, 또 의학과 환경의 변화로 좀 더 자유롭게 성을 즐길 수 있게 되었다 하더라도 스스로의 건강과 완성도 높은 즐거움을 위해 지켜야 할 최소한의 원칙이 없을 수 없다. 이런 원칙을 바로 윤리라 할 수 있다.

현대인에게 맞는 섹스의 윤리를 꼽으라면 어떤 조항을 내세울 수 있을까? 물론 현대인답게 남녀 모두에게 동등하게 해당하는 덕목이어야 마땅할 것이다. 꼽아 보건대, 먼저 상대가 피곤하여 피하고자 할 때 강요하지 않는 것이 인(仁)이요, 상대의 기분을 헤아려 서로 애무에 정성을 다하는 것이 의(義)이며, 홀로 독주하지 않고 리듬을 잘 맞춰 함께 절정에 이르는 것을 예(禮)라 할 수 있다. 몸을 망치지 않고 기 살리는 테크닉을 배워 제대로 건강 섹스를 즐긴다면 이를 지(智)라 할 것이며, 파트너끼리의 배타적 권리를 존중하여 행하는 것을 신(信)이라 할 수 있지 않을까.

음양의 바른 교접은 건강의 기본이다

중국 고전 『소녀경』은 남녀가 음양의 교접을 갖는 것은 심신의 건강을 위해 필수적인 것이라는 입장에서 섹스의 방법과 도리를 역설하고 있다. 단지 교접을 하되 어떻게 하면 몸을 상하지 않고 할 수 있느냐는 소극적인 방어법이 아니라 음양의 교접을 가져야 건강에 좋다는 적극적인 입장에서 바람직한 교접의 방법을 가르치고 있는 것이다.

황제가 물었다.
"몸에 무리가 옴으로 얼마 동안 교접을 삼가려 하는데 그대의 생각은 어떤가?"
소녀는 "그것은 옳지 않다"고 대답한다.

"천지 음양의 두 기는 서로 열렸다 닫혔다 하여 춘하추동 주야 명암의 변천을 가져오며, 인간은 이 음양의 원리에 따라 사계에 순응하면서 생을 영위하는 것입니다. 교접을 중단하신다 함은 곧 이 원리를 거스르는 것이라 음양의 교류가 막히게 되니 정력을 보강할 수가 없습니다. 마땅히 연기(練氣)의 방법을 반복하여 낡은 기를 토해내고 새로운 기를 흡수하여 건강 유지에 정진해야 할 것입니다. 남성 자신을 가동시키지 않으면 앉은뱅이 꼴이 됩니다."

 이를테면 음양의 교류는 호흡과 같은 것이다. 들이마시는 공기를 통해 신선한 산소와 공기 중의 미네랄이 흡수되고 내뱉는 공기를 통해 몸 안의 낡은 공기가 배출되는 것이 호흡이다. 음양의 법칙을 통해 내게 필요한 기운을 흡수하고 남아도는 기운을 배출하는 일을 얼마 동안이라도 멈춘다는 것은 곧 잠시라도 호흡을 멈추는 일과 같아서 절로 자신의 기운을 마비시키는 결과를 가져올 것이라는 충고다.

 황제가 소녀의 권유에 따라 팽조라는 선인(仙人)에게 채녀를 보냈을 때 팽조 선인도 성의 중요성을 강조했다.

 "정력 낭비를 삼가고 정신수양과 더불어 여러 가지 약을 먹으면 장수할 수 있을 것이나, 교접의 도리를 모르고 약을 먹는다면 아무 효험이 없습니다. 남녀가 결합하여 한 몸이 된다는 것은 하늘과 땅이 서로 생성하여 존재하고 있는 것과 같은 이치입니다. ……(중략)…… 몸을 망치게 될 일을 되도록 피하고, 올바른 음양의 기술을 터득하면 그것이 오래 장수할 수 있는 길입니다."

건강을 증진시키기 위해서는 '바른 호흡법'이 필요하듯, 음양의 교접에도 몸의 기운을 증진시키는 바른 방법이 있다.

올바른 법도란 테크닉보다는 바른 마음자세가 우선이다. 소녀의 말이다.

"원칙적으로 그 형태나 상태라는 것이 있습니다. 남성은 이것에 의해 정기를 축적하고 여성은 이것에 의해 질병을 제거하게 됩니다. 그렇게 되면 마음은 즐거워지고 기력은 더욱 왕성해집니다. 그 법도를 알려고 하면 마음을 안정시키고 심기를 온화하게 하며 마음을 차분히 가라앉혀야 합니다."

사실 『소녀경』이 가르치는 방중 양생술도 설명은 간단하지만 실제로 그에 따르기는 쉬운 일이 아니다.

기술적으로 어려워서만은 아니다. 예컨대 이러이러한 방법으로 하루에 다섯 차례 20일간 교접을 계속하면 허리 병이 낫는다는 식의 설명이 있는데, 그 테크닉은 흉내내기 어려운 게 아니다. 하지만 『소녀경』이 등장한 시대의 생활환경에서는 하루 다섯 번씩 관계를 갖는 것이 가능했을지 몰라도 시간이 금쪽같은 요즘 사람들에게는 거의 불가능에 가까운 일이다. 20일 동안이나 하루 다섯 번씩 교접할 시간 여유나 그런 장소를 확보할 수 있는 사람이 과연 얼마나 있을까? 아마 당대에도 마음대로 젊은 처녀들을 불러들여 열흘이나 스무날쯤 방중술에 몰두할 수 있는 사람은 '황제' 정도의 지위에 있는 특수계층 말고는 없었을 것이다.

그러므로 '불로장생'에 이른다는 『소녀경』식 방중술은 일반사람, 더구나 현대인에게는 '신선의 경지에 이르는 도술'처럼 그저 이론 자체에 불과한 것인지도 모른다.

다만 『소녀경』이 음양의 이치를 근거로 제시하는 방중술의 기법들을 다시 들어보는 것은 그 체위나 방법에 담긴 의도와 이치를 이해하는 것이 현대인의 양생에도 도움이 될 수 있으리란 생각에서다. 말 그대로 실천하여 '불로장생'을 얻지는 못한다 할지라도 그 원리를 새겨 응용한다면 건강섹스에 최소한의 도움은 얻을 수 있으리라 생각된다.

접하되 사정하지 말라

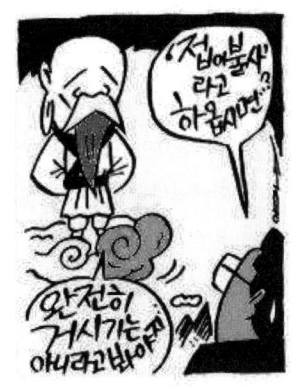

동양 성의학의 고전들이 전하는 방중술의 핵심은 대개 '접이불사(接而不射, 혹은 접이부설接而不泄)'에 있다. 교접하되 사정하지 않는다는 뜻이다.

『소녀경』에 등장하는 황제는 그러나 사정의 극치가 없다면 무슨 재미로 교접을 한단 말인가 하고 묻는다. 이에 대해 신선 팽조가 대답한다.

"대개 사정하고 나면 몸이 나른해지고 귀에 윙윙거리는 소리가 나면서 눈이 절로 감겨 졸음이 오게 됩니다. 목이 마르고 뼈마디가 나른해집니다. 만일 사정을 억제하면 기력이 남아돌아 몸은 잘 움직여지고 눈과 귀가 밝을 것입니다. 사정을 자제하면 순간의 쾌감에는 아쉬움이 남겠지만, 이처럼 기운이 남아돌아 원한다면 얼마든지 더 할 수가 있으니 한 번에 사정하고 피로해지는 것보다는 훨씬 낫지 않은가요?"

소녀는 나아가 사정을 참는 섹스를 통해 신선이 될 수 있다고 말한다.

"사정하려 할 때 억제하여 한 번 참으면 기력이 왕성해집니다. 두 번 참으면 귀와 눈이 밝아지고, 세 번 참으면 만병이 없어지며, 네 번 참으면 오장의 상태가 모두 안정됩니다. 다섯 번 참으면 혈맥이 충만하여 힘차게 솟구치고, 여섯 번 참으면 허리와 등이 강해집니다. 일곱 번 참으면 엉덩이와 가랑이에 힘이 붙고, 여덟 번 참으면 몸에 윤기가 흐르게 됩니다. 아홉 번 참으면 수명이 연장되며, 열 번까지 참으면 이윽고 신선이 되는 길이 열리게 됩니다."

그러나 오래 참지 말라

현대 의학자들 가운데서 사정을 오래 참으면 이것이 장기에 고이거나 전립선, 회음부가 충혈되어 전립선비대의 원인이 될 수 있으므로 섹스 때 사정을 참는 것은 옳지 않다고 지적하는 사람들이 적지 않다.

이런 의견은 새로운 게 아니다. '접이불사'를 가르친 『소녀경』에도 이미 같은 얘기가 나와 있다. "오랜 동안 사정을 하지 않으면 큰 악성 종기가 생기게 됩니다."

동양의학에서 '악성 종기(종양)'란 현대적 개념에서 암과 같은 것을 말한다. 무조건 참는 것은 해롭다는 것을 3천 년 전의 동양의학은 이미 알고 있었던 것이다.

다만 '소녀'는 하루도 거르지 않는 생활화된 교접에서는 매번 사정을 하는 것이 몸에 크게 해로우므로 하지 말라고 한 것이며, 대신 일정한 간격을 두고 주기적으로 한 번씩은 사정을 하라고 권한다. 본래 『소녀경』은 한 책으로 전수되고 있지 못하기 때문에 이 간격에 대한 설명은 여러 의견이 약간씩의 차이를 보이고 있다. 한 가지 설명은 "20세인 자는 4일, 30세는 8일, 40세는 16일, 50세는 21일에 한 번 정도는 사정을 하는 것이 좋다."는 것이다. 이 간격은 단지 나이만 따를 것이 아니라 몸이 허약한 사람은 이보다 덜하고 기가 강성한 자는 무리하게 억제하지 않아도 된다는 설명도 붙어 있다. 『양생요집』이라는 기록은 '봄에는 3일에 한 번, 여름과 가을에는 한 달에 두 번, 겨울에는 정이 폐쇄되므로 사정을 삼가라'고 계절에 따라 차등을 두기도 했다.

'사정의 주기'와 '섹스의 주기'는 별개의 것

고전에 제시된 '사정의 주기'라는 것을 많은 사람들이 '섹스의 주기'로 곧잘 오해하는 경향이 있다. 이 간격은 절대로 섹스 자체의 간격을 말한 것이 아니라 말 그대로 사정의 간격을 말한 것이다. 인도의

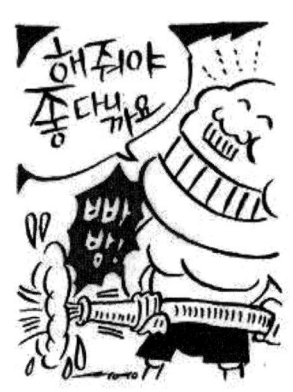

탄트라 요가나 중국의 성 고전들, 혹은 도인섹스에서 제시하는 '며칠에 한 번'이라는 기준 역시 모두 '사정의 주기'를 제시하는 것들이다.

사정하지 않으면 매일이라도 성을 즐길 수 있는 것이며 또 그러도록 권고되고 있으므로 '섹스의 주기'는 굳이 지정하고 있지 않다. 반면 '사정의 주기'를 제시한 것은 최소한 이 정도의 간격을 지켜 사정해야 몸을 축내지 않게 된다는 뜻에서다. '섹스는 곧 사정'이라는 보통의 생각은 현대인들이 보통 갖고 있는 그릇된 고정관념이다. 이

러한 고정관념을 벗어나면 고전이 제시하는 '사정의 주기'가 지극히 타당한 근거로 제시돼 있음을 알 수 있다.

여러 고전들이 방사의 적정 주기나 횟수를 제시하고 있지만 그중 어느 하나라도 반드시 지키려고 애쓸 필요는 없다. 이 간격들은 서로 차이가 있어, 문자에 매달린다면 오히려 혼동이 가중될 뿐이다. 이 기록들의 중요한 핵심은 누구나 자신의 건강을 해치지 않는 범위에서 사정의 주기를 정해야 한다는 데 있다. 고전의 제안을 참고하고 개인의 나이, 체력이나 피로도, 환경 등을 감안하여 스스로에게 알맞은 간격을 파악하는 게 바람직하다. 이때의 대전제는 나이나 체격조건에 상관없이 '사정한 다음 날 아침 몸의 피로가 남아 있지 않을 정도'를 기준으로 간격을 정하는 게 합리적이다.

☼ 잠깐! : 하룻밤에 아홉 번?

사정하지 않는다는 것은 섹스의 극치에 이르지 말라는 뜻일까. 남성이 사정하지 않으면서도 충분한 시간을 즐기고 파트너에게는 몇 번씩의 오르가슴을 선사하기 위해서는 다음과 같은 요령이 도움이 될 것이다. 귀두가 예민하여 조루 증세가 있는 남성에게도 도움 되는 요령이다.

첫째, 삽입 시간을 줄이고 전희의 비중을 높인다. 귀두에 대한 직접 자극시간이 적어지는 만큼 사정시간은 지연된다. 전희를 통해 여성이 몇 번 클라이맥스에 오르고 이제 끝내도 좋겠다고 생각될 때, 남성 역시 흥분을 고조시켜 삽입한 뒤 파트너와 함께 절정에 오른다. 그 절정의 직전에 남성을 거두고 끝을 낸다. 설사 조루 증세가 있는 남성이라도 만족할 만한 시간을 즐길 수 있다.

둘째, 삽입 후 자극이 심하면 움직이지 않는다. 삽입했다고 해서 무조건 왕복운동에 열중해야만 하는 것은 아니다. 다짜고짜 왕복운동에 열중하면 천하의 변강쇠라도 조루를 면할 수 없다. 남성은 가만히 있고 여성이 허리를 움직여 마찰을 즐긴다. 그만큼 남성이 받는 자극은 줄어들면서 여성은 원하는 쾌감을 얻을 수 있다. 왕복운동을 하다가도 잠시 멈추고, 그것도 어려우면 잠시 몸을 빼내 귀두의 끝을 치골 아래 걸쳐둔 채 휴식을 취하고 다시 진입한다.

삽입한 채로 운동을 멈추고 여러 가지 대화를 나누는 것도 좋다. 상황이 상황이니 만큼 평소 들어 두었던 야한

농담들을 주고받기 좋은 것도 바로 이때다. 농담의 농도에 따라 멈추어 둔 남성의 페니스나 여성의 질 내부근육이 팽창과 수축의 반응을 보일 것이다. 이것은 색다른 성감을 느끼게 한다.

셋째, 상당히 흥분되어 절정에 가까이 이르게 되면(그 타이밍은 경험을 통해 스스로 판단해야 한다) 즉시 섹스를 중단한다. 그리고 가벼운 애무(후희)를 하면서 몸을 식힌다. 아직 기운이 다 빠져나간 것은 아니므로 아쉽다면 잠시 쉬었다가 다시 진입해 들어갈 수 있다. 이렇게 하면 하룻밤에 아홉 번이라도 다시 시작할 수 있다.

8부 능선에서 멈춰라

사정하지 않는 기법이라고 해서 거창하게 무슨 비법이 있는 것 같지만 사실 특수한 수련법을 찾기란 쉽지 않다.

『옥방지요』(玉房指要)라는 고전에 이런 기법이 소개되고 있다. '(사정하려 할 때) 재빨리 음낭과 항문 사이(회음혈)를 세게 누르고 길게 큰 숨을 내뱉으며 동시에 수십 회 이를 악물고, 더욱 숨이 끊이지 않도록 해야 한다.'

또 『옥방비결』에는 '사정하려고 할 때 머리를 뒤로 젖혀서 숨을 멈췄다가 크게 숨을 내뱉으면서 눈을 크게 뜨고 사방을 돌아보고 배는 오그려서 떠나가려는 정기를 체내의 순환기로 다시 불러들인다.' 또 사정 직전에 중단하여 남근에 팽팽히 모여 있는 기운을 몸의 중심으로 끌어내는 기술이 소개되기도 한다.

발가락을 젖히는 방법도 있는데, 남성이 엎드린 그대로의 자세에서 엄지발가락을 바닥에 대고 꽉 눌러 뒤로 완전히 젖혀지도록(갑자기 다리에 쥐가 날 때도 이 방법은 효과가 있다) 하면 배설이 순간적으로 차단되는 효과가 있다. 흥분을 참기 어렵게 됐을 때 상대의 눈을 마주 보면서 정신을 차리는 방법, 숫자를 '하나 둘' 센다든지, 일상과 관련된 다른 일을 생각하는 것도 일시적으로 흥분을 가라앉히는 데 도움이 된다.

하지만 섹스를 계속하면서 이런 비법을 구사하려다가는 의도와 달리 번번이 사정을 하고 말게 될 것이다. 흥분을 가라앉히기 위해 구구단이라도 외우는 순간에는 발기력이 그대로 저하되어 맥없이 끝나버릴 수도 있다. 발기 상태가 절로 풀려 섹스를 멈추는 것은 습관이 된다면 상습적인 발기부전으로 발전될 수도 있으므로 강해지기 위해 사정을 참는다는 취지와는 정반대의 결과를 가져올 수 있다.

가장 확실한 것은 일단 움직이는 동작을 확실히 멈춰야 한다는 것이다. 가만히 멈춰 있는 상태도 좋다. 그러나 이것으로도 부족하다면 아직 단단한 상태에서 삽입 상태를 벗어나는 것이 보다 확실하다.

즐기되 사정하지 않는 가장 확실한 방법은 결론적으로, 사정의 순간이 가까워졌다고 생각될 때 모든 행위를 중단하는 것이다. 아쉽더라도 미련을 버리고 중단해야 한다. 기의 움직임을 훈련한 사람은 이 단계에서 말초에 집중된 기력을 움직여 독맥과 임맥을 따라 돌리고 다시 단전에 저장하여 기력을 축적할 수 있다. 이것이 요가나 도교(道敎) 섹스에서 말하는 운기(運氣)법에 의한 방중술(환정보뇌)의 요령이다. 그러나 운기훈련이 되지 않은 사람에게는 이도 어려운 일이므로 우선은 특수한 기술을 꾀하기보다는 자제력을 발휘해 일단 멈추는 게 보다 현실적인 훈련법이다.

주식투자에서 진정한 고수들은 주가가 최고점에 오를

때까지 머물지 않는다고 한다. 절정의 직전보다 한 단계 이전에 '팔자'를 내고 빠져나오는 것이 기술이다. 물론 산술적으로는 정점에 최대한 가까이 갈수록 이익이 크겠지만, 80%선을 넘어서면 이미 위험부담도 커지게 된다.

섹스에서도 마찬가지로 거의 절정을 느낄 만큼 만족스러울 때, 굳이 100% 만족되는 점을 기다리지 말고 90% 이내(안전하게는 80% 정도)에서 게임을 접고 마무리(후회)로 넘어가는 것이 사정하지 않는 섹스 훈련에 도움이 된다. 특수한 수련을 받은 적이 없는 보통 남성들이 접이불사를 시도할 때 결정적으로 필요한 것은 어떤 특수한 기술이 아니라 정점이 가까워질 때 물러설 줄 아는 자제력이다. 최고점에 가고야 말겠다는 욕심만 부리지 않는다면 일단 한 번에 1시간 이상의 장기전이 가능할 뿐 아니라 남부럽지 않은 고수가 되는 것도 불가능하지 않다.

☆ 잠깐! : 파트너의 협조가 필수조건

접이불사를 이행하기 위해서는 무엇보다 당사자의 자제력이 중요하지만, 파트너 역시 100%의 절정을 포기하고 물러서는 남성을 이해해줄 수 있어야 한다. 남성이 사력을 다해 최후의 순간까지 가려고 하는 데는 자신의 흥분된 기분 탓도 있지만, 파트너에게 최상의 선의를 보여야 한다는 강박감도 한 원인이다. 파트너가 남편의 기력을 보호하기 위해, 또 매일매일의 즐거움을 지속적으로 즐기기 위해 남성이 8부 능선(80%의 쾌감)을 넘지 못하도록 남편을 이해하고 협조한다면 접이불사의 훈련은 성공 가능성이 훨씬 높아질 것이다. 대신 이 훈련이 제대로 된다면 적어도 일주일에 한 번씩은 100% 섹스가 가능해질 것이므로 결코 손해날 것 없는 양해조건이다. 허약한 남성이라도 80% 섹스에 성공하기 시작하면 조루의 충동은 얼마 안 가 개선되며, 자유자재로 사정 타이밍을 조절하는 자제력과 정력을 얻게 될 것이다.

조루증이 심한 남성은 1. 처음부터 격한 왕복 운동을 하지 말고 2. 콘돔을 사용해 예민한 귀두의 감각을 완화시키며 3. 너무 빨리 달아오르면 즉시 빼내서 잠시 휴식한 뒤에 다시 진입하는 등의 방법으로 버티기 훈련을 할 수 있다.

굳세고 뜨겁지 않으면 교접하지 말라

"욕정이 크게 이는데도 옥경이 서지 않을 때 억지로라도 하는 게 좋은가?"

황제가 물었을 때 현녀는 아니라고 대답한다.

"대개 교접을 할 때는 남성이 먼저 사지(四至)의 도를 거친 다음 여성을 구기(九氣)에 이르는 것이 도리입니다."

사지란 남성이 먼저 충분히 성을 내고(和氣) 커지고(肌氣) 단단해지고(骨氣) 나아가 뜨거워지는(腎氣) 네 가지 기운에 이르는 것을 말한다. 다른 기록에 '성을 내어도 커지지 않고 커졌어도 단단하지 않고 단단해졌어도 뜨겁지 않으면 교접하지 말라'고 한 경고가 있다. 남성이 먼저 사지의 반응이 일어난 뒤에야 교접을 해도 양기가 일방적으로 누설되지 않아 체력을 보전하고 나아가 여성을 최고 희열의 경지로 이끌 수 있다는 말이다. 신체가 충분히 반응을 하지 않을 때 성관계를 강행하는 것은 몸을 축내는 지름길이다.

그러면 나이가 들고 병약하여 제대로 굳고 단단해지지 않는 남성들의 성생활은 어찌할 것인가. 『소녀경』의 칠손 팔기는 이런 문제가 있는 남성들의 조건을 보완할 수 있는 테크닉들을 소개하고 있다. 크게는 남성이 사정을 억제하고, 남성보다는 여성이 주도하는 체위들을 통해 남성의 정기손실을 최소화하는 것이 원칙이다. 여기서 나아가 부족한 부분을 채워주는 건강증진 효과까지 목표로 한 것이다.

사지의 도에 이른 남성에 의해 자극을 받을 때 흥분한 여성이 나타내는 반응의 단계를 『소녀경』은 구기(九氣 ; 아홉 가지 반응)로 구분하였다.

"먼저 여성이 크게 숨을 내쉬며 침을 삼키면 폐기가 충만된 것이요, 소리가 나게 상대의 입을 빠는 것은 심기가 충만된 징조다. 남자를 끌어안고 떨어지지 않는 것은 신기가 충만된 것이고, 함부로 상대방을 깨무는 것은 골기가 충만됐기 때문이다. 다리로 상대방에게 얽혀드는 것은 근기(筋氣)가 충만된 것이요, 남성을 쓰다듬으며 애무하는 것은 혈기가 돌기 때문이고, 남성의 젖꼭지를 희롱하는 것은 육기(肉氣)가 충만된 징조다."

남성이 사지에 이르고 여성에게서 이런 구기의 반응이 일어났을 때 비로소 가장 완벽에 가까운 교합이 가능한 것이다.

강한 남자를 만드는 9가지 기술[九法]

옛 문헌들은 무예의 기법을 설명함에 있어 온갖 동물들의 본능적 몸놀림을 상징적 모델로 이용하여 제시하고 있거니와, 섹스 또한 여러 동물들의 가장 자연스런 형태를 사례로 제시하였다. 본능에 따라 움직이는 '자연스러움'이야말로 원초적 건강을 담보로 하는 것이라 여겼기 때문이다.

고전의 구법(九法)은 주로 여성을 즐겁게 하면서 남성이 몸에 이로운 기운을 얻을 수 있는 아홉 가지 체위를 이른다. 남성의 기운을 돋우는 데 목적이 있으므로 모든 방법에서 여성을 절정에 이르게 한 뒤에 곧 멈춤으로써 남성이 사정하지 않도록 하는 것이 중요하다. 설명은 옛 시대적이지만 그 상징을 이해하면 실제 부부관계에서 얼마든지 응용할 수 있는 체위들이다.

1. 용번(龍翻 ; 청룡이 날아오르는 형상) : 여성이 바르게 눕고 남성은 여성의 두 다리를 벌린 사이에 엎드린다. 여성은 허리를 들어 남성을 받아들이고 남성은 여성의 곡실(穀實)을 찍어 누르며 윗부분을 공격하되 천천히 움직여 여덟 번을 얕게 누르고 두 번 길게 밀어 넣는다(八淺二深). 그렇게 하여 부드러울 때 밀어 넣고 단단해질 때 빼도록 한다면(弱入强出) 원기 발랄해진다. 이 체위를 구사하면 백병이 소멸된다.

2. 호보(虎步 ; 호랑이가 걷는 형상) : 여성이 바닥을 보고 꿇어 엎드리되 둔부를 높이 쳐들고 목을 낮추면 남성은 그 뒤에 무릎을 꿇고 여성의 배를 껴안는 자세로 진입한다. 빠른 속도로 40회가량 움직이면 속도는 절로 자연스럽게 된다. 여성의 진액이 흘러나오면 중단하고 휴식을 취한다. 백병이 사라지며 남성은 더욱 원기 왕성해진다.

3. 원박(猿博 ; 원숭이가 어깨에 나뭇가지를 걸친 모양) : 여성은 방바닥에 바로 눕고 남성은 여성의 두 발을 양쪽 어깨에 건채 무릎을 바닥에 대고 몸을 세운다. 이때

여성의 엉덩이와 등 절반이 허공에 들리므로 남성은 여성의 엉덩이와 등을 손으로 받쳐주는 자세로 진입한다. 그러면 여성은 몸을 뒤틀며 요동하면서 진액을 냇물처럼 흘리게 된다. 남성은 계속해서 깊이 진입함으로써 원기는 샘솟고 남성은 더욱 성을 내게 된다. 여성이 절정에 이르면 그쳐야 한다. 이 체위는 병이 절로 낫는다.

4. 선부(蟬附 ; 나무에 달라붙은 매미의 형상) : 여성이 먼저 바닥에 몸을 쭉 펴서 엎드리면 남성이 그 위에 포개 엎드린 상태로 진입하는 체위다. 먼저 여성의 엉덩이 틈새로 밀어 넣으면 귀두가 소음순을 건드리게 되며 이런 형태로 6×9=54회를 행하면 여성은 몸을 비틀며 진액을 흘리고 심하게 요동하면서 문을 열게 된다. 이때 가볍게 삽입하여 여성이 희열의 절정에 이르면 중단한다. 이렇게 하면 칠상(七傷)[5]이 저절로 제거된다.

5. 귀등(龜騰 ; 거북이가 하늘로 올라가는 모양) : 여성이 반듯이 누워 두 무릎을 굽히면 남성은 그 아래쪽에 무릎을 꿇고 앉아 여성의 발바닥을 자신의 손과 가슴에

---

5) 황제내경 소문 편에서 말하는 칠정(喜怒憂思悲恐驚 일곱 가지 감정)의 동요로 일어나는 모든 질병.

대고 무릎이 유방까지 밀려 올라가도록 밀어붙이며 진입하여 처음에는 질전정을 공략한다. 적당히 깊고 얕게 오가면서 음핵을 건드리면 여성은 희열을 느끼면서 스스로 몸을 들썩이고 진액이 넘쳐흐르게 된다. 이때쯤 안쪽 깊숙한 곳으로 진입한다. 여성이 만족할 때 중단해야 한다. 이것은 남성의 정력을 백배로 증진시킨다.

6. 봉상(鳳翔 ; 봉황이 날아가는 모양) : 여성은 바르게 누워 두 다리를 쳐들고 남성은 그 가랑이 사이에 무릎을 꿇고 엎드려 두 팔꿈치를 바닥에 붙이면서 깊이 밀어 넣고 곤석(昆石)을 찌른다. 단단하고 뜨거운 것을 진입시켜 3×8=24회 움직이면 여성의 엉덩이는 남성에게 밀착되고 문이 열리면서 스스로 사정에 이르게 된다. 여성이 만족할 때 중단한다. 이 체위를 이용하면 만병이 소멸된다.

7. 토연호(兎吮毫 ; 토끼가 털을 핥는 자세) : 여성 상위의 자세로, 남자가 먼저 바르게 눕고 여성은 남성의 몸 위에 뒤를 보고 걸터앉되 두 무릎을 남자의 몸 바깥에 두고 손으로 바닥을 짚어 몸을 지탱하면서 머리를 낮게 숙이고 남성을 받아들인다. 여성이 희열에 들뜨면서 쾌감으로 사정한 뒤에 곧 중단한다. 이 체위로 만병을 멀리할

수 있다.

8\. 어접린(魚蝶鱗 ; 물고기가 서로 비늘끼리 문지르는 형상) : 여성 상위 자세. 남성이 먼저 바르게 눕고 여성이 그 위에 바르게 걸터앉아 두 가랑이를 안쪽으로 향하게 한다. 남성은 가만히 있고 여성은 갓난아기가 엄마의 젖꼭지를 물 듯 질구를 이용해 남성의 끝만 살짝 물었다 놓기를 반복한다. 되도록 오래 이렇게 하되 여성이 만족에 이르면 곧 떨어져야 한다. 이 자세는 각종 결취(맺힌 것)를 고치게 된다.

9\. 학교경(鶴交頸 ; 학이 긴 목을 서로 얽히게 한 모양) : 남성이 먼저 두 무릎을 꿇고 앉으면 여성 그 위에 마주보고 걸터앉아 삽입하고 남성의 목을 껴안는다. 남성은 여성의 엉덩이를 두 손으로 잡고 몸의 움직임을 돕는다. 여성이 절정에 이르러 사정을 하면 곧 중단한다. 이 체위는 남성의 칠상을 절로 낫게 한다.

남자의 기를 돋우고 여성의 병도 고치는 8가지 기술[八益]

구법(九法)의 체위가 남성의 기력을 돋우기 위한 것이

라면, 『옥방비결』에 나오는 팔익(八益)은 남성의 기력을 북돋움과 동시에 여성이 갖고 있는 몸의 질병을 고치는 8가지 기술이다. 소녀경 방중이론의 요체는 역시 교접하되 사정하지 않는다는 데 있는 것이므로 팔익의 테크닉을 구사하는 데 있어서도 정해진 숫자만큼 행한 뒤에는 반드시 중단하는 것이 중요하다. 특히 병약한 사람이 기력을 얻고자 하는 목적으로 행하는 팔익의 테크닉에서 남성이 사정을 하지 않는 것은 매우 중요하다. 만일 사정하여 정을 잃게 된다면 병약한 남성은 더욱 약해질 것이므로 시도하지 않느니만 못한 결과를 낳게 된다.

팔익 가운데 제1익은 고정(固精 ; 병약한 남성의 정력을 강화함)이다. 여성이 옆으로 누워 가랑이를 벌리면 남성은 옆으로 누워 그 사이로 진입, 2×9=18회를 행한 후 중단한다. 이렇게 하면 남성의 정액이 짙어지고 하루 두 번씩 15일 동안 반복하면 여성은 월경과다(漏血)를 고칠 수 있다.

제2익은 안기(安氣 ; 기를 안정시킴)다. 여성은 반듯하게 누워 베개를 높이고 두 다리를 뻗어 벌리면 남성이 그 사이에 무릎을 꿇고 삽입하여 3×9=27회를 행한다.

남성의 기는 부드러워지고 하루 3차례씩 20일을 실천하면 여성의 몸에서 한기를 몰아낼 수 있다.

제3익은 이장(利臟 ; 장기 기능을 도움)이다. 여성을 옆으로 누이고 두 가랑이와 양 무릎을 높인 뒤 남성도 옆으로 누워 여성의 등 뒤에서 공격하는데, 4×9=36회를 행한다. 이 방법은 남성의 기를 부드럽게 한다. 하루 4차례씩 20일을 행하면 여성의 냉증을 고칠 수 있다.

제4익은 강골(强骨 ; 뼈를 강하게 함)이다. 여성은 옆으로 누워 왼쪽 무릎을 굽히고 오른쪽 다리를 곧게 편다. 남성은 그 뒤로 들어가서 5×9=45회를 행한 후 중단한다. 이 체위는 남성의 관절을 튼튼하게 하고 하루 5회씩 10일을 계속하면 여성의 생리불순을 고치고 폐혈(肺血 ; 월경이 중단되는 것)을 막는다.

제5익은 조맥(調脈 ; 맥을 조절함)이다. 여성은 옆으로 누워 오른쪽 무릎을 구부리고 왼쪽 다리를 곧게 편다. 남성이 무릎을 꿇고 뒤에서 밀어 넣어 6×9=54회를 행한 후 중단하면 남성은 맥을 조절할 수 있고, 이 방법을 하루 6회씩 20일이면 여성은 질 경련이 개선된다.

제6익은 축혈(蓄血 ; 피를 보충함)이다. 남성이 먼저 똑

바로 눕고 여성은 무릎을 꿇고 그 위에 걸터앉아 남성을 깊이 삽입시킨다. 여성이 7×9=63회를 행하고 중단하면 남성의 힘이 강해진다. 하루 7회씩 10일간 지속하면 여성은 생리불순을 고친다.

제7익은 익액(益液 ; 정액을 활발하게 함)이다. 여성이 똑바로 엎드려 엉덩이를 약간 들어 올리면 남성이 뒤에서 8×9=72회를 행하고 멈춘다. 남성의 뼈가 단단해진다.

제8익은 도체(道體; 육신의 평정)라 한다. 여성이 똑바로 누워 종아리를 엉덩이 밑에 깔리도록 다리를 접고 앉는다. 남자는 넓적다리를 여자의 옆구리에 붙이고 삽입하여 9×9=81회를 행한다. 여성의 악취를 없앨 수 있다.

♥ 휴게실 : 옹녀와 도둑

옹녀의 집에 도둑이 들었다. 잠자던 여주인을 묶어놓고 강도는 온갖 값나가는 물건을 챙겼다. 한 짐 잘 챙겼다고 생각한 도둑이 다시 문을 열고 밖으로 나가려 할 때였다. 그 사이에 잠을 깬 옹녀가 손발을 묶인 채 다급하게 소리쳤다. "이거 보세요, 도둑님!"

도둑이 귀찮은 듯 뒤를 돌아보자 옹녀는 발끈 솟은 젖

가슴을 앞으로 내밀며 달뜬 목소리로 말했다.

"이렇게 오셨는데 그냥 가시기예요?"

가슴이 덜컹 내려앉은 도둑이 뒤돌아보며 떨리는 목소리로 얼른 말했다.

"그럼. 그냥 가지, 뭘 더 훔치란 말이오?"

옹녀는 다리와 어깨를 비비 꼬며 눈웃음을 흘렸다.

"아이, 있잖아. 이거"

견물생심인지라, 단지 물건만 훔치는 것을 철칙으로 여겨온 도둑도 몸 한쪽이 발끈 치솟는 기분이었다. 하지만 그는 직업의식(?)이 투철한 도둑이었다.

"나는 물건만 훔치지 여자를 훔치진 않소!"

옹녀가 코웃음 쳤다.

"흥, 누가 훔치래? 내 집에 들어온 남정네가 그냥 돌아가다니. 당신도 양심이 있다면……."

마음 약한 도둑은 짐을 내려놓고 돌아섰다.

"할 수 없군. 그렇지만 조건이 있다!"

"응, 좋아요. 무슨 조건인데요?"

"난 날이 새기 전에 마을을 빠져나가야 되거든, 그러니 빨리 끝내야만 돼. 일이 시작되면 당신이 다섯을 세시

오. 그 동안에 일을 끝내고 갈 테니까. 그 이상은 안 돼!"

옹녀가 활짝 밝은 얼굴이 되어 대답했다.

"좋아요. 그 정도야 뭐!"

도둑은 급히 일을 시작했다. 옹녀도 씩씩한 목소리로 수를 세기 시작했다. "하나둘 셋 넷, 둘둘 셋 넷, 셋 둘 셋 넷!"

경계해야 할 7가지 그릇된 성 습관(七損)

끝으로 7가지는 테크닉이라기보다는 '성생활에서 피해야 할 일곱 가지 잘못된 습관' 정도의 내용이 될 것이다. 여기서 테크닉이라 한 것은 일곱 가지 잘못된 성생활로 문제가 발생했을 때 이를 고치기 위해 사용할 수 있는 증상별 대응 테크닉이 있기 때문이다.

잘못된 성생활에서 발생하는 문제는 대개 남자의 정기가 줄어들고 훼손돼 나타난 것이다. 따라서 이를 고치기 위한 섹스에서는 첫째, 삽입을 하되 남자보다는 여자가 움직이고 둘째, 남자는 결코 사정하지 말라는 원칙을 꼭 지켜야 한다. 이 원칙을 지키지 못한다면 차라리 섹스를 억제하는 것이 건강을 위해 더 낫다. 이 테크닉들은 앞서 9법에서 설명한 기술들과 연관성이 있다. 각각의 증상에 따른 다음의 방법은 어느 것이든 하루 아홉 번씩 열흘간 계속하라는 것이 『소녀경』의 처방이다.

제1손 절기(絶氣) : 마음이 일지 않는데도 억지로 교접하면 땀이 흐르고 정기가 줄어들어 짜증을 잘 내고 곧잘 현기증이 일어나게 된다.

♠ 처방 : 여성을 반듯하게 눕힌 뒤 남성이 여성의 두 가랑이를 어깨에 걸치고 깊이 밀어 넣는다. 여성이 움직여 쾌감을 느끼고 진액이 흐르면 중단한다.

제2손 일정(溢精) : 욕망만 왕성하여 양의 기가 조화되기 전에 조급하게 관계를 가지면 만족에 이르기 전에 방출하여 조루가 된다. 취중에 교접하면 숨이 차고 흐트러져 폐에 해를 주는데 기침과 흥분, 소갈증을 일으키게 되고 회로애락 감정의 기복이 심해지며 입이 마르고 몸에 열이 나며 나아가 성 기능 장애로 이어진다.

♠ 처방 : 여성을 반듯하게 눕히고 두 무릎을 굽힌 다음 남성은 얕게 삽입한 상태로 여성이 허리를 움직여 진액이 흐르면 중단한다.

제3손 탈맥(奪脈) : 남성이 충분히 단단해지기 전에 삽입을 하면 조루가 생기고 정기가 고갈된다. 배부른 상태에서 교접하면 비장이 상하고 소화불량이 초래되며 점차 남성은 위축되어 정기가 소멸된다.

♠ 처방 : 여성이 먼저 반듯이 누워 두 다리를 남성의 엉덩이에 걸치는 자세를 취한다. 남성은 바닥에 두 손을 짚어 몸을 지탱한 상태에서 음경을 밀어 넣고 여성이 움직여 만족하면 곧 중단한다.

제4손 기설(氣泄) : 피로하여 땀을 흘리면서도 교접을 하게 되면 복부가 뜨거워지고 입술이 바짝 마르는 증상이 나타난다.

♠ 처방 : 남성이 먼저 눕고 여성이 그 위에 남성의 발쪽을 보고 걸터앉는 자세를 취한다. 여성은 무릎과 정강이로 몸을 지탱하면서 남근을 얕게 삽입시킨 상태로 허리운동을 한다.

제5손 기관(機關) : 만성적인 장기질환이 있는 경우 체력이 소모된 때에 무리하게 관계를 가지면 간장에 독을 끼치게 된다. 근골이 지치고 현기증이 나며 종기가 생기고 순환기 계통에 문제가 생긴다. 장기간에 걸쳐 경련이 일어나고 발기부전 불능에 빠질 수 있다.

♠ 처방 : 남성이 눕고 여성이 그 가랑이 위로 남성과 마주보며 걸터앉아 몸을 앞으로 숙이면서 천천히 남근을 삽입시켜 움직인다.

제6손 백폐(百閉) : 여성이 지나치게 밝혀 과도한 정사를 나눔으로써 남성의 정기가 고갈되는 것을 말한다. 남성은 사정을 하려고 애를 써도 나오지 않게 된다. 이로 인해 여러 가지 병이 생기니 목이 마르고 요통이 생기며 현기증도 일어난다.

♠ 처방 : 남성이 눕고 여성이 그 위에서 다리쪽을 향하고 걸터앉아 남성을 삽입시키고 움직여 만족을 얻으면 중단한다.

제7손 혈갈(血竭) : 힘든 일이나 운동으로 땀을 흘린 직후 평소보다 무리하게 섹스에 열중하면 정기가 바닥이 난다. 피부는 거칠어지고 요도에 통증이 생기며 음낭은 습해지고 정액은 피가 섞여 붉거나 노란 빛을 띠게 된다.

♠ 처방 : 여성이 반듯이 눕고 엉덩이를 받쳐 높이 쳐든 다음 두 다리를 뻗어 가랑이를 양쪽으로 벌린다. 남성은 그 사이에 무릎을 꿇고 앉아 깊이 밀어 넣는다. 여성이 허리를 움직이고 만족을 얻으면 중단한다.

3. 엑스터시로 가는 섹스카마수트라의 테크닉

흑백만 있는 게 아니다

섹스의 기술은 다양한 스펙트럼을 지니고 있다. 넣는 것 아니면 빼는 것, 이 두 가지만 생각한다면 결코 즐거울 수가 없다.

삽입한 상태가 있는가 하면 삽입하지 않은 상태가 있

고, 삽입하는 과정의 상태가 있고 반쯤 걸친 상태가 있으며, 삽입하지 않았으되 삽입한 것과 같은 상태가 있고, 삽입했으되 삽입하지 않은 것과 같은 상태가 있다. 단순히 넣기 아니면 빼기만 아는 섹스를 흑백영화의 재미에 비유한다면 이런 다양한 상태를 체득하여 각 단계를 고스란히 즐기는 성은 총천연색 영화의 재미에 비할 수 있을 것이다.

인도의 성전(性典) 『카마수트라』는 총천연색의 단계별 기교에다가 멀티플한 애무 기법들을 더한 화려한 테크닉들을 소개하고 있다.

기본적인 테크닉은 다음의 7가지이다.

요철(凹凸)을 곧바로 맞추는 단순한 접합은 우 파스리프타캄이다. 그러나 곧바로 접합하지 않고도 즐기는데, 여자가 남성의 끝을 자기 손으로 잡아 자신의 꽃잎 주변을 문지르며 즐거워하는 만트하남, 남자가 꿋꿋해진 자신의 끝으로 여성의 꽃술을 건드리며 애를 태워 즐겁게 할 수 있는 후라, 접합할 때에는 허리와 엉덩이까지 전체를 한꺼번에 움직여 소가 뿔로 들이받듯 위력적으로 밀고

들어가기도 하는 닐그하타, 완벽히 접합한 다음 깊이 짓눌러 서로의 치골이 압박되는 즐거움을 나누기도 하는 피디타캄, 삽입한 상태에서 참새가 부리로 모이를 쪼듯 가볍고도 빠르게 짧은 왕복을 반복하는 차타카바 라시탐. 이윽고 격렬한 움직임이 절정에 이를 때는 남녀가 몸을 합친 상태에서 모든 동작을 멈추고 두 다리를 모두 길게 뻗어 밀착된 중심의 포만감을 느끼는 삼프라 상태 등으로 휴식을 취하기도 한다. 삼프라의 상태는 두 성이 가장 밀착되어 압력이 커지는 상태이므로 여기서는 엉덩이만 가볍게 움직여도 곧 클라이맥스에 이를 수 있다.

이런 동작을 남성상위와 여성상위로 반복함과 동시에 각종 애무의 기술을 동원하여 쾌감을 배가한다.

정열적인 파트너는 손톱으로 할퀸다

『카마수트라』가 소개하는 애무의 방법들은 격렬하기 짝이 없다. 손톱과 입, 이빨을 사용해 상대를 자극하고 표를 내는 방법을 인도 각 지방의 성 풍습을 사례로 들어가며 설명하고 있다. 다양한 체위는 물론 삽입 시의 각종 테크닉을 다양하게 소개하는데, 이것이 『카마수트라』의 테크닉을 화려하고도 멀티플하게 만드는 요인인 것 같다. 다만 『소녀경』과 같이 체력을 보존하는 방법을 가르치는 것은 아니므로 체력이나 정력에 문제가 있다면 『소녀경』의 체위를 먼저 연구해 보는 게 좋을 것 같다. 『카마수트라』가 설명하는 '정열적인 정부는 손톱으로 상대를 할퀸다'는 대목을 먼저 들여다보자.

'손톱으로 남자를 할퀴는 것은 흥분이 절정에 이르렀을 때다. 그러나 절정에 이르지 않았더라도 할퀴는 경우가 있으니 섹스가 아직 서툴 때, 오랫동안 출타했던 남편이 돌아와 해후의 섹스를 나눌 때, 긴 여행을 떠나려 할 때, 여자 자신의 마음을 진정시킬 때, 술에 취하였을 때 등이다. 또는 특별히 흥분되는 자극이 가해졌을 때도 그럴 수 있다.' 『카마수트라』는 손톱으로 상대를 할퀴는 행동 자체를 섹스에서 일상적으로 일어나는 행위 중 하나로 다루고 있다. 그래서 '정열적인 사람들은 사랑의 흠집을 만들기 위하여, 왼손의 손톱을 길고 뾰족하게 해둔다'고도 설명한다. 손톱을 기르는 방법으로는 '두세 개의 손톱은 뾰족하게 기르고 나머지는 둥근 모양으로 만들어

둔다'고 한다.

현대의 여성들은 손톱을 길러서 잘 다듬어 매니큐어 등으로 장식을 한다. 『카마수트라』를 보면 이것은 성적 매력을 높이기 위한 인도의 장식법이 기원일지도 모른다. 인도 여인들은 이마에 점을 찍고 팔다리에도 문신 같은 것으로 장식을 한다. 화려하게 채색한 그 특유의 화장은 물론 길게 기른 손톱도 예외가 아니다. 인도에서도 손톱에 공을 들이는 것은 주로 벵갈지방 사람들이다.

『카마수트라』가 말하는 성적 도구로서의 손톱은 여성의 전유물이 아니다. '이런 전통을 지닌 종족의 여인들은 손톱이 긴 남자를 보면 욕정이 생긴다'는 설명이 있다.

손톱으로 만들어진 상처는 모양과 위치, 깊이에 따라 7가지 유형으로 나뉜다.

뺨과 입술에 나는 가벼운 상처 앗추후타캄, 여자의 목, 또는 유방에 반달형의 손톱자국을 내는 알드하찬드라, 한번에 길게 자국을 내는(주로 가슴 쪽이다) 레그하, 이것이 너무 굵게 되어 범의 발톱자국처럼 되는 브야그흐라나크함, 다섯 손가락을 한데 합쳐서 유방에 공작의 발자국같이 상처를 내는 마유라 파다캄, 다섯 손톱 끝을 젖꼭지에 눌러 토끼가 뛰어간 자국처럼 상처를 내는 샤샤 프리타캄, 가슴 아래의 허리띠 자리에 손톱으로 연꽃잎 같은 모양을 만드는 우드파라 파트라캄 등이다.

남자들이 며칠씩 여행을 떠날 때 여자의 넓적다리와 가슴 등에 손톱으로 서너 줄기 자국을 남겨주는 것은 이 자국을 보면서 자신을 그리워하게 하려는 것이다.

'부인이 자신의 음부에서 정부의 손톱자국을 발견할 수 있는 동안은 즐거웠던 그날을 추억하며 항상 즐겁고 기뻐할 수 있을 것이다. 만일 옛 정부와의 언약을 기억할 수 있는 손톱자국을 볼 수 없게 된다면, 오랜 세월이 지나 이미 사랑도 잊혔을 것이다.'

『카마수트라』는 또 애무할 때 남자가 이(치아)를 사용하여 여체에 만드는 자국에 대해서도 모양에 따라 8가지 패턴을 나누어 설명하고 있다. 이를 사용하는 애무는 입술로 하는 애무에 비해 공략 목표나 방법 면에서 큰 차이가 없으나, 몸에 상처를 남길 수 있다는 것이 큰 차이다.

혹시 등에 생긴 손톱자국 때문에 대중 사우나 가기를 겁낸 적은 없는가. 중년이 되어서도 이런 자국을 몸에 지닐 수 있다면 이것은 오히려 부러워할 일이다. 『카마수트라』에는 가슴에 심한 손톱자국을 가진 여성은 보는 남자들을 흥분시킨다는 말이 있다. 이 지역에서 손톱자국은 격렬한 섹스의 흔적으로 받아들여지기 때문이다. 남다른 섹스를 경험한 사람은 그 경험을 누구에게든 자랑하고 싶게 마련이다.

♥ 휴게실 : 아우파리슈타감은 아랫사람의 성희

입으로 하는 애무를 『카마수트라』는 아우파리슈타감이라 한다. 여기에는 다시 8가지 방법이 있다. 일반적인 펠라티오나 쿤닐링구스의 방법과 크게 다르지 않기 때문에 상술하지는 않는다. 다만 이런 방법은 제3의 성(트리티야 푸라크티)들과 매춘부, 하녀, 안마사들이 주로 사용했다는 얘기가 나오는 것이 흥미롭다.

아우파리슈타감을 즐기는 관습은 종족마다의 태도가 다르다고 한다. 아마도 일부 종족들은 오럴섹스를 불결하게 여겼던 것 같다. 이것은 현대에 있어서도 개인의 선호도에 따라 어떤 사람들은 일상적으로 즐기는 반면 어떤 사람들은 강한 거부감을 보이는 것과도 같은 현상이다.

『카마수트라』는 아우파리슈타감을 주로 하는 쪽에 하녀와 직업 매춘부를 언급한 반면 덕식 있는 브라만 계급이나 명예로운 벼슬에 있는 사람들은 자신이 직접 아우파리슈타감을 하지는 않았다고 적고 있다. 여기에는 상대에 대한 봉사와 복종의 뜻이 담겨 있다고 생각한 것 같다. 그러나 일정한 단계에 이르렀을 때 섹스란 상대의 몸에 대한 한없는 애정과 존경심이 담긴 행위다. 이 같은 마음이 충만할 때 서로 입으로 은밀한 곳을 애무하는 것은 자연스런 일일 것이다.

펠라티오와 쿤닐링구스가 동시에 행해지는 체위는 남녀가 서로 위아래를 반대로 하여 누운 자세에서 이루어지는 것으로 요즘은 '69체위'라 하는 것이다. 『카마수트라』는 이것을 쾌감의 극치에 이르는 체위라고 하였다.

4. 세상의 모든 체위

강한 남성 만들기

남에게 감동의 눈물을 흘리게 하려면 남성 자신은 쉽

게 울지 않는(?) 강인한 남성이 되어야 한다. 이를 위한 '파워 페니스' 단련법으로 옛날부터 다양한 기술들이 전해오고 있다. 비교적 원리가 합리적이고 또 잘 알려진 기술들을 모아본다.

1. 냉온욕법 : 음경을 위로 치켜 잡고 더운 물을 5회 끼얹는다. 충분히 릴렉스되었을 때 이번에는 찬물을 5회 끼얹는다. 이 방법대로 10회를 반복한다. 이것은 음경과 음낭을 '급랭'시키는 것이 목적으로, 찬물은 음낭이 오그라들 정도로 충분히 온도가 낮아야 좋다. 매일 한번씩 냉온욕을 계속하면 음낭이 활성화되어 남성 호르몬 분비가 촉진되므로 정력이 강화되고 성욕이 증진된다. 정자의 생성기능도 강화되므로 아기를 낳으려는 사람이라면 미리 이 훈련을 하는 것이 도움 된다.

2. 치골 마찰법 : 손바닥을 펴서 엄지를 제외한 네 손가락을 음경 위에 있는 치골부위에 붙인다. 치골을 중심으로 그 주변이 자극되도록 네 손가락 끝을 시계방향으로 원을 그리며 부드럽게 돌린다. 시계방향으로 20회 돌리기가 끝나면 시계 반대방향으로 20회를 돌린다. 치골

부위는 생식기능과 관련된 급소들이 밀집된 곳으로 넓게 원을 그리면서 마찰하는 것만으로도 여러 급소들이 자극되어 정력 증강, 발기력 강화의 효과를 얻을 수 있다. 조루나 발기부전의 개선에도 효과가 있다. 이 훈련 뒤에는 섹스 실전에서 치골을 이용해 상대 여성의 치골과 클리토리스 부위를 압박하고 자극하는 것만으로도 높은 쾌감을 선사할 수 있게 된다.

3. 두드리기 : 적당히 발기되었을 때 작은 지압봉(막대)이나 연필 끝, 또는 소형 플라스틱 망치 같은 것을 이용해 귀두 끝을 가볍게 두드려 준다. 다음에는 페니스 전체를 오르내리며 두드려준다. 반대로 페니스를 흔들어 귀두를 막대나 다른 딱딱한 바닥, 기둥에 부딪치는 방법으로 자극을 줄 수도 있다. 이 운동은 발기력을 강화하고 발기 시간을 늘려준다.

4. 탄력 훈련 : 발기된 페니스 끝을 엄지손가락을 이용해 최대한 아래로 내리누른다. 이 상태에서 항문에 힘을 주어 강하게 조였다 풀기를 20회쯤 반복한다. 페니스 인대의 탄력을 높여 질 안에서 보다 강한 힘을 발휘하게 되며 항문 괄약근을 강화시켜 사정조절능력을 높일 수

있다.

5. 주무르기 : 발기된 페니스를 5손가락에 힘을 주어 10번쯤 꽉 움켜잡았다가 놓는다. 다음에는 다시 고환을 10번 움켜쥐고 놓는다. 이를 5차례 반복한다. 이 훈련은 페니스의 신경과 혈관을 활성화하는 효과가 있다. 실전에서 질 근육에 의해 몸체가 자극받는 것에 대비한 훈련이다. 손으로 쥘 때 질 속을 연상하는 게 요령이다. 귀두의 발육이 촉진되고 발기지속력을 강화하며 조루 개선에 효과가 있다.

6. 회음 자극 : 항문과 성기 사이 한가운데 지점이 주요 경혈지점인 회음이다. 이곳을 마찰하면 남성은 발기력이 향상되고 여성은 성선이 자극돼 호르몬 활동이 활발해지고 성감도 좋아진다. 부부가 서로 애무할 때 손바닥으로 회음 부위를 따뜻하게 만져준 뒤 가운데 손가락 끝으로 중앙부를 지그시 눌러 원을 그리며 둥글게 문질러 주면 좋다. 여성의 불감증도 고칠 수 있다. 회음부에 자주 마사지를 해주는 것도 좋은 훈련법이다.

7. 흔들기 : 바지가 아주 헐렁하거나 벗은 상태에서 시행한다. 양쪽 다리를 어깨너비 정도로 벌리고 서서 허리

를 상하로 30회, 좌우로 30회 빠르게, 혹은 강하게 흔들어준다. 음경은 발기되어 음낭과 함께 허리의 움직임에 따라 요동치며 흔들려야 운동효과가 있다. 상하로 흔들 때는 귀두와 음낭이 각기 배꼽과 항문에 닿는다는 기분으로, 좌우로 흔들 때는 귀두가 허벅지 바깥부분에 닿는다는 기분으로 흔든다. 몸에 부딪치는 소리가 리드미컬하게 들릴 수도 있다. 페니스의 발기지속력이 강화되고 허벅지와 단전 등 성기 부위의 근육과 기능이 강화된다. 허리의 유연성과 내장기능의 강화효과도 기대할 수 있다.

8. 소변훈련 : 소변을 볼 때 까치발을 딛고 일을 보면 찔끔거리는 소변줄기가 힘차게 나오게 된다. 방광과 전립선에 자극을 주게 되어 정력 강화의 효과가 있고 신장의 기운을 돋운다. 소변볼 때 외에도 자주 발끝으로 서는 연습을 하자.

소변을 보다가 갑자기 멈추는 훈련도 골반 괄약근 강화에 도움이 된다. 소변줄기를 의도적으로 뚝뚝 끊어가며 일을 보는 방법으로 훈련할 수 있다. 일을 보다가 서서히 괄약근을 조여 5초 정도 멈추었다가 재빨리 풀어준다. 남녀 모두에게 도움이 되지만, 특히 남성에게는 흥분되어 갑자기 사정을 하려고 할 때 이를 멈추는 능력을 길러주기 때문에 조루 예방이나 접이불사를 위한 자제력 강화법으로도 유용하다.

9. 물구나무서기 : 탄트라 요가에서의 정력 강화법 가운데 물구나무서기는 기본훈련에 속한다. 두 손을 깍지 끼어 뒷머리를 감싼 자세로 물구나무를 선다. 허리에 힘을 주면서 다리를 천천히 들어올린다. 이 자세에서 복식호흡하면서 항문 조이기를 병행한다. 처음에는 벽에 기대거나 다른 사람의 도움을 받아 한 번에 1~2분 정도로 시작하고 점차 시간을 늘려 한 번에 5~10분 정도 유지한다. 복근단련 효과와 함께 척추균형, 혈행이 활성화돼 전신에 건강효과를 높여준다.

10. 몸통 들어올리기 : 물구나무서기가 엎드린 자세에서 시작하는 것과 반대로 이 운동은 누운 자세에서 시작한다. 다리를 굽혔다가 힘 있게 차올리면서 두 손으로 등과 허리를 받치고 위로 들어올린다. 최대한 다리를 위로 뻗어 나중에는 어깨와 잔등 이외의 몸통 전체가 반듯하게 위로 치솟게 한다. 이 자세는 복근과 등 근육을 단련할 뿐 아니라 경추와 척추를 따라 흐르는 신경에도 영향

을 미쳐 감정을 차분히 다스리는 데 효과가 있다. 자제할 수 없이 솟아오르는 욕정의 혈기를 가라앉힌다.

이 밖에 직접 페니스를 자극하지 않고 강한 남성을 만드는 훈련법으로 오리걸음, 앉아뛰기, 뜀뛰기, 윗몸 일으키기, 허벅지 들어올리기, 사이클, 조깅 등은 훌륭한 정력 강화 운동들이다.

♣ 알아 두세요 : 항문조이기

장자는 '진인(眞人)은 항문을 통해 발바닥 속까지 깊은 호흡을 하지만 범인(凡人)은 가슴만으로 얕은 호흡을 한다'고 했다. 항문을 통해 숨이라도 쉬는 것처럼 평소 항문조이기를 자주 연습하면 정력 강화뿐 아니라 정신 집중력도 높일 수 있다. 항문 괄약근이 단련되므로 남성은 전립선의 단련과 함께 사정 조절 능력이 강화되고 여성은 질 근육의 수축 능력을 높일 수 있다.

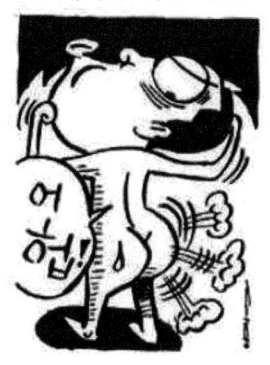

항문조이기는 기력을 높이고

정력과 건강을 돌보는 데 거의 기본기에 해당하는 중요한 운동이다. 남녀 모두에게 대단히 도움이 된다. 이 운동이 습관이 되면 다른 운동을 거의 하지 않고도 기본체력은 유지할 수 있다고 생각될 정도다. 호흡이 중요하므로 항문을 조일 때마다 동시에 정확한 호흡의 리듬을 유지해야 효과가 높다. 섹스 관련 기능뿐 아니라 정신의 집중력을 높이며 변비나 치질 같은 소소한 질병들도 개선하거나 예방해 준다.

단전호흡이나 체조, 물구나무서기에서도 항문조이기를 병행하는 것은 기본이다.

걸을 때에도 항문조이기를 의식하면 걸음의 탄력이 생길 뿐 아니라 걸음걸이부터가 맵시 있게 바뀐다. 일반 사무실이나 야외활동 등 일상 가운데서도 항문근육만 조였다 풀었다 하면서 남에게 표 나지 않게 이 운동을 계속할 수 있다.

기본적인 운동으로는 팔걸이가 없는 의자나 침대 모서리에 걸터앉아 다리를 옆으로 크게 벌리고 등을 반듯이 세운 다음 양손을 깍지 끼어 뒷머리에 댄다. 이때 팔꿈치도 양쪽으로 크게 벌려준다. 이 자세에서 숨을 천천히 들이마신 다음(배로 들이마실 것) 숨을 멈추고 항문에 힘을 주어 최대한 오므린 상태에서 허리를 의식하면서 천천히 일어선다. 5초쯤 멈춰 있다가 숨을 천천히 내쉬고 항문의 긴장을 풀면서 가볍게 의자에 앉는다. 이 동작을 한 번에 10회쯤 반복한다.

방망이를 움직이는 기술

남성이 방망이를 움직이는 것은 단지 옥문에 진입한 후에만 필요한 것이 아니다. 『동현자』는 남성이 옥경을 움직이는 방법을 소개한다. 처음 6가지 기술은 옥문을 열기 위한 문전시위의 기술에 해당하고 뒤에 나오는 9가지 기술은 옥문이 열린 후 진입하여 절정에 도달하기까지의 기교에 해당한다.

진입 전 공략술 6가지

1. 방망이로 여성기의 아랫부분(뒤쪽)을 누른 채 바이올린 켜듯 마찰시킨다. 조개껍질을 억지로 벌려 조개를

캐는 동작과 같은 것이며, 이렇게 하면 여성은 흥분되어 절로 입을 열게 된다. 2. 대음순의 아래쪽에서부터 위쪽까지 길게 움직이면서 클리토리스를 자극한다. 돌을 깨서 보석을 채취하는 동작과 같은 것으로 여성은 점점 달아오르게 된다. 3. 이번에는 위쪽으로 올라와 음핵 귀두를 집중적으로 두드리는 자극이다. 이것은 쇠방앗공이로 쇠절구를 찧는 것과 같이 강력하여 여성은 절정으로 치닫게 된다. 4. 방망이를 질전정에서 움직여 요도 부위를 공격한다. 이것은 마치 다섯 개의 메를 가지고 불에 달군 쇠를 단련하는 것과 같다. 5. 방망이를 움직여 음핵과 질전정 사이를 공격한다. 농부가 추수가 끝난 밭을 갈아엎는 것과 같은 동작으로 여성은 신음을 토하게 된다. 6. 음핵과 질전정 부위를 동시에 오가면 마치 암벽이 무너져 내리듯 하니 여성은 더 이상 참기가 어렵게 된다.

진입 후 공략술 9가지

이렇게 전초전을 벌이면 여섯 가지 시위가 끝나기도 전에 대개는 여성이 다음 단계로 신속히 진입해 줄 것을 애원하게 된다. 성공적인 문전공략으로 여성의 문이 활짝 열리면 남성은 여유 있게 들어서면서 다시 9가지 기교로 상대를 애태우며 절정을 향해 치닫게 된다.

첫째는 좌우공략이다. 마치 단신으로 적진에 뛰어든 조자룡이 좌충우돌 적진을 유린하듯 현란한 '창술(槍術)'을 구사하는 것이 요체다. 둘째는 위로부터 긁어내리고 아래로부터 퍼 올린다. 야생마가 계곡을 뛰어오르듯 탄력 있게 움직이는 것이 필요하다. 세 번째는 파도 위에 떠 있는 갈매기처럼 여유롭게 둥실거리는 모습이니 유연하게 여체의 리듬을 타는 것을 터득해야 한다. 네 번째는 참새가 방앗간에서 모이를 쪼듯 깊이 눌러대듯 쪼고 찧고 튕기며 헤치는 기술이니 경쾌한 움직임이 요체다. 다섯 번째는 큰 돌을 바다에 던지듯 묵직하고 깊게 밀고 들어가기도 하고 혹은 얕게 수면에서 튕겨나가기도 하는 기술이다. 기력을 모아 그 기운을 느끼게 하는 것이 요체다. 여섯 번째는 땅굴에 들어가는 뱀처럼 천천히, 그리고 주의 깊게 삽입하는 것이다. 일곱 번째는 놀란 쥐가 구멍으로 달아나듯 재빨리 들어갔다 나오기를 반복하는 것으로 빠르게 움직이고 잠시 두리번거리며 재치 있게 속도를 배합하여 즐거움을 더하는 것이 요령이다. 여덟 번째는 귀두를 불끈 들어올리기도 하고 다리를 복잡하게 엉기기도 하니 마치 독수리가 토끼를 낚아채듯 하는 기술이다. 아홉 번째는 옥경을 위로 치받기도 하고 문득 아래로 파고들기도 하니 마치 광풍에 나부끼는 돛단배와 같이 한다.

이 다양한 동작을 두루 구사하노라면 한 시간이 오히려 짧다. 단지 어느 한 가지 동작에 골몰하면 그것으로 끝날 수가 있으나, 여러 동작을 번갈아 시도하다 보면 시간이 모자랄 정도로 삼매경에 빠질 수 있다. 여성은 하나의 동작에 적응하기도 전에 다른 자극을 받게 되므로 긴 시간이 지나가도 단지 순간의 황홀경에 지나지 않은 듯 느끼게 된다.

😊 **알고 싶어요** : 구천일심 약입강출 환정보뇌

『동현자』의 비법 가운데는 약입강출(弱入强出)과 팔천이심(八淺二深) 따위의 개념이 등장한다.

팔천이심이란 여덟 번을 얕게 움직인 뒤에야 두 번을 깊이 찌른다는 뜻이다. 남성이 여성을 즐겁게 하는 테크닉으로서 '애태우기'는 중요한 항목이다. 남성이 질 입구에서 얕게 움직일 때 여성은 바짝 애가 타게 된다. 이때에는 얕은 곳에서 소음순과 질천정 등을 의도적으로 많이 자극되도록 해야 한다. 이렇게 여덟 번을 움직여 한껏 애를 태운 다음 두 번을 깊이 진입하면 여성은 고도의 절정감을 느낄 수 있다. 똑같은 음식을 먹어도 한껏 허기졌을 때 먹는 음식이 더 맛있게 느껴지는 것과 같은 이치다. 이러한 '극적 효과'를 더욱 고조시키기 위하여 구천일심(九淺一深)이란 응용동작이 나왔다. 숫자를 정확히 지키는 것보다는 이 기술의 목적을 이해하는 게 더 중요하다.

약입강출에 대해서는 상이한 해석이 있다. 약하게(천천히) 삽입하고 강하게(빠르게) 뽑아낸다고 풀이하는 경우도 있으나, 그보다는 들어갈 때의 상태보다 나올 때 더 강하게 된다는 풀이가 맞다. 이것은 『소녀경』의 양생 방중술의 효과를 말하기 위한 것으로, 삽입 후 사정 직전까지 한층 흥분되어 단단해진 상태에서 정기를 쏟아버리기 전에 몸을 뽑아내는 '접이불사'의 원칙을 지킨다면 당연히 들어갈 때보다는 나올 때의 상태가 더욱 강건하다는 것을 의미한다.

다음은 방중술의 핵심으로서, 이처럼 가장 힘이 모아진 상태에서 몸을 빼내 거기 모인 힘을 고스란히 자신의 기력으로 흡수시키는 것이니 이를 환정보뇌(還精補腦)라 한다. 아랫배에 모인 힘을 독맥을 따라 머리끝까지 올려 보낸 뒤 다시 임맥을 따라 아랫배로 끌어내려 단전에 힘을 비축하는 기술이다.

세상의 모든 체위-30법

『동현자』는 일찍이 세상에 존재하는 모든 체위를 묶어 30가지로 요약했다.

"개중에는 굴신(屈伸) 부앙(俯仰) 출입(出入) 심천(深淺) 등 갖가지 유형이 있겠으나 대동소이한 것이다. 그러므로 이 30법 중에 모든 형이 들어 있다고 매듭지어도 좋겠다."

30법 가운데 1부터 4까지는 전희에 해당하는 것이다. 남녀가 서로 얽혀 흥분됨으로써, 여성은 물고기가 수면에

입을 내밀어 벙긋대며 가쁜 숨을 쉬는 형상이 되고 남성은 기린의 뿔처럼 곤두서는 형상을 묘사했다. 이후 5번부터가 정식 체위의 유형이다.

나머지 스물여섯 가지 체위에 대해서는 세세한 설명보다 그 체위들을 고안하는 원리를 이해하는 것이 더 중요하다. 이 30법에는 가장 일반적인 남성상위의 자세로부터 동물과 같이 여성이 앞에 엎드린 상태에서의 후배위, 탄트라 요가에서 볼 수 있는 바와 같이 남성과 여성이 마주앉는 자세(여성이 남성의 무릎 위에 마주보고, 혹은 뒤로 돌아 걸터앉는다), 탁자나 소파, 나무나 바위 등 다양한 환경에서의 효율적인 체위, 심지어 2인 1조의 방법까지 온갖 체위가 포함돼 있다.

현대인들이 영화나 소설 속에서 묘사하는 그 어떤 체위도 이 30법에 묘사된 기본체위에서 크게 벗어나는 것이 없다. 옛날에는 없던 자동차나 비디오방 같이 좁은 공간에서 섹스에 응용할 수 있는 체위도 있다. 사람이 취할 수 있는 동작의 범위란 더 이상 새로운 게 없기 때문일 것이다.

남녀의 교합에 사용되는 체위는 매우 다양하지만, 아

무리 색다른 체위라도 그것은 크게 몇 가지 유형의 범주 안에 들어 있다. 정상위(남녀가 마주 안고 포개 누운 자세) 후배위(남성이 뒤에서 껴안은 자세) 측와위(몸을 옆으로 하고 나란히 누운 자세) 외에 앉은 자세, 선 자세 등을 기본으로, 여기에서 역할을 바꾸거나 각도를 달리하는 정도의 변화만 가하면 수많은 응용체위를 만들어낼 수 있다.

『동현자』에 나오는 '방망이를 움직이는 9가지 방법'을 살펴보면, 크게 삽입할 때 몸의 위치, 삽입되는 각도, 움직이는 속도, 드나들 때의 깊이의 차이 등에 의해 방법이 달라지는 것을 알 수 있다.

흔히 '좌삼삼 우삼삼'이라 하는 운동은 삽입 후 히프의 각도를 좌우로 바꿔가며 질의 좌벽과 우벽을 교대로 자극하는 것을 말한다. 삽입하는 각도 또한 영향을 미치니 여성의 허리 아래 베개를 넣어 높게 하면 남성은 아래서 위로 치받는 형상이 되어 여성의 질 천정, 즉 G점 부위를 직접 공략하는 데 수월하게 된다. 여성을 낮추고 남성이 허리를 들어 올린 상태에서 아래로 내리꽂는 동작은 한층 은밀한 곳을 뒤지는 것 같아 간지러움을 더하게 된다.

 움직이는 속도에도 변화를 줄 수 있다. 쥐가 구멍에 드나들 듯, 참새가 모이를 쪼듯 가볍고 빠르게 움직이면 빠르게 흥분을 고조시킬 수 있다. 그러나 나이가 들어 조루의 걱정이 있는 사람이라면 구렁이 들어가듯 천천히, 혹은 삽입된 상태에서 갈매기가 파도 타듯 유유히 움직이는 것이 도움이 된다. 삽입된 상태로 가만히 숨죽이고 멈춰 있어도 된다. 이때 만일 여성의 질 운동이 활발하다면 숨을 멈춘 음경은 질벽의 근육이 숨 쉬듯 오물오물 움직이는 것을 느낄 수 있다.

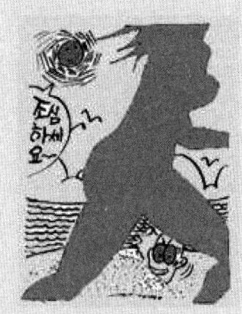

204 한의사 이은주의 전문법션 건강과 Sex Clinic

제3장

강한 남자의 키 포인트, 전립선을 싱싱하게

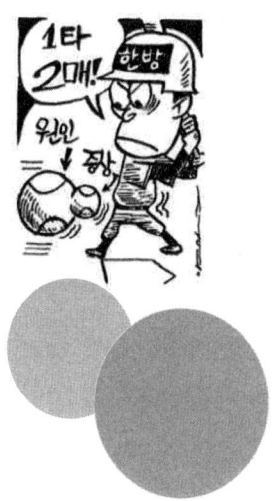

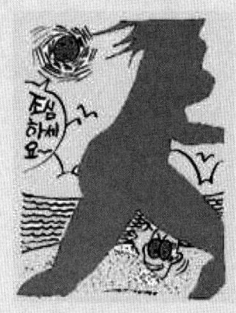

206 한의사 이은주의 전립선 건강과 Sex Clinic

제3장

강한 남자의 키 포인트, 전립선을 싱싱하게

1. 남성의 3대 성기

남성에게만 있는 성 기관 전립선

여성에게서 질, 자궁, 난소가 여성으로서 가장 중요한 성 기관이라 한다면 남성에게는 음경, 전립선, 고환이 가장 중요한 3대 성 기관이다.

사실 남성들에게서 전립선이 널리 인식되고 그 중요성을 깨닫기 시작한 것은 그리 오래된 일이 아니다. 많은 사람들이 남성의 기관을 비유하여 "배트 하나와 야구공 두 개, 그것이 전부다!"라는 말을 해 왔다. 다만 음경과 고환만 있으면 남자구실은 충분히 할 수 있다는 오랜 인식이 담긴 말이라 할 수 있다.

전립선은 다른 성 장기와 달리 그 모습이 몸 안에 감춰져 있기 때문에 의학계조차도 일찍이 이 장기의 중요성을 잘 인식하지 못했다. 그 기능이 아직 신비에 싸여 있을 때, 초기의 연구자들은 정낭과 방광 앞에 있는 호르몬기관이란 단순한 의미로 전립선(前立腺, prostategland)이라는 이름을 붙였다.

그러나 20~30년 전부터 전립선의 역할이 새삼 조명되기 시작하면서 전립선은 남성의 기능을 말하는 데 빼놓을 수 없는 매우 중요기관이라는 사실이 속속 밝혀졌다.

더욱 선진국으로 갈수록 전립선 질환은 남성들의 주요 질환이며, 일본과 한국 같은 동양권에서도 전립선 질환의 치료 사례가 부쩍 늘어나고 있어 그 중요성은 점차 도를 더해 가고 있다. 지난해 정부 통계에서는 2015년 한국 남성의 암 가운데 전립선암이 이미 다섯 번째로 많은 주요 암으로 떠올랐다. 2000년도에 처음 남성의 10대 암 가운데 하나가 되어 눈길을 끌었는데 다시 한 해 사이에 6위로 된 이후 순위가 점점 올라가고 있다. 이것은 미국에서 전립선암이 남성 암 사망 원인의 두 번째를 차지하는 등 서양에서 전립선암이 가장 흔한 암이 되고 있는 것과 비교할 때 한국인의 암 경향도 상당히 서구화 패턴으로 옮겨 가고 있음을 보여 주는 것이라 할 수 있다.

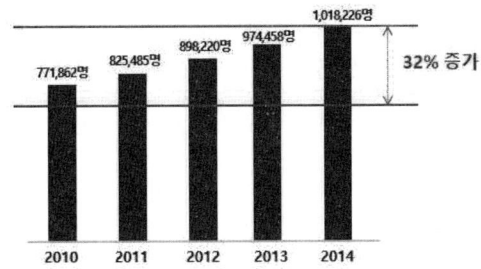

국내에서도 최근 몇 년 사이에 전립선에 대한 의학적 연구는 활발해지고 있다. 전립선 관련 학회가 생기고 전립선에 좋다는 정체불명의 건강보조식품들도 많은 종류가 무차별 수입되고 있다.

하지만 아직 전립선의 제 질환을 뚜렷이 치료하거나 소멸할 수 있는 안전하고 만족스런 치료법은 거의 없다. 특히 그 자체가 호르몬 기관이기 때문에, 성 호르몬의 총체적인 신비가 아직 많은 부분 베일을 벗지 않고 있듯, 전립선의 신비로운 역할도 모두 밝혀졌다고 보기는 어렵다. 인간에게 있어 성(性)이 갖는 의미가 심대하듯, 전립선의 중요성 또한 심대하다는 것만은 분명하다.

남성은 전립선암이 처음으로 5대 암에 진입하고, 여성은 유방암이 발생빈도(갑상선암 제외) 1위에 오르는 등 국내 암 발생의 서구화 추세가 뚜렷해지고 있다.

국립암센터는 2015년 암 등록사업 결과를 발표, 2015년에 발생 등록된 암이 214,701건으로 전년의 217,057건에 비해 약간 감소했다고 밝혔다.

2015년 암 발생비율(갑상선암 제외)은 남성의 경우 위암 17.2%로 가장 많고, 폐암 15.0%, 대장암 14.0%, 간암이 10.4%였으며, 전립선암은 9.0%로 5위를 차지했다. 여성은 유방암이 18.9%로 1위, 대장암이 2위로 10.7%, 위암 9.5%, 폐암 7.2%, 간암 4.0%였다.

지난 95년과 비교했을 때 남성은 전립선암이 82%, 여성은 유방암이 66%나 늘어 증가율이 가장 높았다. 전립선암이나 유방암은 모두 서구에서 많이 발생하는 암이다.

국립암센터 원장은 "전립선암은 붉은 살코기를 많이 먹는 서구식 식생활, 유방암은 늦은 결혼과 모유를 먹이지 않는 것과 밀접한 관련이 있다"고 밝혔다.

원장은 또 "일본은 아직 위암이 유방암보다 많으므로 우리나라 여성의 암발생 패턴이 더 빨리 서구화되는 것으로 볼 수 있고, 남성 전립선암도 라이프스타일의 서구화가 진척될수록 계속 많아질 것"이라고 덧붙였다.

암센터 암통계연구과장은 "전립선암이나 유방암 모두 조기발견으로 완치가 가능하므로 40대 이후에는 정기검진이 필수적"이라고 말했다.[6]

힘의 전령사 전립선의 신비

강력한 남성의 소변줄기는 강한 바이탈리티(활력, Vitality)를 느끼게 한다. 자고로 남자가 소변보는 모습을 보면 그 사람의 성능(?)을 짐작할 수 있다고 했다.

정력을 강화하는 데 효과가 있는 산딸기는 '복분자'라는 닉네임을 갖고 있다. 산딸기로 담근 술을 복분자주라 하는데 이걸 한잔 마시면 당장 소변줄기가 강해져서 그날 저녁 방 안의 요강이 뒤집어진다 하였다. 복분자(覆盆子)가 바로 그런 뜻이다. 정력과 소변줄기는 예로부터 밀

---

6) 『문화일보』, 2003년 2월 22일.

접한 상관이 있는 것으로 여겨져 왔던 것이다.

남성의 몸 안에 있는 전립선은 모양과 크기가 밤톨만 하다. 여기서 우윳빛 정액의 구성 성분 가운데 가장 많은 비중을 차지하는 전립선액이 생성된다.

생식에 필요한 정자가 만들어지는 곳은 고환이다. 그러나 전립선으로부터 생성되는 전립선액이 없다면 정자들은 우선 긴 요도를 무사히 빠져나갈 수가 없다. 전립선 내의 정액조제실에서 전립선액은 정낭으로부터 흘러들어오는 정낭액과 정자들과 혼합되어 '정액'이라는 혼합물질이 된다. 전립선액은 정액의 여러 구성 성분 가운데 무려 70%나 되는 절대적 비중을 차지한다.

전립선액의 역할은 모두 밝혀져 있지 않으나, 무엇보다 정자들을 신속하고 안전하게 자궁까지 운반하는 역할을 하고 있다는 것만은 분명하다. 알칼리성의 전립선액은 정자가 이동하는 동안 요도를 순간 세척하여 정자가 소변이나 각종 세균 등에 오염되지 않고 무사히 자궁에 도달할 수 있도록 호송하는 임무를 띠고 있다. 요도 끝을 벗어나 질과 자궁으로 들어간 뒤에도 전립선액의 충실한 호송 임무는 계속된다. 이러한 호송부대를 길러내는 것이 전립선의 으뜸가는 역할이다.

전립선의 역할은 여기서 끝나지 않는다. 전립선은 방광에서 외부로 연결되는 외요도의 안쪽 끝을 담당하고 있는 일종의 검문소 역할도 한다. 소변의 배출은 괄약근에 의해 조절되지만 결정적으로 그 배출구를 통제하는 것이 전립선이다.

전립선은 탄력 있게 배출구를 장악하여 평상시 소변이 새어 나가지 못하도록 막고 있다가 일정량의 소변이 고이고 두뇌로부터 준비완료의 사인을 받으면 시원스레 소변이 배출되도록 출구를 활짝 열어준다.

이 같은 전립선의 배출기능은 소변뿐 아니라 섹스 도중 정액을 강력하고 신속하게 배출되도록 발사하는 기능과도 관련이 있다.

전립선이 피로하거나 노화 질병 등으로 탄력을 잃으면 소변에 문제가 생길 뿐 아니라 섹스 중 정액을 힘 있게 발사하지 못하게 된다. 시간 조절을 못해 조기에 지레 발사해 버리는 조루증도 전립선의 사정조절능력과 무관하지 않다. 그러므로 전립선의 건강은 건강한 남성 능력을 유지하는 데 절대적이라 할 수 있다.

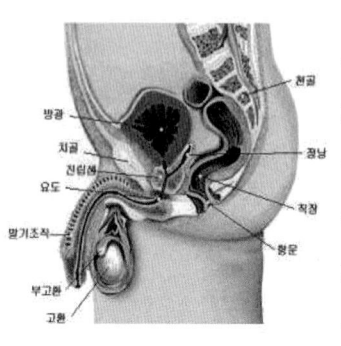

전립선이 제 역할을 못하는 데에는 전립선 자체의 질환도 중요한 이유가 된다. 전립선염이라든가 비대가 발생되면 애를 먹게 된다. 성적 능력이 떨어지므로 성욕 자체가 감소하기도 한다.

전립선의 문제는 시간이 갈수록 늘어나고 있으나 이를 치료하거나 예방하는 의학기술의 발달은 아직 더디기만 하다. 전립선을 훼손하지 않고 물리적 방법으로 전립선 내부를 약물 세척하는 전립선 세척법은 전립선이 보다 더 손상되기 전에 젊고 건강한 기능을 되찾게 하는 효과가 있다.

평생 궂은 일 도맡는 전립선

전립선을 화제로 떠올리면 으레 성 담론으로 이어지는 것은 전립선 자체가 섹스와 관련된 장기이기 때문이다.

전립선이 성 장기라는 것은 그 발달 과정에서도 드러난다.

남성기의 주요 부분인 고환은 갓난아이 적에는 제대로 발달되지 않아 거의 몸속에 숨어 있다가 성장하면서 밖으로 나와 알이 굵어진다. 전립선의 발달과정도 비슷하다.

어린아이에게서는 제대로 된 전립선이 보이지 않는다. 다만 고환은 아직 아기 적부터 모양을 갖추게 되어 서너 살이면 분명히 굵은 씨알을 보이는 반면 전립선이 굵어지는 것은 사춘기 이후의 일이다. 적어도 스무 살 성인이 되어야 제대로 제 모양과 기능을 갖춰 제대로 남성 구실을 할 수 있게 된다. 청소년기에는 멀쩡한 고환과 음경을 갖고 있으면서도 성적 역할을 자제해야 하는 이유가 여기에 있다.

인체의 오장육부 가운데 가장 많은 노동을 하는 것은 심장이라고 한다. 하루 24시간씩 태어나서 죽을 때까지 한순간도 쉬지 않고 일을 하기 때문이다. 심장이 정지되는 것은 1초 안에 1~2번씩을 뛰면서 그 사이의 짧은 순간, 영점 몇 초의 순간들에 불과하다. 폐도 쉬지 않고 노동을 하긴 하지만 호흡은 맥박보다 간격이 길기 때문에 노동 강도로 치면 심장의 중노동에 비할 바가 못 된다. 호흡은 인위적으로 몇 초에서 몇 분까지 멈출 수도 있지만, 심장의 휴식을 위하여 맥박을 멈추는 것은 아예 불가능한 일이다.

그렇다면 가장 궂은일을 하는 장기는 무엇일까. 아무래도 배설과 관련된 기관일 것이다. 그래도 항문은 하루 한두 번 일을 치를 때 외에는 줄곧 휴식을 취할 수 있으니 덜하다. 요도가 궂은일을 하는 시간은 그보다 좀 더 많지만 그래도 전립선보다는 낫다. 전립선은 소변을 배출하는 시간 외에도 방광이 새는 것을 막는 보초로서의 임무를 계속해야 한다.

전립선이 통과시키는 소변의 양은 하루 8회 안팎에 걸쳐 대략 1,500㎖ 정도다. 이 밖에도 남자가 성인이 되어 성생활을 시작하면 주기적으로 정액을 조제하고 방사하는 노동을 해야만 한다. 다 알다시피 정액의 배출은 정상적인 섹스 때에만 이루어지는 것이 아니므로 그 노동량은 일반이 생각하는 것보단 훨씬 많을 수 있다.

그러므로 전립선은 평생에 걸쳐 눈에 보이지도 않는

체내에서 아무도 알아주지 않는 힘들고도 궂은일을 계속하는 말 없는 봉사자와도 같은 존재다.

배출된 소변이 항상 깨끗이 빠져나가는 것만은 아니다. 방광에 가득 차 빠져나간 오줌이 시원하게 배출되지 못하고 요도에 머무는 것은 마치 학기를 다 채운 학생이 사회로 진출하지 못하고 학교 주변을 배회하는 것과 같다. 요도에 머물며 전립선 주변을 어슬렁대는 '유급생'들이 전립선과 방광에 덕을 끼칠 리는 없다. 단순 비뇨기 질환인 요도염의 염증이나 세균 등 불량배들이 이 유급생들과 어울려 '외부인 출입'이 금지된 전립선 안쪽의 성역(聖域 혹은 性域)까지 스며들어 문제를 일으킨다. 정액이나 소변을 배설할 때마다 전립선이 이들을 '바깥 사회'로 강력하게 밀어내지 못하면 전립선 안쪽의 성역은 점차 오염이 가중될 수밖에 없다.

♣ 알고 싶어요 : 소변에는 건강 정보가 있다

옛말에 잘 먹고, 잘 자고, 잘 누면 건강 장수한다고 했다.

식성 좋고 숙면을 취하며 신진대사가 원활하다면 건강

에 이상이 생길 리 없다. 잘 눈다는 것은 소변과 대변이 규칙적이고 시원스럽다는 것을 말한다.

사람의 배설물에는 인체의 건강 상태를 알 수 있는 정보들이 담겨 있다. 사마천의 『사기(史記)』에 월(越)나라 왕 구천이 오(吳)나라와의 전쟁에 져서 포로가 되자 오왕 부차의 환심을 사기 위해 부차의 대변을 손으로 찍어 맛보았다는 얘기가 나온다. 건강 상태를 측정하기 위한 방편이었다. 이렇게 환심을 산 구천은 곧 석방되어 고국으로 돌아온 뒤 복수를 준비한다. 우리의 조선에서는 왕의 건강 상태를 알기 위하여 어의들이 매일 왕의 '매화'(궁중에서, '똥'을 이르던 말)를 관찰했다는 기록이 전해온다.

대변이 모든 소화기관을 거치고 난 음식물의 단순 폐기물이라고 한다면 소변은 체내의 오장육부를 고루 돌고 온 액체들의 집합이다. 그러므로 소변에는 신체 각 장기의 건강 상태에 대한 최신 정보가 풍부히 담겨 있다. 현대의 건강검진에서 중요한 검진 수단으로 소변이 자주 활용되는 것도 그 때문이다. 냉전시대 첩보전에서는 상대 국가의 주요 지도자의 건강 상태를 정확히 파악하기 위해 소변을 절취했다는 이야기도 전해 온다. 현대의 발달된 건강진단 키트와 새로운 칩들은 소변 한 방울만으로도 심각한 질병의 가능성이나 임신 여부 등을 즉각 판단해 준다.

일단 육안으로 볼 때 소변은 맑고 투명한 것이 좋다.

색이 탁하거나 노랗거나 붉은 것은 인체 어디엔가 이상이 생겼을 가능성을 암시한다. 탁한 것은 농이 섞여 있을 가능성을 보여주며 노랗거나 붉은 것은 피가 섞였을 가능성이 높다. 소변에 피가 섞이는 것은 어떤 경우일까?

첫째는 신장의 이상, 둘째는 방광의 이상, 셋째는 전립선, 넷째는 요도의 이상을 의심해 볼 수 있다. 비뇨기 계통의 이 장기들에 염증이나 결석 종양 등이 생기는 경우 농이나 피가 섞여 나올 수 있고 결석과 같은 물리적 손상에 의해서도 피가 나올 수 있다.

전립선은 뒤쪽에 있다

보통 생식기관은 서 있는 인체를 중심으로 주로 앞쪽에 있다고 생각하기 쉽다. 외성기들이 앞쪽에 몰려 있기 때문이다. 그러나 전립선의 위치는 음경보다는 항문 쪽에 가깝다. 물론 의학적인 치료를 위해 전립선 내부에 접근할 때는 흔히 앞쪽에서 요도를 통해 카데타나 내시경을 넣게 되지만 실제로 전립선은 뒤쪽에 있다.

해부학적으로 전립선은 요도 속 깊은 최후방에 위치한 나머지 직장, 정확하게는 항문 안쪽과 피부 한 겹 사이로 맞닿아 있다. 이 때문에 전립선비대 등 촉감으로 알 수 있는 증상의 판정은 항문을 통한 촉진을 사용하기도 한다. 최근에는 초음파나 엑스레이사진, 요도를 통한 내시경 등이 주로 동원되지만 항문 촉진(손끝으로 만져 진단하는 일)은 여전히 가장 간단하고도 정확도가 높은 진찰 방법의 하나다. 이곳에서 전립선 부위를 마사지하듯 문질러 분비되는 물질로 역학검사를 할 수도 있다.

항문에 근접해 있는 전립선의 위치는 치료에 있어서도 몇 가지 유리한 방법들을 제공한다. 가장 흔히 이용되는 방법은 항문 쪽을 온수나 온열을 이용해 따뜻하게 하는 것이다. 오랜 시간 앉아 있어서 급작스럽게 뒤가 땅기는 증상 정도라면 온수에 좌욕만 해도 상당히 증상이 풀린다. 효과가 검증되진 않았지만 가벼운 열과 초음파 발생

장치가 달린 방석을 깔고 앉는 방법도 소개되고 있다. 항문을 통한 전립선 마사지나 좌약 사용에도 편의를 제공한다.

평상시 전립선의 응급한 관리에 사용되는 방법들은 치질 질환의 경우와 견주어 볼 만하다. 그 위치가 같기 때문이다. 가벼운 치질을 가라앉히는 온돌의 효과는 예민해진 전립선에도 도움이 될 것이다. 과로하거나 술을 먹었을 때 염증이 극성하게 된다는 점도 전립선 질환과 치질 질환이 갖는 공통점이다.

그러나 온수 좌욕이나 온돌이 도움이 된다고 해서 이미 발생된 전립선 질환의 치료를 전적으로 이 같은 자가 요법에만 의존할 수는 없는 일이다. 가벼운 상태라 하더라도 보다 완벽하게 상황을 개선시키지 않으면 전립선 질환의 여러 증상들은 사라지지 않기 때문이다.

2. 전립선의 노화와 질병

회음부가 불쾌하십니까?

최근 들어 스태미나가 약화된 느낌이 있는가? 조루나 지루현상이 자주 나타나지는 않는가? 사정할 때의 분출력이 약해져 후련한 순간의 쾌감이 줄어들고 있지는 않은가? 순백의 정액이 피가 섞인 것처럼 변색돼 보이지는 않는가? 회음부에 통증이나 불쾌감이 느껴지는가? 자주 허리가 아프고 피로와 권태감이 생기는가?

소변이 시원찮게 나오지는 않는가? 소변줄기가 가늘고 양도 줄어 쫄쫄거리는 현상이 나타나지는 않는가? 반면 시도 때도 없이 자주 화장실을 드나들지는 않는가? 일을 마친 후 잔뇨감(오줌이 남아 있는 느낌) 때문에 개운치 못한 느낌이 자주 들지 않는가? 술을 많이 마신 뒤나 피로가 쌓였을 때 소변에 분비물이 섞여 나오지는 않는가? 마침내는 빛깔이 탁해지고 농이나 피가 섞여 나오지는 않는가?

주로 노화라든가 정력과 관계있어 보이는 이 질문들은 남성의 성 기관인 전립선의 상태를 알기 위한 문진 항목이다.

이런 증상은 예전 같으면 과로하거나 나이 들어 기력이 약해지면서 나타나는 피할 수 없는 노화현상들로 간

주했다. 그래서 딱히 신체적 원인을 짚어낼 수도 없고 당연히 치료도 불가능하다고들 여겼다. 2년 전 필자가 전립선 관리에 효과가 큰 요도 세척법(P-요법)을 처음 소개할 때만 해도 이와 같은 증상으로 병원에 갔지만 전립선에 대해서는 검사를 받은 적이 없다고 하소연하는 환자들이 있었다.

그러나 이러한 증상의 대부분은 전립선과 관계가 있다는 사실이 구체적으로 밝혀져 이제는 많은 사람들이 전립선에 관심을 갖기 시작했다. 성 기능이나 소변이 함께 시들해질 때, 그것만으로 젊음은 끝났다고 포기하기는 이르다. 적극적인 전립선 관리로 '성적인 조기 노화 현상'을 막을 수 있으며, 젊은 남성을 되찾는 것은 얼마든지 가능하다.

♣ 알아 두세요 : 전립선 이상을 나타내는 증상들

전립선에 이상이 있을 때 나타나는 흔한 증상으로는 다음과 같은 것들이 있다. 해당되는 항목이 많다면 전립선 상태를 진단받아 볼 필요가 있다.

소변 관련 증상

(1)소변보는 횟수가 예전보다 뚜렷하게 늘었다.
(2)소변보는 시간이 길어지고 소변보기가 고통스럽다.
(3)소변 줄기가 힘이 없고 제자리에서 방울방울 떨어진다.
(4)소변의 양이 적어지고 사지가 잘 붓는다.
(5)소변을 볼 때 통증이 오며 특히 회음부가 부은 듯 뻐근하다.
(6)소변 후 잔뇨감(오줌이 남아 있는 느낌) 때문에 개운치 않다.
(7)밤에 자다가 소변을 보기 위해 자주 깬다.
(8)소변이 급히 마렵고 한번 마려우면 참기가 어렵다.
(9)본인의 의지와는 상관없이 소변이 흘러나온다.
(11)소변을 보려고 해도 한참 기다려야 나온다.
(12)배뇨 후 고환이 땅기는 느낌이 있고 통증이 있다.
(13)섹스 후 소변에 피가 섞여 나온다.
(14)소변의 빛깔이 탁하거나 소변에 하얀 실밥 같은 것이 뜬다.
(15)소변에 피가 섞여 누렇거나 붉은 빛을 띤다.
(16)요도가 가렵고 화끈거리거나 불쾌감이 있다.

성 관련 증상

(1)최근 들어 스태미나가 약화된 느낌이 있다.

(2)조루나 지루현상이 갑자기 나타난다.

(3)성욕이 감퇴되고 발기력이 약해지며 이내 시든다.

(4)사정할 때 회음부가 아프다.

(5)사정할 때 분출력이 약해져 후련한 느낌이 떨어진다.

(6)성교 시 힘없이 정액이 흘러나온다.

(7)정액이 하얗지 않고 누런 색상을 띤다.

(8)회음부에 통증이나 불쾌감이 느껴진다.

(9)자주 허리가 시큰거리고 피로와 권태감이 있다.

(10)의욕이 떨어지고 몸의 피로와 권태감이 심하다.

(11)항문 주변 회음부 요도 고환부 서혜부 등에 통증이나 가려움증 불쾌감이 나타난다.

(12)하복부가 더부룩하면서 통증이 있고 때로 마비되는 감이 있다.

(13)오래 앉아 있으면 회음부가 뻐근해져 불쾌해진다.

(14)술을 많이 마시거나 과로했을 때 소변에 분비물이 섞여 나온다.

소변을 찔끔거리는 것은 운명인가?

나이가 들면서 나타나는 변화는 여러 가지다. 피부가 늘어져 주름이 생기고 흰머리가 늘고 혹은 머리가 빠지고 기억력은 감퇴되고 시력도 떨어진다. 근육의 힘이 약화되고 관절의 움직임도 뻣뻣해져서 걸음걸이도 시원찮게 된다. 이쯤 되면 소위 정력도 떨어져 발기가 안 되는 날이 많아진다. 어떤 남성들은 신진대사가 원활하지 못하게 되는데 특히 오줌발이 약해지고 소변이 나오는 것도 불규칙해지는 경우가 있다. 대개는 이런 현상들을 "늙어서 생기는 당연한 현상"으로 받아들이고 체념한다. 모든 생명체가 당연히 겪어야 하는 생로병사의 운명법칙을 굳이 아니라고 우길 수는 없다.

그러나 그 노화현상에도 정도 차이가 있다. 어떤 사람은 40대부터 벌써 노화현상이 눈에 띄게 나타나는데, 어떤 사람은 60이나 80이 되어도 정정하다. 만일 인체가 나이에 비례하여 한결같이 노쇠하게 돼 있다면 노화를 늦추기 위한 모든 의학적, 영양학적 노력은 무의미할 것이다.

소변이 불규칙해지는 현상에는 몇 가지 유형이 있다. 즉 소변이 시원하게 나오지 않는 것이 가장 흔한 현상이고 시도 때도 없이 새어 나오는 소태현상이 그다음이며, 최악은 방광에 오줌이 가득 고여도 배출을 못해 고통 받게 되는 것이다.

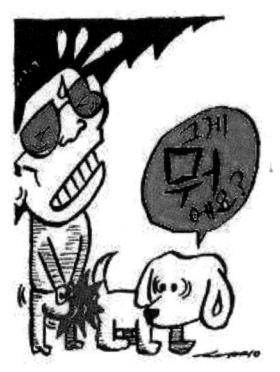

이런 현상의 가장 큰 원인은 전립선의 이상에 있다. 전립선은 방광과 요도 사이를 제어하는 장기로서 요의를 느낄 때 소변을 참게 하거나 혹은 소변을 시원하게 내보내는 관문이 바로 전립선이다. 전립선이 무력해지면 소변의 출입을 잘 통제하지 못해 시도 때도 없이 소변이 새 나오는 오줌소태가 나타나게 된다.

반면 전립선이 부어올라 전립선 내부의 관문이 좁아지는 수가 있는데, 이것을 전립선비대라고 한다. 요도가 좁혀져 있으므로 소변이 시원하게 나오질 못한다. 아주 심해지면 방광이 터질 지경이 되도록 오줌이 고여도 배출을 못할 수 있다. 이것을 요폐라고 하여 심해지면 심한 통증과 함께 방광이 팽창하고 소변이 역류되어 콩팥까지

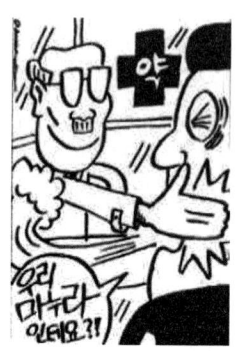
위협하게 되므로 응급실에 실려가 인공적으로 튜브를 써서 소변을 빼내는 경우도 생긴다.

무릇 어떤 큰 고장이라도 처음에는 작은 이상에서 시작되는 법이다. 소변에 심각한 문제는 없더라도 중년이 되어 소변이나 요도 계통으로 안 좋은 느낌이 생긴다면 이러한 예비증상에 대응하여 전립선 관리를 시작하는 게 좋다.

쾌변은 건강의 척도

스트레스에 시달리는 현대인 가운데는 '쾌변'을 그리워하는 사람이 많다. 그만큼 쾌변을 보지 못하는 사람이 많다는 뜻이다. 가장 기본적인 생리활동의 하나가 먹고 싸는 일인데 그중 하나가 시원치 못하다는 것은 대단한 불행이 아닐 수 없다. 그런데 현실에서는 일반 도시인들의 절반 내지 2/3까지는 쾌변에 제약을 받고 있는 것으로 보인다.

원인은 많다. 우선은 식생활이 달라졌다. 현대인들은 섬유질이 부족한 간편식에 의존하는 경우가 많다. 그러면서 영양이 부족해지지 않도록 단백질 몇 그램, 지방질 몇 그램 하는 식으로 일일이 영양소의 비중까지 따져가며 식단을 짜고 있다. 그러나 음식을 통해 섭취해야 할 것은 이름이 알려진 영양소들만이 아닐 것이다. 영양학이 권장하는 기본 영양소 외에도, 전통적 밥상에는 아직 영양학이 밝혀내지 못한 수많은 성분들이 들어 있다. 많은 사람들이 '쾌변'의 즐거움을 잃어버린 것은 바로 전통적 밥상을 잃어버린 데서 초래된 결과일 것이다.

여기에다 사람들은 늘 시간에 쫓기고 긴장돼 있다. 학교 다닐 때 수학여행만 떠난다고 해도 전날 저녁부터 대사가 멈추어 여행 중 며칠 정도는 아예 배변욕구를 느끼지 못한 경험이 많은 사람에게 있을 것이다. 집안에 큰 행사가 있는 날이면 아예 하루 종일 화장실을 가지 못하는 경우도 많다.

현대인의 일상적 긴장은 거의 그에 미칠 정도다. 그런 특수한 상황이 거의 1년 365일 지속된다. 시간도 불규칙하다. 긴장은 몸의 기운을 응축시켜 신체 대사가 원활하지 못하게 될 뿐 아니라 몸 안에 모든 것을 적체시키기 때문에 몸 안의 노폐물을 내보내는 배설작용에도 문제가 생기는 것이다. 이래저래 '쾌변'의 기쁨을 잃어버린 사람이 많을 수밖에 없다.

소변은 어떨까? 소변은 횟수가 상대적으로 잦기 때문에 이것이 시원하게 나오지 않는다면 그 불편과 고통은 한층 더할 것이다.

남자들 가운데 나이가 들면서 소변이 시원치 않게 되는 현상은 매우 흔하다. 변기 앞에 서고도 제대로 배출을 못해 젊은 사람 서너 명이 다녀갈 시간만큼을 쩔쩔매고 있는 경우도 있다. 흐름이 시원치 않은 것은 물론이고 방광에 남은 소변이 뒤늦게 찔끔거리면서 흘러나와 속옷을 적시기도 한다.

가장 큰 원인은 전립선의 문제에 있다. 소변을 열고 잠그는 중간 밸브의 역할이 시원치 않기 때문이다. 이럴 때는 정력이 쇠했다거나 나이 탓이라고 포기할 문제가 아니다. 전립선 관리를 통해 얼마든지 '쾌변'의 즐거움과 자존심을 되찾을 수 있다.

선진국형 질환, 남성만의 질환

전립선 질환은 10년 전만 해도 국내에선 들어보기도 어려운 희귀질환에 속했다. 다만 외국에서는 이미 전립선 질환이 꽤 유행처럼 퍼져 있어서 많은 유명 인사 가운데도 전립선 질환을 앓고 있거나 전립선암으로 사망한 사람들이 많이 있다.

프랑스의 미테랑 대통령과 캐나다의 트뤼도 총리를 비롯해 세계적 명성을 날린 많은 정치인, 예술가, 연예인들이 전립선암의 희생양이 됐다.

통계적으로 보면 전립선 질환의 발병 비율은 흑인, 백인, 동양인 순으로 높고, 가난한 나라보다는 부유한 나라, 성생활이 적은 종족보다는 성생활이 활발한 종족에서 발생 빈도가 더 높은 것으로 분석되고 있다. 세계보건기구(WHO)의 최근 암 관련 보고서는 남성의 경우 선진국에서 압도적으로 전립선암이 많다고 밝히고 있다.

그러나 지금은 동양권이라 해도 마음 놓을 상태가 아니다. 더구나 경제적으로 발전되고 식생활이 서구화돼 가는 나라일수록 위험은 높아지고 있다. 최근에는 김영삼,

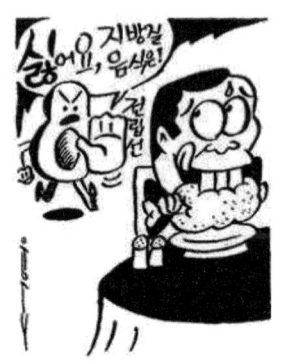

노태우 전 대통령을 비롯하여 재벌회장 등 한국의 최고 정치 경제인들도 전립선 질환과 관련하여 그 이름이 오르내렸다. 일본에서도 일왕과 전직 총리 모리 요시로 씨가 전립선암으로 수술을 받았다. 이제 전립선 질환은 더 이상 서구인들만의 문제가 아니라는 사실을 잘 보여 주고 있다.

이미 한국은 선진국형 질환인 전립선 질환의 사정권에 들어와 있다. 국내 통계만 보더라도 전립선암은 이미 남성암 가운데 수위를 차지하고 있다. 유명인사에게만 전립선 질환이 늘어나고 있는 것이 아니라 한국 남성 모두가 전립선에 위협을 받고 있다는 얘기다.

여러 가지 환경 변화가 있지만 특히 식성의 변화가 큰 원인일 것이다. 미국 뉴욕주립대학 연구팀은 최근 식물성 스테롤이라고 부르는 식물성 지방이 전립선암의 진행을 억제하는 효과가 있다고 발표했다. 국내 학자에 의해 마늘의 성분이 전립선암을 예방한다는 사실이 밝혀진 것은 오래된 일이다. 선진국의 여러 편리한 제도나 문물을 받아들이는 것은 좋은 일이지만 식생활을 바꾸는 데 있어서는 우리 고유의 풍습이 지닌 장점을 잃지 않도록 노력할 필요가 있다.

전립선염은 성병 아닌 질병

어떤 종류의 약이 많이 나와 있다는 것은 역설적으로 그 질병의 치료가 그만큼 어렵다는 것을 뜻한다. 예컨대 감기약 같은 것은 세계적으로 그 종류를 헤아릴 수 없이 많다. 감기는 고치기가 쉽지 않다는 뜻이다.

남성의 전립선 치료에도 새로운 약품과 기술이 갑자기 쏟아져 나오고 있다. 정체를 알 수 없는 '특효약'들이 여기저기서 등장하고 호르몬요법이나 유전자치료법 등의 연구도 활발하다.

최근 보도만 하더라도 전립선암에 걸렸거나 이상 징후를 보인다는 유명인들은 한둘이 아니다. 구미 지역에서 유명 정치인 연예인들의 전립선암은 매우 흔히 보도가 돼서 이제 새삼스러울 정도가 아니다. 문제는 이렇게 흔한 질환이 됐음에도 전립선암이나 전립선염, 비대 등에 대해 우리가 제대로 알지 못하고 있다는 점이다.

지난여름, 전립선 질환이 가장 흔한 미국에서 비뇨기과 질병재단이 일반인을 상대로 조사한 결과 미국 성인 가운데 15%만이 전립선염에 대해 들은 적이 있는 것으로 나타난 것은 가히 충격적이다. 우리나라에서 전립선의 역할이나 그 중요성을 인식하지 못하는 사람의 비율도 대단히 높을 것이다.

일반인의 인식 수준도 그렇지만, 의약계를 포함한 전문가 그룹에서도 전립선의 질환에 대해서는 아직 명쾌하게 파악하지 못하고 있는 면이 많다. 우선 그 원인부터가 명쾌하지 않기 때문에 치료법도 충분하지 않다. 이제 나오고 있는 치료법들 가운데 어느 것이 안정된 치료법으로 자리 잡게 될지는 좀 더 두고 봐야 한다.

한동안은 구미 지역에서 먼저 전립선 질환이 늘어난 것과 관련, 활발한 성생활이 전립선의 과로나 세균 오염을 불러와 전립선 질환으로 이어지는 건 아닐까 하고 생각하는 사람이 많았다. 물론 이런 요소가 전립선 질환과 무관하다고 단정 짓기는 아직 이르다.

하지만 반드시 과도한 혹은 불결한 성생활과 관련되어 있다고 주장하기는 무리다. 최근에는 많은 전문가들이 '전립선염은 성병이 아니다'라는 주장에 동조하고 있다. 세계적으로 존경받고 '그럴 리 없다'고 생각되는 인물들 가운데서도 전립선 질환이 나타나는 경우는 흔하기 때문이다.

남아프리카의 넬슨 만델라 전 대통령도 전립선에 이상 징후를 보여 진찰을 받고 있다. 우리나라에도 지부를 두고 있는 보수적인 기독교 단체인 국제대학생선교회(CCC)의 창립자 빌 브라이트 총재도 수년간 전립선암 치료를 받아왔다.

이들의 공통점은 나이가 칠순을 넘은 노인이라는 점이다. 모든 남성이 중년을 넘어서면 전립선을 정기검진 항목에 추가해야 한다는 것이 관련 학회 등의 입장이다.

나이 들어 허리가 뻐근하거나 아프고 힘이 빠지며 소변을 제대로 보지 못하는 증상들은 흔히 나타나는데, 이때는 모두 전립선을 관리할 필요가 있다. 젊어서의 성생활이 어땠는가와 관계없이 나이 많은 남성들의 전립선은 충분히 지쳐 있기 때문이다.

병은 감추지 마라

사람들은 어디가 아프다는 것을 약점으로 인식하는 경향이 있다. 약점은 되도록 감추려 하는 것이 인지상정이다. 더구나 아픈 원인이 자신의 실수와 관계있거나 아픈 부위가 은밀한 부위라면 더더욱 비밀처럼 감추고 싶어한다.

전립선 질환을 가진 사람들에게서 이런 태도는 특히 두드러진다. 우선 성 장기의 질환이다 보니 지나치거나 무절제하거나 불결한 성생활을 연상하기 쉽고, 남들에게 이런 인상을 줄까 두려워 공개되지 않기를 바라는 사람이 많다. 그러나 전립선비대 같은 질환은 나이가 든다는 것만으로도 원인이 될 수 있기 때문에 중년 이후에 이런 증상이 생긴다면 전혀 남의 이목을 두려워할 게 없다.

젊어서의 성생활에 한 점 부끄러움 없이 떳떳한 사람이라 하더라도 역시 전립선은 소문내기 쑥스러운 부위다. 더구나 전립선 질환의 발병은 '노화현상'이 나타나기 시작했다는 것을 의미할 수 있기 때문에 아직 자신이 늙었다는 사실을 인정하고 싶지 않은 보통 남자들로서는 이

를 감추고 싶어 하는 것도
이상한 일은 아니다.

그러나 '병은 소문을 내
라'는 말이 있다.

어디가 어떻게 아프다는
소문을 내고 다니다 보면

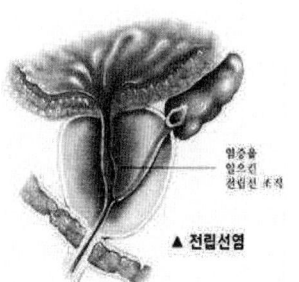

▲ 전립선염

우연이든 필연이든 이 병에 대한 새로운 정보와 지식을
얻어들을 수 있는 기회가 늘어나게 되므로 그만큼 완치
로 가는 길이 빨라질 수 있다.

여러 임상통계들에 따르면 전립선염이나 비대를 가진
사람들은 이 증상을 되도록 주변 사람에게 감추려는 경
향이 있으며, 회음부의 불쾌감인 통증, 발기력의 감퇴와
조루 발현 등이 원인이 되어 말수가 줄고 심지어 우울증
의 경향까지 나타나고 있다. 실제로 전립선 질환을 갖고
있거나 치료받은 사람들의 상당수는 성생활에서도 매우
소극적으로 되는 경향이 있다고 한다.

그러나 이 환자들이 과연 전립선 질환 때문에 성적으
로 약해지는지, 이 질환으로 인한 정신적 스트레스 때문
에 성적으로도 위축되는지 단정 짓기는 어려워 보인다.

전립선 질환 역시 전립선을 갖고 있는 사람이라면 누구나 걸릴 수 있는 질환이다. 지나친 강박감에 사로잡히지 말고 적절한 치료법을 찾는 것이 중요하다. 전립선 세척은 요도와 전립선의 노폐물을 제거하고 세포의 활력을 되찾아주는 치료법이다. 무엇보다 치료될 수 있다는 희망을 가져야 한다.

갑자기 악화될 수 있다

사람의 피부는 예민한 감각기관들로 둘러싸여 있다. 때문에 무엇에 접촉하든지 차갑다, 뜨겁다, 보드랍다, 거칠다 등등의 느낌을 순간적으로 받게 된다. 이 느낌이 뇌에 전달되어 판단을 내리기 전에 뜨겁거나 차가운 것으로부터 피해 달아날 수 있을 만큼 이 감각은 예민하고 그 반응도 즉각적이다.

몸의 표면을 둘러싸고 있는 피부는 이러한 즉각적인 반응을 통해 자기 신체를 보호한다. 보다 공격적인 자극에 대해 아프다, 쓰라리다, 따끔하다와 같은 느낌을 받았을 때도 마찬가지다.

이렇게 믿을 만한 피부로 둘러싸여 있는 몸 내부는 어떨까?

몸 안에 있는 장기나 조직들도 감각을 갖고 있다. 입 안에 뜨거운 것을 넣었을 때, 순간적인 판단 미스로 이것을 뱉어내지 않고 안으로 삼켜버리는 수가 있다. 이때 식도와 위장은 뜨겁다는 느낌을 즉각 전달하여 서둘러 찬물이라도 마시지 않을 수 없게 한다. 만일 뜨거운 것을 삼켰는데도 아무런 느낌이 없어서 견딜 만하다면 위장은 그대로 화상을 입고 말 것이다.

그러나 모든 장기가 이처럼 예민한 감각을 갖고 있는 것은 아니다. 오히려 위장은 외부로부터 섭취한 음식이나 공기가 직접 유입되는 곳이기 때문에 피부에 못지않게 감각이 발달된, 특이한 내장에 속한다.

외부로부터의 직접인 자극을 받을 일이 없는 다른 장기들은 거의 감각이 둔하다. 인체 내에서 생기는 암과 같은 질환들이 거의 초기에 발견되지 않고 있다가 위험할 정도로 성장한 뒤에야 발견되는 것도 이 때문이다. 내부 장기들은 아무런 통증을 느끼지 못하고 곪을 대로 곪은 뒤에야 장기 기능 이상으로 일어나는 다른 파생증상 때문에 종합검진을 받는 과정에서 비로소 질환이 발견되곤 한다.

오죽하면 간과 같은 장기는 대단히 중요한 장기면서도 완전히 파괴되기 직전까지 통증을 전달하지 않아 '참을성이 많은 장기'를 넘어 '미련한 장기'라고까지 불린다.

전립선 역시 안으로 병이 생긴다고 해서 신속하고 직접적으로 통증 같은 것을 호소하지는 않는다. 단지 전립선 기능의 이상으로 일어날 수 있는 파생증상, 즉 소변이 시원치 않다거나 느낌이 불쾌하다거나 회음부가 뻐근하다거나 항문과 회음부가 근질거리는 느낌이 있다거나 부부관계 시 사정이 시원치 않다거나 하는 증상들이 나타날 뿐이다. 이런 증상은 좀 진지하게 느껴지다가도 다시 괜찮아지고 그러다가 다시 나타나기를 반복하기 때문에 사람은 '참을 만하므로 당장 치료가 필요치 않다'고 생각하기 쉽다.

그러나 이런 증상이 완급을 반복하는 사이에 전립선은 점점 더 병세가 중해지고 있기 쉽다. 은근한 전립선 증상을 느끼기 시작했다면 갑자기 소변을 주체할 수 없게 되기 전에 사전 예방적인 치료를 시작할 필요가 있다. 몸 안의 장기는 어린 아기처럼 자신의 문제를 직접 나타내지 못한다는 사실을 잊지 않는 게 중요하다.

3. 전립선은 대체로 비대해진다

전립선비대는 남성다운 병?

남자가 나이 들면 전립선이 비대해지는 것은 자연스럽다고 할 만큼 흔히 일어나는 현상이다. 동물에게서 전립선비대가 일어나지 않는 원인은 수명이 짧기 때문이라고 보는 시각도 있다. 즉 인간만이 '전립선이 커질 때까지' 오래 살기 때문에 이런 질병을 갖게 됐다는 관점이다.

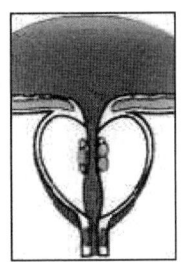
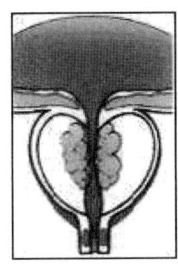
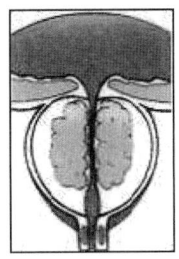

전립선은 나이에 따라 비대해진다

전립선은 평생 동안 소변과 정액의 보관과 배출에 관여하는 기관이다. 수십 년 동안 노폐물을 배출하면서 별 문제를 일으키지 않는 것만으로도 신통할 정도다. 보통의 하수도에서는 아무리 금이나 은, 동 같은 수명이 긴 재질의 파이프를 쓴다고 해도 수십 년씩 청소하지 않고 무난하게 쓸 수는 없다. 인체의 전립선이나 요도가 긴 세월 동안 무난하게 사용될 수 있는 것은 신체가 지니고 있는 신비스런 생체자정능력 때문이다.

그러나 이러한 자정능력에도 한계가 있다. 개개인의 생활 패턴이 다르듯이 전립선이 감당해야 할 배출의 부담에도 차이가 있다. 또 장기의 자정능력이나 회복능력 역시 신체의 영양 상태나 기력과 직접적인 관련이 있다. 불결한 섹스 등을 통해 세균이나 바이러스 등이 자주 침투하는 경우 그만큼 위험 부담은 늘어난다.

무엇보다 전립선과 요도가 감당하기 어려운 것은 역시 세월이다. 몸은 노화되어 자정능력이 떨어져 가는 반면 감당해야 할 노폐물의 농도나 양은 늘어만 간다. 나이가 들면서 전립선에 문제가 생기는 남성들이 늘어나는 것은 이 때문이다.

전립선 질환 가운데서도 노년층이 되면서 보편적으로 겪게 되는 전립선비대증은 호르몬의 작용과도 연관이 있다. 정확하게 메커니즘이 설명돼 있지는 않지만 왕성한 남성호르몬이 전립선의 비대현상을 가져온다는 것은 통계와 사례 등을 통해 입증돼 있다. 옛 궁중의 내시들이 전립선비대증(소변이 흐르거나 나오지 않는)에 걸리지 않았다는 것은 그 반증이다.

이 때문에 전립선비대증에 사용하는 약물에는 일반적으로 남성호르몬 억제 작용이 포함돼 있다. 안티안드로겐 성분이 남성호르몬을 리셉터(receptor) 복합체로 변화시킴으로써 전립선의 비대현상을 개선시킨다. 전립선비대증을 완화하기 위해 호르몬 억제제를 사용한 결과 대머리에게서 머리카락이 다시 자라나는 현상이 우연히 발견돼 프로스트라는 발모제가 탄생하기도 했다.

과도하게 왕성한 성욕, 즉 성 호르몬이 왕성하게 솟구치는 사생활에 열중하다 보면 전립선비대증이 더 심해질 수도 있다는 얘기가 된다. 물론 성생활이 활발하다 해서 모두 전립선비대증이 되는 것은 아니지만 의사들 가운데는 이런 이유에서도 섹스에 너무 집착하지 말라고 권고

하는 이들이 많다. 항호르몬제를 사용한 결과 성욕이 현저히 저하되는 것을 경험하는 사람들도 있다.

♣ 알아 두세요 : 전립선비대증 자가 테스트

국제 전립선학회가 발표해 국제적으로 통용되는 전립선비대증 체크리스트는 다음과 같다. 전립선비대증이 의심되는 사람은 각자가 직접 체크해 심각성 여부를 알아볼 수 있다.

◆ 체크요령 : 본 대화당 한의원 홈페이지에 있는 각 질문에 대한 대답은 최근 한 달 사이의 경험이나 자각증상을 기준으로 답변하고 해당 점수를 모아 합산하는 방법이다. 점수의 합계가 7점 이하면 정상이거나 경미, 8~19점은 관리가 필요한 중간 정도의 증상, 20점 이상이면 치료가 필요한 중증으로 판정한다.

비만으로 '맥 못 추는 남성'

성인병으로 꼽히는 비만이 주는 폐해는 복합적이다.

고혈압이나 피로 뇌졸중 등의 위험성이 높아진다는 것은 잘 알려진 사실이지만, 삶의 질과 관계있는 성생활에 미치는 악영향이 만만치 않다.

우스갯소리로 남성들이 배가 나와 화장실에서 자신의 물건을 내려다볼 수 없을 정도가 되면 성생활에도 지장이 있다고들 하는데 그냥 지나칠 얘기가 아니다. 배가 많이 나올 정도의 비만 상태라면 성생활에도 복합적인 장애가 생길 수 있다.

성적 자극을 받을 때는 맥박이 빨라지고 피가 빠르게 말초에 몰리면서 음경해면체가 혈액으로 충만하여 발기가 이루어진다.

그런데 비만일 때는 흔히 지혈증이 동반되기 때문에 이러한 생리 반응이 자연스럽지 않게 된다. 혈액 중 콜레스테롤이 지나치면 혈액의 점도가 높아 흐름이 느려질 뿐 아니라 기름기가 혈관 벽에 달라붙으면서 혈관까지 좁아져 혈행에 장애를 받게 된다. 자연히 발기력이 떨어지게 되는 것이다.

복부비만은 또 장의 활동을 둔화시키고 대장의 포만상태를 지속시킨다. 장기의 구조상 크게 부푼 내장은 상습적으로 방광을 압박한다. 방광의 압박은 남성 장기인 전립선에까지 영향을 미칠 수 있다. 이것은 복부 비만이 혈액의 순환과 별개로 남성 장기에 직접적인 압박을 가함으로서 성기능을 위축시킬 수 있음을 뜻한다.

전립선 등 중요 부위에 지속적으로 가해지는 압력은 성 능력과 직접 관련 있는 PC근육을 이완시키는 등 중대한 손실을 안겨준다. 비아그라 같은 발기 촉진제를 이용해 힘들게 남성을 일으켜 세운다 하더라도 박력 있고 씩씩한 공격력은 되찾기 어려운 것이다.

흔히 나이가 들면서 진행되는 전립선비대는 '맥 못 추는 남성'의 주요 원인 가운데 하나다. 전립선비대를 유발하는 요인 가운데는 콜레스테롤의 과다가 큰 몫을 차지한다.

남성들의 성 능력의 감퇴는 자신감의 상실을 유발할 수 있다. 남성의 능력은 가정의 평화를 위해서도 매우 중요한 요소다. 그러므로 병적인 비만이 되지 않도록 평소 자기관리를 철저히 해야 한다. 운동량 부족과 스트레스는 비만으로 가는 출발점이다. 술 담배와 지나친 육류섭취도 전형적인 악재다.

전립선 세척은 전립선과 그 주변의 가까운 장기들로부터 불필요한 콜레스테롤을 제거하는 데에도 좋은 효과가 있는 것으로 확인되고 있다. 삼투압의 원리로 침투하여 주변 세포를 정화하는 약물의 효과 때문이다.

초기 증상 때 다스려야

전립선비대는 필요량 이상의 영양소와 칼로리를 섭취함으로써 몸이 비대해지는 것과 견주어 볼 수 있다. 어려서 존재 자체가 미미하던 전립선은 사춘기를 넘기면서 제대로 크고 영글어 '남성'의 기능을 완성시킨다.

그런데 충분히 성숙된 전립선이 20대를 넘기고도 정상 크기보다 계속 부풀어 오르는 경우가 있다. 30대에 비대증으로 확인되는 경우는 아주 드물지만 젊은 나이에 비대가 되는 경우도 없지는 않다. 이후 더 많은 남성에게서 비대증이 나타난다. 질병으로서의 의미를 갖는 본격적인 비대증이 발생되는 연령은 60대와 70대에 들어서다. 대략 55세 이후 급증하기 시작해 70대가 되면 거의 모든 남성이 비대증상을 갖는 것으로 보고되고 있다.

젊어서 드물게 나타나는 비대와 나이 들어 흔히 나타나는 비대증의 유형에는 중요한 차이가 있다. 젊어서의 비대화는 주로 전립선의 외형 크기가 늘어난다는 것이므로 일정 크기에서 멈춘다면 별 문제가 안 될 수 있다. 그러나 나이기 들어 장기 안쪽으로 진행되는 비대증은 전립선 내부를 관통하는 요도를 압박하여 소변이 막히는 요도 폐색 등의 심각한 문제를 일으킬 수 있다. 이것이 서서히 진행될 때는 점차로 소변보기가 거북해져서 필요한 조치를 취할 여유가 있지만 갑작스럽게 불어나는 급성요폐의 경우는 갑자기 소변을 볼 수 없게 되어 응급실을 찾게 되는 수도 있다.

전립선비대의 일반적인 증상은 소변보기가 수월치 않게 되는 것이다. 변기 앞에 서 있어도 금방 소변이 나오지 않아 시간을 끈 뒤에야 겨우 가느란 줄기의 소변을 누게 된다. 자연히 시간도 길어진다. 증상이 깊어지면 이제 방광의 수축만으로 소변을 배출하기 어려워 아랫배에 힘을 주어야 겨우 소변을 볼 수 있고 그렇다고 다 배출되는 것도 아니어서 방광에는 항상 소변이 남아 있게 된다(잔뇨). 시원스레 보지도 못하면서 화장실은 자주 들락거리게 되는 것도 이때부터다. 그러다가 요폐가 되면 방광이 부어오를 때까지 소변이 차올라 신장으로 역류하면서 만성신우염 신부전으로 발전되는 수도 있다.

호미로 막을 것을 가래로 막는다는 말이 있다. 전립선 비대의 초기 증상이 나타날 때 바로 적극적인 관리를 시작하면 심각한 신장질환까지 걱정하는 일은 막을 수 있을 것이다.

4. 전립선 암, 예방이 능사

늘어나는 전립선암, 예방이 능사다

서구 선진국에서 암으로 사망하는 남성의 10%는 전립선암이 원인이다. 가장 흔한 폐암, 위암에 이어 3위를 차지하고 있다.

위암은 스트레스와 불규칙한 식생활이 주원인이며 폐암은 공해와 담배가 주원인으로 지적되고 있다. 많은 나라들이 산업화 발달과정에서 한때 공해가 늘어나게 되지만 이 과정을 넘긴 나라들은 환경문제의 중요성을 자각하면서 환경관리를 시작하게 된다. 따라서 고도로 발전된 나라에서는 오히려 산업화 이전처럼 맑은 공기를 마실 수 있는 환경이 조성된다.

담배만 해도 이제는 확연히 줄어드는 추세다. 이제는 특정한 건물의 실내뿐 아니라 길거리 같은 공공장소에서도 흡연을 금지하는 곳이 속속 늘어나고 있다. 공해나 담배를 줄이기 위한 노력이 이런 속도로 계속된다면 사람들은 폐암의 위협으로부터 신속히 벗어날 수 있을 것으로 보인다.

그러나 새로운 주요 암으로 등장한 전립선암의 위험성은 점차 높아지고 있다. 아직 전립선암의 원인이 명확히 규명돼 있지는 않지만 몇 가지 추정원인으로 볼 때 사회적 위험요인이 점차 높아지는 추세다.

전립선암이 선진국으로 갈수록 많아진다는 사실에 착안하여 의학자들이 추정하는 원인은 주로 성생활, 식생활과 관련돼 있다. 서구 선진국의 성생활은 매우 개방돼 있고 다수의 파트너를 경험하는 사례가 많은 것으로 알려져 있다. 엄격한 도덕률에 매여 있는 나라에서 전립선암이 문제되는 경우는 별로 없으나 우리나라만 해도 사회가 성적으로 개방적 분위기가 높아지면서 전립선의 문제가 늘어나는 것으로 보아진다.

활발한 성생활 자체가 원인이라고 할 수는 없다. 그러나 여러 파트너를 전전하는 불안한 섹스 패턴이 소극적 패턴에 비해 '오염'의 기회를 높일 것만은 자명하므로 문란하거나 지나치게 잦은 성생활이 혐의를 벗어나기는 어렵다.

이 외에 육류나 고지방식과 포화지방질이 많은 현대인의 식생활에도 문제가 있는 것으로 추정되고 있다.

평소 건강한 전립선을 유지하기 위해서는 건전하며 절제된 성생활, 신선한 야채와 과일을 포함하는 건강한 식생활이 필수다. 요도염과 같은 비뇨기 계통의 질환을 자주 경험하는 것도, 전립선에는 별로 이롭지 않을 것으로 추정된다. 40대 이후에는 전립선을 적극적으로 관리하는 자세도 필요하다.

아스피린과 전립선암

비 스테로이드소염제(NSAID) 계열의 진통제가 전립선암을 예방하는 효과가 있다는 연구결과가 발표돼 관심을 끈다. 20세기 최고의 의약품으로 꼽히던 아스피린이 바로 NSAID계열 진통제의 대표다.

아스피린에 대하여는 끊임없이 그 부작용 가능성이 연구되었지만 예상치 못했던 새로운 효능들 역시 많은 연구자들에 의해 끊임없이 확인되고 발표돼 왔다. 국내에서는 대표적 과학자인 공병우 박사가 아스피린을 극찬했고 그 자신 하루도 빼놓지 않고 아스피린을 상복하면서 장수하여 아스피린 예찬의 시범이 되기도 했다.

미국 메이요 클리닉의 로스버드 로버츠 박사가 최신 논문으로 발표한 바에 따르면 5년 반에 걸쳐 1천 명 이상의 백인을 대상으로 관찰한 결과 NSAID계열 진통제를 복용하지 않은 그룹에서는 전립선암 발생율이 9%인 데 반해 이를 복용한 그룹은 절반 이하인 4%에 머물렀다는 것이다. 물론 이 자료는 기초적인 실증에 지나지 않지만 의학적으로 유의성이 있다.

몇 년 전 영국의 저명한 의학자 폴 아벨 박사는 전립선암 조직에서 COX-2 효소가 증가한 것을 발견했다. 아스피린이 이 효소의 활동을 저지한다는 것도 확인했다.

그러나 이때만 해도 폴 아벨 박사는 전립선암 환자들에게 아스피린이 임상적으로 효과가 있을 것인지는 확신할 수 없다고 말했었다.

스테로이드계 소염제에 비하면 아스피린은 상대적으로 천연물질에 가깝다. 버드나무 껍질(히포크라테스의 처방에도 등장하는 천연물질이다)과 조팝나무7)에서 추출되는 천연성분의 합성으로 만들어지기 때문이다. 좋은 약일수록 천연물질에 가깝다는 것은 시사하는 바가 크다.

자연은 그 안에 인간을 위해 필요한 모든 것을 갖춰 두고 있다. 보다 정교하게 가공하고 합성하는 것으로 문제를 해결해 보려던 현대의학이 시간이 지나면서 보다 더 천연 상태의 약재들로 눈을 돌리게 된 것은 당연한 귀결이다.

전립선 질환이 늘어나면서 이를 해결하기 위한 기계적, 화학적 연구가 늘어나고 있지만 천연물질을 이용하는

---

7) 장미과의 낙엽 활엽 교목. 높이는 1.5~2미터이며 잎은 어긋나고 타원형으로 가장자리에 잔톱니가 있으며, 줄기는 밤색으로 능선이 있고 윤기가 난다. 4~5월에 흰 꽃이 산형(傘形) 꽃차례로 피고 열매는 골돌과이다. 뿌리와 줄기는 약용하고 어린잎은 식용한다. 한국, 중국, 대만 등지에 분포한다.

치료법 역시 주목을 받고 있다. 죽염과 알로에 등의 천연 재료들로부터 정제된 약물을 사용하는 전립선 세척법은 전립선 질환에 어떤 항생제보다 안전하고 높은 효과를 나타낼 수 있다.

전립선암 치료의 미래

1970년대 현대의학이 극복하지 못하고 있는 암을 정복하기 위하여 국가차원에서 특별법을 제정, 해마다 수만 달러에서 수백만 달러에 이르는 막대한 재정을 지원했던 미국은 그로부터 20년 뒤 암이 여전히 줄어들지 않았다는 암연구센터의 결과 보고를 토대로, 1994년 이때까지 의학의 범주에서 연구되지 않았던 색다른 방법들에 대한 연구를 지원하기로 결의한다. 그 결과로 시작된 것이 소위 '대체의학' 연구다.

미국 암연구센터의 주도로 광범위한 대체의학 연구 주제들이 설정되고, 지구상에서 질병 치료에 사용되는 모든 방법들을 연구 프로젝트 안에 끌어들였다. 이 과제 가운데는 동양의학적 방법이나 아시아 각국에 전수되고 있는

민간요법, 심지어 주술이나 기도와 같은 방법의 효과를 검증하는 프로그램도 포함돼 있다.

이 연구를 통해 얻어진 여러 결실들 가운데 지금까지 가장 유효성이 돋보이는 방법들은 동양의학적 치료, 천연물질을 이용한 면역치료, 그리고 기도의 힘 등이다.

특히 면역치료는 기존의 항암제들이 암세포를 '죽이는' 데 주력하는 독성 강한 치료법인 데 반해, 인체의 저항력을 높여 암세포를 스스로 이기게 하는 데 주력하는 '살리는' 치료의 개념을 갖고 있는 것으로, 기존 의학의 개념을 통째 뒤바꾸는 것이다.

기존의 항암제는 암세포를 제어하고 궁극적으로 죽여 없애기 위해 강한 화학성분을 이용하는 초강력 항생제라 할 수 있다. 보통의 염증이나 감기에 사용하는 가벼운 항생제만으로도 몸이 허약한 사람은 심히 지치고 졸린 반응을 경험하게 된다. 항암제라는 초강력 항생제는 몸이 지치는 것은 물론이고 소화불량, 고열, 구토, 불면, 탈모에다 심하면 우울증 같은 정신적 병리현상까지 포함하는 매우 높은 '부작용'의 가능성을 지니고 있다. 때문에 항암제는 암보다 더 직접적인 암환자 사망의 원인이라는 혹

평까지 받는다.

이러한 기존 항암제의 문제점을 해결하기 위해 시도되고 있는 것이 암세포만 골라 공격하는 항암제의 개발이다. 전립선암과 관련해서도 많은 식품들이 연구되었고 전립선에 가장 가까이 투입하여 암세포를 효율적으로 공격하는 항암제들이 개발되고 있다. 최근 독일에서는 방사능을 내는 작은 구슬을 암에 걸린 전립선에 투입하여 암세포를 선택적으로 파괴하는 방법이 공개되기도 했다. 최근 국내 연구 가운데는 유전자 치료법이 돋보인다.

전립선암의 경우 여성의 유방암이나 자궁암과 같이 해당 조직을 통째로 들어내는 적출술이 최후의 방법으로 사용된다. 암 발생 부위가 비교적 독립된 기관이고 생명활동과 비교적 직접 관련이 적기 때문에 해당 장기를 통째 들어냄으로써 암세포를 깨끗이 제거하는 것이다. 그러나 유방이나 자궁에 비하면 전립선은 사람의 생존조건과의 관련성이 상대적으로 매우 높은 기관이다. 생식이나 성생활만 포기하면 되는 것이 아니라 일상적인 신진대사에 관여하고 있기 때문이다.

아무리 새로운 약이 나오고 새로운 치료법이 고안된다

하더라도 암에 관한 한 최선의 대책은 예방이라는 데 이론의 여지가 없다. 막연히 "안 걸리면 되지"라는 말이 아니라 암에 걸릴 수 있는 소양이 높은 사람은 적극적으로 암에 걸리지 않도록 평소 면역력을 높이고 방어적인 생활을 습관 들여야 한다.

일상적인 관리의 방법으로 식생활의 조절과 건전한 성생활, 적당한 운동 등은 필히 습관화해야 할 일이다. 아직 심각하지는 않지만 불편한 증상들이 나타나기 시작할 때 전립선 세척은 보다 적극적인 관리 방법으로 가장 탁월하다 할 수 있다.

5. 전립선 세척요법

막힌 '수도관' 청소하면 남성의 힘 쾰쾰

한국에서의 부부 이혼율이 급격이 높아졌다. 한 해 동안 새로 결혼하는 수의 40%에 해당하는 커플들이 이혼을 하고 있다는 통계다.

이혼하는 부부들이 가장 많이 꼽는 원인은 '성격 차이'라 한다. 그러나 남남끼리 만나 한 가족이 된 부부 사이에는 성격이나 가치관 등의 차이가 있는 것이 당연하다. 오히려 이런 차이점들을 서로 이해하고 존중하고 때로는 극복해 가면서 더 많은 동질성을 만들어 가는 것이 부부가 함께 살며 추구해 갈 재미며 과제가 아니던가?

그럼에도 성격 차이를 내세워 헤어지고 마는 부부들에게는 그 이면에 감춰진 보다 진지한 다른 원인들이 있으리라는 추측이 가능하다. 가장 자주 의심되는 부분이 바로 성생활이다. 내놓고 '이것 때문에 헤어진다'라고 표방하진 않지만 갈라진 부부들 사이에는 필경 성생활의 부조화가 감춰져 있기 쉽다는 것이다. 여성이 성생활에 흥미를 느끼지 못하거나 전혀 감흥이 없다든가, 남성이 제대로 기능을 못해 아내의 욕구불만이 쌓인다든가 하는 것이 대표적인 경우다.

먼저 남성 기능이 약화되는 경우에 대해 생각해 보자. 지금까지는 남성이 약해졌다면 우선 정력을 북돋우는 보약을 먹는다든가 남성을 곧추세우는 비아그라 등등의 대증요법이 최선의 해결책으로 제시돼 왔다. 이런 방법은 물론 축적된 인간의 지혜로 삶의 질을 높이려는 의미 있는 시도들이다.

최근에는 남성의 성 능력과 전립선의 관계가 크게 주목되고 있다. 남성만이 갖고 있는 전립선은 성생활과 특히 관계가 깊은 장기다. 고환과 함께 남성 능력에 결정적인 영향을 미친다.

그러나 제 기능을 잃은 전립선의 치료는 아직도 까다로운 기술이다.

최근 중년 남성들에게 요도를 통해 직접 전립선을 약물 세척하는 전립선 관리를 시행한 결과, 많은 남성들이 상쾌한 신진대사를 회복하고 성생활에서도 활기를 되찾는 것을 볼 수 있다. 아랫도리가 뻐근하고 불쾌하면서 소변이나 성생활이 점점 짜증스러워지는 남성들에게 요도 세척법은 명쾌한 효과를 보이고 있다.

♣ 알아 두세요 : 발기부전이란?

남자의 성 능력을 판단하는 기준은 여러 가지가 있을 수 있다. 조루의 기준은 무엇이며 관계의 주기는 어느 정도가 정상범위인가. 오랫동안 그 기준이란 주먹구구에 가까웠다. 예를 들면 조루의 기준을 말할 때 한 번 관계에서 30분은 지속돼야 한다거나 삽입 후 몇 분 이내에 사정하지 않을 수 있어야 한다거나 굴진운동이 최소 몇 회 이상 가능해야 한다는 등의 기준이 제시된 적도 있었다. 그러나 이런 주장은 그 기준에 미치지 못하는 많은 수의 남성들에게 열등감을 심어주기나 했지 과연 과학적이고 합리적인 기준이라 하기에는 적당한 것이 아니었다.

그동안 발기력에 대한 기준도 조루에 대한 정의만큼이나 다양했다. 고대 의서를 기준으로 하면 발기 때 남성의 각도는, 손바닥을 땅에서 수직 방향으로 앞으로 내밀어 손가락을 활짝 펼쳤을 때 20대에는 엄지손가락, 30대는 집게손가락, 40대는 가운뎃손가락에 해당하는 만큼의 각도를 유지하는 것이 정상이다.

하지만 실제에서는 40대라도 수평 이상의 각도로 발기하는 사람이 있는가 하면 20대에서도 수평 정도의 각도에 머무는 사람이 많다. 그것을 꼭 비정상이라고 할 수 있는가. 발기부전과 같은 이름으로 부를 수는 없다.

90년대 들어 세계보건기구(WHO)가 '조루란 본인의 의지와 상관없이 (참을 수 없어) 사정이 되는 경우'라고 명쾌히 정의했듯 발기부전에 대해서도 이제는 개별적 상황을 존중하면서 보다 합리적으로 정의될 필요가 있다. 많은 의사들은 '삽입하고 싶어도 발기력이 충분치 않아 불가능한 경우'를 발기부전으로 정의하자는 데 잠정적인 지지를 보내고 있다.

☆ 잠깐! : 한방에서의 발기부전 개념

한방에서 발기부전에 해당하는 개념은 '음위'라는 말이다. 의서 『경악전서』는 '음위란 양이 일어나지 않는 것이다'라고 하여 '음위편'의 병증을 따로 다루고 있다.

많은 음위가 심리적이고 환경적인 요인에 의해 발생하는 것으로 여겨져 왔으나 현실에서는 신체상의 이유(기질적 원인)에 해당하는 경우도 크게 늘고 있다는 것이 요즘 의사들의 소견이다.

한창때 아이들을 책상머리에 묶어두거나 현대인의 운동량이 크게 줄어들면서 상대적으로 늘어나는 수음 습관(신기의 손상), 일상에서 걱정이나 스트레스가 늘어나며(심폐기능의 피로), 마음껏 감정을 발산할 수 없는 도시 환경으로 인해 울화가 쌓이고(칠정의 내상), 나아가 공해에 찌든 음식으로 체내에 열기가 쌓이고 있다는 게 대체적으로 공감하는 원인이다. 이 같은 조건의 생활에서는 20대의 한창 나이라도 발기가 제대로 되지 않을 수 있다. 한방의 치료는 심리적 원인과 그것이 원인이 되어 몸에 나타난 기질적 증상 등을 상담을 통해 판별하여 적절한 약물이나 행동요법 등을 사용할 수 있으며 생식기능 및 정력과 관련된 경혈을 따라 침이나 뜸을 이용하는 치료법도 사용할 수 있다.

전립선 세척 요법의 장점

전립선 세척요법을 위해서는 전립선 치료관리에 효과가 있는 재료들로부터 추출하는 세척액과 이를 주입하기 위한 연질의 도뇨관이 필요하다. 시술은 환자가 편안한 마음으로 치료를 받을 수 있는, 위생적이고도 편안한 치료환경이 필요하다.

세척액은 전립선의 치료 관리에 효과가 있는 천연의 재료들로부터 증류 형식으로 추출되어 무균 무독성이 확보돼 있다.

치료는 먼저 도뇨관을 요도를 통해 삽입하는 것으로 시작된다. 재질이 연한 요도 전용의 기구를 사용하지만, 이때에도 연약한 요도 내부를 고려하여 매우 세심한 주의를 기울이지 않으면 안 된다. 요도염 등 염증이나 상처가 있을 때는 처음부터 무리하게 삽입하려고 애쓰지 않도록 한다. 치료를 해나가면서 점차 전립선에 도달하도록 하는 것도 좋은 방법이다.

삽입된 도뇨관을 통해 세척액을 주입하고 약물이 요도와 전립선에 머무는 상태를 15분 이상 유지한 후 배출한다. 약물의 농도와 시간은 병증의 상태에 따라 조절될 수 있다. 세척치료는 증상이 개선되는 징후를 판단하면서 수일 간격으로 수차례 반복하는데, 증상이 가벼운 경우 5회에서 중증인 경우 10회 이상까지 치료를 계획할 수 있다. 대개 5회 정도에서 증상은 크게 개선되지만, 완치로 판정되지 않는 한 계획한 기간까지 반복하는 것이 재발을 막기 위해 바람직하다.

전립선 질환의 치료와 함께 기능의 완전한 회복을 위해 세척치료 외에도 한방의 침 뜸 약침요법 등을 보조적으로 병행하는 칵테일 요법인 E-Z요법은 20여 년간의

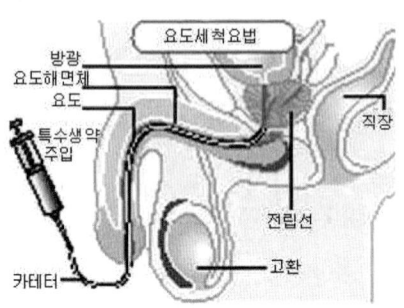

전립선 치료 경험을 통해 필자 나름으로 구축한 전립선 치료프로그램이다.

세척요법의 가장 큰 장점은 아직 완벽하지 않은 전립선 치료 의술 가운데서 상대적으로 높은 치료율을 보이고 있다는 점과, 전립선 질환의 높은 재발률을 크게 떨어뜨리고 있다는 점이다. 또한 양방에서의 절제, 삭제와 같이 전립선 자체에 손상을 가하지 않기 때문에 어떤 경우에도 후유증이나 부작용의 우려가 없다는 점도 장점 중 하나다.

필자의 클리닉에서 10회 이상 세척치료를 받은 환자들 가운데 뚜렷이 증상이 소멸되거나 개선되었다는 환자들은 80%를 넘어서고 있으며, 치료 후 1년이 지나 추적

가능한 범위에서 실시한 추적조사에서도 70% 이상은 대체로 개선된 상태가 유지되는 것으로 파악되었다.

병행하는 뜸과 약침은 주로 남성 기능 및 신계(腎系)의 중심인 회음부와 고환 주변의 혈을 찾아 시술된다. 전통적으로 남성의 회음혈과 고환 주변의 경혈들은 남성기능 강화를 목적으로 시술하는 대상 부위다. 약침은 우황 웅담 사향 성분을 위주로 혈액순환을 개선하고 기력을 보강하는 효과가 있다. 이를 병행한 이후 환자들은 이유 없이 찾아오는 회음부 및 전립선통증이 사라지고 예전보다 정력이 좋아졌다는 반응을 보이고 있다.

'파이프'의 녹을 벗겨내는 신비의 명약

자연요법이 유행하고 있는 일본에서는 먹는 꽃가루와 북미산 톱야자 등 건강식품이 전립선 치료제란 명목으로 적잖게 팔려 나가고 있다.

송화가루와 같은 꽃가루는 아연(Zn) 성분이 풍부하여 전립선의 건강에 도움이 될 가능성은 인정된다. 하지만 이런 꽃가루도 미세한 가루 하나하나의 껍질을 효과적으로 벗겨내지 않으면 그 성분을 흡수하기가 어렵기 때문에 꽃가루 그대로를 전립선 특효약이란 명분으로 먹어 효과를 볼 수 있을지 의문이다.

북미대륙에서 나는 톱야자(셀레노아 레벤스)는 키가 1~2m 정도 되는 밀림식물의 열매다. 옛 아메리카 원주민(인디언)들이 약재와 식용으로 사용했다고 전해진다. 이 식물의 씨앗으로부터 추출한 엑기스가 특정한 약효를 나타내는데 특히 전립선비대증에 효과가 있다는 사실을 발견한 것은 유럽인들이었다. 엑기스는 남성 호르몬의 기능을 억제함으로써 전립선의 비대를 막아준다고 한다.

전립선을 정화하여 젊은 시절과 같이 싱싱하고 깨끗하게 만들기 위해 고안된 것이 전립선 세척요법이다. 간단히 소개하자면 요도에 카데타를 통해 특수 약물을 투입해 전립선을 씻어내는 방법이다. 이것은 단지 식염수를 넣어 요도내벽의 찌꺼기를 씻어내는 물리적인 세척만을 의미하는 것이 아니다. 용액과 체액 사이의 농도 차이로 일어나는 삼투압 원리에 따라 약물의 성분들은 전립선 세포 안으로 침투하여 세포 자체를 활성화하는 작용을 하게 된다. 전립선 상태에 따라 짧게는 3~4회에서 길게는 10회 이상까지 세척을 반복하면 전립선은 점차로 건강을 회복하여 강력한 남성의 힘을 되찾게 된다.

세척액에는 여러 가지 천연 약성물질들이 사용되지만 그 가운데서도 대표적인 것은 죽염과 알로에 성분이다. 알로에는 웬만한 피부 상처에 직접 껍질을 까서 문질러도 30분 정도면 상처가 아무는 것을 육안으로 확인할 수 있는 신비의 식물이다. 세포재생효과가 뛰어나고 살균작용도 한다. 피부를 맑게 하고 열을 다스리며 보습효과가 뛰어나다. 죽염은 일반 소금과는 성질이 다른 강알칼리성을 띠며 살균 소독은 물론 체액의 균형을 조절하고 각종 독성물질의 해소와 염증해소 등의 효과가 있다. 그 안전성은 여러 연구를 통해 충분히 입증돼 있다.

신비의 알로에 전립선을 달래다

전립선비대 증상으로 소변이 잘 안 나오게 되는 현상은 작은 저수지에 물이 고이는 것과 같은 원리다. 수문이 잘 열고 닫혀서 물이 고일 때와 시원스레 방출할 때가 명확히 구분이 돼야 하는데 오래도록 잘 관리가 안 돼 고장이 생긴 수문은 물을 제대로 가두지도 못하고 시원스레 방출도 못해 물 관리에 심대한 지장을 초래하게 된다. 수문에 녹이 슬고 수문으로부터 물을 방출시킬 수로가 이끼나 오물 등으로 막혀 있기까지 하다면 문제는 커진다.

평소 민방에 관심이 많은 한 70대 노인의 경험담이다. 전립선비대가 급격히 진전되어 갑자기 배뇨가 안 되는 바람에(요폐) 고통을 받게 되었으나 마침 휴일이어서 진료를 받을 수 없게 되자 노인은 급한 대로 나름의 긴급 처치를 했다. 평소 상비약으로 사용해 온 알로에 즙을 탈지면에 발라 항문을 통해 전립선을 마사지한 것이다. 알로에 액즙으로 몇 차례 마사지한 결과 조금씩 기분이 나아지고 시간이 더 지나면서 막혔던 소변이 조금씩 흘러나왔다고 한다. 병원의 도움을 받기 전에 알로에 마사지를 통해 급성 요폐의 고통으로부터 완전히 벗어날 수 있었다는 것이다.

민방에서 전해오는 방법은 누구에게나 언제든지 적용될 수 있는 것은 아니다. 그러나 알로에의 효능이 전립선 질환을 가라앉히고 치료효과를 나타냈다는 것은 임상을 통해 충분히 입증돼 있다.

녹슨 전립선과 요도를 씻어내는 전립선 세척요법에서도 알로에는 중요한 재료로 사용된다. 아메리칸 인디언들이 수천 년의 만병통치약으로 사용했던 알로에는 바르거나 목욕재로 쓰면 피부병을 고치고 상처를 회복시키며 피부를 곱게 한다. 먹으면 입병에서부터 위장 대장에 이르기까지 체내의 염증을 치료하고 기혈의 순환을 활발하게 한다. 기혈을 활발하게 하는 효과는 샴푸재료로 사용될 경우 탈모 예방에도 효과가 있을 것으로 보인다.

동양에 알로에가 소개된 것은 오래전의 일이며 『동의보감』 등에도 '노회'(蘆薈)라는 이름으로 그 활용법이 소개돼 있다. 여러 천연 재료들을 처방하여 추출하는 전립선 세척용액 가운데도 알로에는 주요 재료 중 하나로 첨가된다.

알로에의 잎보다 구하기가 어려운 뿌리를 별개로 달여 탕약으로 처방함으로써 세척치료 후의 보조치료 효과를 높이고 있다.

소금으로 만든 신물질, 죽염

전설은 어느 시대에나 있다. 전설은 필경 과장이 없지 않지만, 많은 사람들의 입에 회자되는 전설에는 그럴 만한 근거가 있게 마련이다.

 '현대의 전설'이라 할 만한 사람 가운데 별난 의인(醫人) 김일훈 옹이 있다. 인산(仁山)이란 아호로 잘 알려져 있는 그는 젊어서부터 의술에 능통하여 침이나 간단한 약재, 혹은 흔하게 먹는 식물 같은 것을 써서 못 고치는 병이 없었다고 한다. 그는 전혀 경제적 대가를 바라지 않았지만 그가 사는 산골마을은 인산인해를 이루어 삽시간에 작은 상업도시가 형성될 정도였다.

 인산이 남긴 대표적인 약성 물질이 죽염이다. 죽염은 먼저 무공해 천일염을 지리산 토종 왕대 속에 채우고 황토로 입구를 봉한 뒤 소나무 장작으로 몇 번을 굽는다. 구울 때마다 대통 속에서 녹고 굳은 소금 덩어리를 다시 부수고 굽기를 거듭하면 대나무의 죽력 성분이 배고 철분과 유황 냄새가 나는 죽염이 만들어진다.

 전통적인 온천 가운데도 유황을 함유한 온천이 많은 것은 우연이 아니다. 삶은 계란에서 나는 것과 같은 냄새를 함유한 유황천은 몸에 밴 독성을 제거하고 피부의 윤기를 되찾아주며 잡다한 피부병을 말끔히 씻어주는 신비한 효과를 지니고 있다. 전남 함양의 전통 해수 찜은 천연상태의 바닷물을 끌어다 불에 달군 유황석을 넣어 발생시킨 증기를 이용하는데, 몸의 상처나 멍든 것, 독이 스며든 것을 모두 치료하는 효과가 있다. 죽염 역시 '냉풍과 한열을 제하고 사기를 몰아내고 근골을 단단하게 한다'고 인산은 설명했다.

죽염의 제법에 대하여는 허준의 『동의보감』에도 이미 언급돼 있다. 인산은 전래되는 비방 가운데 사장됐던 우리 고유의 뛰어난 처방을 되살려낸 것이다. 일제 강점기 이후 모든 의료제도가 양의학 중심으로 바뀌면서 사라져간 우리 전통 의술을 면면히 전수하고 되살려온 진정한 전통 의학자들의 공로는 우리 의학사에 남길 만하다.

죽염의 용도는 점차 넓어지고 있다. 염증을 제하고 독을 풀며 피부를 부드럽게 하는 효과를 갖고 있어 요리용으로, 식용으로, 소독용으로, 가볍게는 피부미용(세안, 목욕)용으로 사용될 수 있다.

보통은 염분을 과다섭취하면 혈압이 오를 수 있다고

하지만, 죽염은 전혀 다른 작용을 나타낸다. 보통 소금은 산성 물질인 데 반해 죽염은 pH11~13의 강알칼리를 띠는 데다 무기질의 함량도 전혀 달라지는 것으로 규명돼 있다. 때문에 죽염은 일반적인 소금과는 성질이 아주 다른 '신물질'로 분류해야 한다는 학자들도 있다.

수년 전 대구 계명대 류효익 교수가 발표한 논문에 따르면 죽염을 세계보건기구의 소금섭취 일일권장량의 최대치(15g)를 일반인들이 장기 복용케 한 결과 혈압을 떨어뜨리거나 낮추지 않았으며, 몇 케이스에서는 저혈압과 고혈압을 항시 적정혈압으로 맞춰준 사례도 있는 것으로 확인됐다.

죽염의 의학적 효능은 위염, 풍치, 고혈압, 눈병 상처 치료와 해독, 체질개선 등에 활용되고 있다. 전립선 세척 요법에서 죽염을 주재료의 하나로 채택하고 있는 것도 죽염의 전설적 효능이 유용하기 때문이다.

불결한 관계? — 성병 경험자 전립선을 살펴라

요즘 젊은이들은 버스나 전철 같은 공공장소에서도 남녀

간의 애정표현을 서슴지 않는다. 심지어 신성한 캠퍼스 안에서조차 애무 정도는 공공연하고 으슥한 곳에서는 콘돔이 발견되는 일도 흔하다고 한다. 보다 한심한 것은 이렇듯 성의식이 개방된 데 반해 성에 대한 바른 지식은 거의 낙제점이라는 데 있다.

남성의 전립선 세척법을 공개한 이후 많은 남성들이 전립선이 의심스럽다며 찾아오고 있다. 그들은 아랫도리의 뻐근함, 요도의 불쾌감 때문에 이따금씩 병원을 찾았지만 어느 곳에서도 이렇다 할 원인을 찾아내지 못했다며 잔뜩 긴장해 있다. 분명히 가렵기도 하고 심할 때 따가운 느낌마저 드는데 병리검사에서는 아무런 이상도 발견되지 않아 그냥 돌아나오곤 했다는 것이다.

전립선 세척을 시작하면 이들이 호소하는 증상은 뚜렷이 재현된다. 그 자각증상은 임질이나 매독 같은 성병이 있을 때와 유사하다. 예외 없이 철없던 젊은 시절 직업여성들과의 관계에서 이 같은 성병을 경험한 적이 있다고 실토한다. 꼭 성병이 아니더라도 한 번쯤 앓고 지나간 요도염이나 방광 질환 등의 자각증상이 재현되는 것은 신기한 일이다.

병균검사에서 체크되지는 않았지만 젊은 시절 치료받은

적이 있는 질병이 실은 완전히 제거되지 않고 전립선이나 요도 부근에 잠복해 있으면서 피로하거나 과음 등으로 몸이 지칠 때마다 경미하게 재발을 거듭해 온 것이 아닐까 여겨진다. 세척액이 전립선 내부까지 스며들면 잠복했던 균이 마지막 촛불처럼 활성화되는 현상을 보이다가 제거되는 것이라 할 수 있다. 그러므로 이 단계에서는 부부관계를 되도록 금하고 있다.

증상의 정도에 따라 몇 차례 전립선세척을 시행하고 나면 환자는 요도의 불쾌감이 개운하게 사라지는 것을 느끼게 된다. 수년에서 수십 년 전으로 거슬러 올라가는 '과거'의 흔적뿐 아니라 그 증상이 재발될 때마다 남모르게 가져온 마음의 멍에까지도 씻겨 나간 홀가분함을 이들의 표정에서 읽을 수 있다. 잔뜩 불쾌감에 찌든 표정으로 찾아왔다가 유쾌한 얼굴이 되어 돌아간다.

남녀가 함께 잔 자리는 물 위에 배 지나간 자리와 같다는 말이 성서에도 나온다. 그만큼 "남녀관계야 당사자가 말 안 하면 누가 알아?" 하는 인식도 퍼져 있는 것 같다. 그러나 모든 원인에 그 대가가 남는다는 건 우주의 철칙이다.

현대 의학이 대부분의 성기 질환을 극복하였고 이제 전립선 세척으로 그 흔적까지 비교적 깨끗이 씻어낼 수 있다는 자신감을 얻게 되었지만, 역시 자만해서는 안 된다. 부자연스럽고 불결한 섹스는 꽤 오랫동안 심신의 멍에를 남길 수 있기 때문이다.

6. 전립선 치료 사례(醫窓)

요도염과 감춰진 후유증

무분별하고 불결한 성 접촉에 의해 감염되기 쉬운 성병의 대부분은 지난 세기에 이미 극복된 것으로 여겨지고 있다. 꽤 오랫동안 인류를 괴롭히고 수명 단축의 큰 원인 중 하나였던 임균이나 매독균 등은 페니실린과 각종 항생제의 개발로 더 이상 위협적인 존재가 아니게 되었다. 이 때문에 성병 정도는 여느 병원에서나 가볍게 여기는 실정이고 한두 차례 처치로 간단히 '완치' 판정을 받게 된다.

하지만 의학계가 HIV바이러스 정도나 되어야 병이라고 큰소리를 치고 있는 이면에는 임질과 같은 재래적 질병이 여전히 없어지지 않고 있으며 이러한 성병이나 그 후유증으로 남모르게 고민하는 사람은 수도 없이 많다. 실제로 국민건강보험공단 통계에 따르면 헤르페스 환자 수는 2007년 9만 4259명에서 2011년 66만 명으로 7배나 늘었다고 한다.

50세의 ㄱ씨는 지난 10여 년을 정체 없는 질병과 싸워왔다. 젊어서 앓은 적이 있는 요도염과 같은 증세가 수시로 재발돼 소변의 색이 짙어지거나 가렵고 따가운 증세를 느꼈던 것, 사업상 접대술을 마시며 종종 외박을 하던 때가 있었지만 그것도 젊어서 얘기지 요즈음에는 거의 없는 일이었다. 짚이는 게 있다면 한창 나이 때 임균성 요도염에 걸린 적이 있다는 것, 하지만 이내 병원 치료로 깨끗이 해결을 했기 때문에 그 후유증은 아닐 것이라고 믿었다. 혹시나 하여 전문의를 찾아갔지만 매번 '당신은 지금 깨끗하다'는 진단만 받았다. 소변검사와 혈액검사 소견도 정상이었다.

이론상으로 보면 ㄱ씨의 증상은 지나친 결벽에서 오는 심리적 증상에 지나지 않는 것 같았다. 병원을 전전하던 그도 결국 치료를 포기하였고 간헐적인 가려움증이나 요도염 증상들은 성인이라면 누구에게나 있는 일로 받아들이기로 했다. 차라리 신경을 꺼버리고 나니 마음이 편해지더라고 말했다.

물론 신체에 일어나는 사소한 이상 증세들에 대해서 지나치게 민감할 필요는 없다. 더욱이 병원에서도 원인을 밝혀내지 못하는 증상이라면 이렇게 잊고 지내는 것이 편할 수도 있다. 다만 그런 상태로 시간이 지났을 때가 문제일 수 있다.

ㄱ씨는 최근 들어 자신의 남성기능에 문제가 발생하고 있음을 발견했다. 회음부가 뻐근하고 소변이 빈약해졌다. 부부관계 시 사정이 조절이 안 되어 자주 조루가 됐다. 나이가 들어서 그런가 보다 생각해 봤지만 회음부가 뻐근하고 불쾌한 기분은 아무래도 몸 어딘가에 이상이 있기 때문이라는 생각이 들었다.

신문을 통해 전립선에 문제가 있을 수 있다는 정보를 얻고 나서야 ㄱ씨는 전문의를 찾아가 진단을 요청했다. 정말로 약간의 전립선염과 비대 증상이 생긴 것을 확인했다. 전립선 세척으로 치료를 받은 뒤 수심이 가득하던 그의 얼굴에 웃음꽃이 피었다. 불쾌하던 느낌이 깨끗이 사라지고 부부관계에서도 자신감과 활력을 되찾았기 때문이다.

티눈 하나에도 목숨을 건다

젊고 싱싱한 30대 남자 ㅂ씨의 얼굴에 그늘이 지기 시작한 데에는 남모르는 사정이 숨어 있었다. 본래 활달하고 자신감에 찬 그였는데 어느 땐가부터 얼굴이 어두웠다. 갑자기 발기가 안 됐기 때문이다.

본래는 변강쇠 부럽지 않은 활력으로 아내를 만족시켜 왔다고 자부하던 그는 지난해부터 발기력이 시들해지더니 불과 몇 달 사이에 아예 기능을 못할 정도가 되어 아주 심각한 고민에 빠지고 말았다.

한동안은 정력제를 먹기도 하고 비뇨기과 처방을 받아 약을 사용하기도 했다. 일시적 효과가 있을 뿐 그조차도 이내 약발이 떨어졌다. 나중에는 음경에 직접 주사하는 발기 유발제를 사용하기도 했는데 그것도 몇 번 사용하고 나니 효과가 없었다. 겨우 일으켜 세웠다 해도 곧 힘이 빠지고 조루현상도 나타났다.

사람에게 정력이 전부는 아니지만 아직 한창 나이에 발기가 안 된다는 것은 실로 비참한 일이다. 발기가 안 돼도 죽고 사는 문제와 직접 관계는 없다. 그러나 산다는 것의 절반은 기분에 좌우된다. 아내 앞에서 고개 숙인 자존심, 총각 때 요도염을 앓은 일 때문이 아닌가 하는 죄책감, 이것은 모든 일에서 자신감을 앗아갔다.

얼굴에 그늘이 지고, 다른 사람들과는 마주 대하는 것조차 자존심이 허락지 않으니 점차 대인관계도 좁아져 갔다.

병원을 전전하던 끝에 B씨는 전립선 세척요법을 전해 듣고 찾아왔다. 총각 때 제대로 치료하지 못한 요도염이 뒤에 전립선염으로 발전된 적이 있기 때문에 여기에서 희망을 걸어보기로 한 것이다. 기본적으로 10차례 세척을 하기로 계획하고 치료를 시작했다. 목표는 약물을 쓰지 않고도 제대로 발기되는 건강한 남성의 회복. '이것이 마지막 기회'라는 기분으로 치료를 받기 시작해서인지 B씨는 정해진 날짜에 꼬박꼬박 찾아와 치료를 받았다.

아직 계획의 절반에도 미치지 못한 네 번째 세척치료를 위해 한의원에 들어서던 날, B씨는 매우 밝고 활달한 표정이었다.

"지난주에는 몸의 컨디션이 너무 좋아졌어요. 정말 감사합니다."

주사제를 사용하지 않고도 제대로 발기가 되어 모처럼 만족스런 부부관계를 가질 수가 있었다는 것이다. 그는 치료를 시작하니 '그깟 일 정도'라는 자신감이 생겼지만 클리닉을 찾아올 때까지는 사실 '죽고 싶은 기분'뿐이었다고 비로소 털어놓았다. 그러나 아직 치료가 끝난 것은 아니다. 그가 자신감을 되찾은 것은 남은 치료의 효과를 높이는 데도 매우 도움이 될 것이다.

겉만 보곤 모른다

180cm에 육박하는 큰 키에 80kg 정도의 대단히 건장하고 이상적인 체격을 지닌 농구선수 출신의 30대 환자가 있었다. 원래부터 허우대만 멀쩡했던 건 아니었다. 20대 한창 나이에는 체격과 외모에다 정력 또한 절륜하여 한때 카사노바 부럽지 않은 인기를 누렸다고 한다. 그러나 한의원에 찾아왔을 무렵에는 이미 발기부전으로 꽤

오랜 기간 약물을 사용했고 그나마도 효과가 떨어지기 시작해 초조해진 한 고개 숙인 남성에 불과했다.

추정되는 원인은 총각 시절에 앓은 전립선염이었다. 총각 때 몇 번의 외도 경험으로 요도염을 얻었는데 항생제 치료 몇 번 받고 어설프게 중단했다가 그만 전립선염까지 앓았다고 한다. 물론 병원에 다니며 치료를 했지만 이후 점차로 기력이 시들해져 결국 약물에 의존해야 했다.

젊고 건장한 남성으로서 필요할 때 제대로 서지 않는다는 것은 불편도 불편이지만 실로 자존심 상하는 일이다. 이 사람은 벌써 얼굴에 그늘이 져 있었다. 아내와도 사소한 일에 자주 충돌을 빚는다고 했다. 벌써 많은 병원을 전전했지만 해결책을 찾지 못했고, 전립선 세척요법이란 새로운 의술에 마지막 희망을 걸어보겠다고 했다.

처음 세척 때 세척 후 배출된 용액에서는 피와 농이 섞여 나왔다. 이것은 치료 중인 환자에게서 흔히 나타나는 현상으로, 대개는 예전에 앓았던 요도염 등의 증상과 유사성이 있다. 본인들은 치료가 끝났다고 생각하지만 요도 주변에서 잠복해 있던 병균들이 세척치료와 함께 발현하여 예전의 요도염과 유사한 증상을 나타내게 만들기 때문이다. 이 현상에 놀라 치료를 곧바로 중단하는 사람도 있는데 실로 안타까운 노릇이다.

예전에 있던 증상은 치료와 함께 재현되지만 이것은 꺼지기 직전의 등잔불이 돌연 밝게 일어나는 것과 같은 현상이다. 거듭해 치료를 계속하면 이 잠복 균들은 오랜 잠복기를 끝내고 완전히 제거되는 것으로 믿어진다. 곧 예전에 앓았던 요도염은 잠시 재연되다가 완전히 사라진다.

환자는 다행히 치료를 중단하지 않고 이 기간을 견뎌냈다. 혈변과 농은 몇 차례 치료 후 모두 사라져 소변이 맑게 되었으며 이내 자연발기력도 되살아나기 시작했다. 환자는 여기서 그치지 않고 처음 계획한 치료를 끝까지 받아서 정상적인 건강을 되찾겠다고 다짐했다. 치료의 효과도 효과지만 환자가 이처럼 치료의 효과를 믿고 희망을 가질 때 의사도 '성공적인 효과'를 기대할 수 있다.

치료의 절반은 환자가 한다

의사가 병을 고치는 능력은 어디에서 올까? 의학 고전에서는 좋은 의사의 조건으로 '환자의 마음'을 고칠 수 있어야 한다는 것을 꼭 언급하고 있다. 지엽적인 증상을 다스리는 것만이 아니라 그 병을 가져온 원인을 깨우치고 이에 대해서도 처방을 내릴 줄 알아야 진정한 의사라는 것이다.

그러나 의사들도 때로는 병의 근원에 대한 통찰이나 환자의 마음 읽기보다는 환자에게 나타난 말단의 증상들을 기계적으로 신속히 고쳐주고 싶다는 욕구에 사로잡힐 때가 많다. 환자가 호소하는 증상이 얼마나 빠르고 확연하게 개선되었느냐가 현실적으로는 가장 확실한 '실력의 증거'가 되기 때문이다.

하지만 이런 치료의 결과는 사실 환자나 의사 모두에게 바람직하지 못하다. 의사와 환자 사이의 대화나 신뢰는 간 데 없고 단지 증상과 씨름하는 한 사람의 기술자가 있을 뿐이다. 그런 일이 반복되면 의사 스스로도 숭고하다고 믿어온 '의업'(醫業)에 대해 회의를 느끼게 된다.

그런데 한편으로 의학적 '기술'에 집착하게 되는 책임은 의사뿐 아니라 환자에게도 있지 않나 생각될 때가 있다. 환자 스스로가 의사의 꼼꼼한 질문을 귀찮아하고 자세한 설명을 기피하는 경우도 많기 때문이다. 심지어는 "당신이 명의라면 내가 설명 안 해도 알아서 고칠 수 있을 게 아닌가?" 하는 식으로 마치 의사를 테스트하는 듯한 자세를 보이는 환자들도 적지 않다.

충북 청주에서 찾아온 50세의 남성 환자가 있었다. 3년 전부터 전립선에 통증이 느껴지기 시작했고 아침에 소변을 보면 우윳빛 분비물이 나왔다. 소변을 보아도 잔뇨감이 있고 하복부가 불쾌하며 밤에 잠자다가도 한 번쯤은 꼭 일어나 소변을 본다고 했다. 가끔 우측 고환에 통증도 느껴진다고 했다. 분명한 전립선염 증상이었다.

3월부터 요도세척을 시작했다. 3~4일에 한 번꼴로 10회의 세척치료 계획을 세웠고 전립선 기능회복을 위해 회음부의 혈을 찾아 침을 시술했다.

그 효과는 예상보다 빠르게 나타났다. 계획된 치료의 초기부터 빠른 경과를 보이더니 마지막 회쯤에 가서는 거의 모든 증상이 사라져 환자와 의사 모두가 아주 만족스럽게 되었다.

생각해 보면 전립선 세척요법 자체의 효과도 효과지만

의사와 치료법에 대한 환자의 전폭적인 신뢰와 정성이 이 치료의 절반의 몫을 담당했던 것이라 믿어진다. 환자는 총각 시절인 25년 전 가볍게 지나친 성병(비임균성 요도염) 경험도 털어놓았다. 이후 요도와 귀두 주변의 불쾌감이 나타났다 사라졌다 하면서 남아 있었다는 것이다. 25년 전의 가벼운 병력이라면 그냥 감추어 둘 수도 있었을 것이다. 그러나 의사를 믿고 지난 병력을 자세히 털어놓았으므로 불과 3년 전에 시작된 전립선염의 길고 긴 연원을 추정하여 보다 효과적인 치료계획을 세울 수 있었던 것이다. 환자들이 의사의 치료에 대해 전적으로 신뢰하고 협조하는 일이야말로 어떤 질환에서든 가장 빠르고 완벽하게 벗어나기 위해 스스로 할 수 있는 최대의 역할이다.

대체로 의사들은 환자의 프라이버시를 보호하기 위해 최선을 다한다. 부부가 같이 왔을 때는 그들 사이에서도 지켜져야 할 비밀을 위해 배우자에게 본의 아닌 하얀 거짓말을 하게 되는 경우도 있다. 환자가 믿고 '고해성사'를 할 수 있는 의사가 되어야 한다는 점에서 의사는 일종의 성직(聖職)이다.

7. 전립선을 보호하는 생활습관

충혈은 정력의 적이다

모든 생명체는 기(氣)를 갖고 있다. 생명체만이 아니다. 태양이나 달이나 별들도 제각기 나름의 기운을 갖고 있어서 이 기운이 서로에게 작용하여 일 년 사계와 온갖 자연의 조화가 균형을 잃지 않고 진행되는 것이다.

이 기운은 물리적 법칙을 따른다. 기가 강한 것은 약한 것에 좀 더 영향을 미치지만 기가 약한 존재라 해서 일방적으로 강한 것의 기운에만 따르는 것은 아니다. 작은 것의 기운 또한 저보다 큰 기운을 가진 것에 영향을 미쳐 우주의 질서를 잡는 데 중요한 역할을 한다.

사람 역시 누구나 기를 갖고 있다. 건강이란 이 기운이 적재적소에 가장 균형 있게 채워져 있을 때 유지될 수 있다.

하지만 사람에 따라 선천적으로, 혹은 후천적으로 기의 편재(偏在)가 생긴다.

선천적으로 장이 강한 사람, 심장이 강한 사람, 두뇌가 강한 사람, 팔다리가 강한 사람 등 특정 부위에 특히 강하거나 특히 약한 기운을 타고난다. 선천적으로 어느 부위의 기운이 특히 약하다면 이곳을 강화하는 운동이나 훈련, 혹은 음식을 통해 약점을 극복할 수 있다. 그러나 반대로 선천적으로는 위장이 강하더라도 좋지 않은 식습관을 지속하면 타고난 강점이 약점으로 바뀔 수도 있다. 이것으로 보면 선천적 특성도 후천적 습관이나 훈련을 통해 어느 정도는 개선이 가능하다고 할 수 있다.

그러나 일반적으로 어느 한곳으로의 기의 편재는 기운과 함께 혈액의 집중을 초래하여 부작용을 일으킬 수 있다. 지나치게 눈을 혹사하거나 허리를 혹사하는 사람은 눈이나 허리에 가장 먼저 문제가 생길 수 있는 것과 마찬가지다.

옛 사람들은 지나친 성생활의 탐닉 또한 장기를 망가뜨리고 정기를 잃게 되는 원인이 된다 하여 매우 경계했다.

일시적으로 성의 즐거움에 빠지기 쉬운 신혼기에는 회음부가 부어올라 뻐근한 통증을 느끼게 되는 것도 좋은 사례다. 본격적인 성생활의 시작으로 이제 막 제 역할을 시작한 전립선과 요도에 일시적으로 지나치게 기운이 몰리기 때문에 몸의 기운을 한 점 남김없이 신혼 재미에 쏟아붓다 보면 주요 성기인 전립선은 과로 상태가 되고 지나치게 기가 몰리고 혈액이 집중되어 충혈상태가 된다. 이 기간이 길어지면 전립선은 마침내 제 기능을 잃게 된다. 이 때문에 지나친 성생활은 반드시 성 능력을 떨어뜨리는 결과를 가져온다고 경계하는 것이다. 이런 충혈상태는 더 지속되면 만성적인 비대증과 전립선염 등으로 발전되기도 쉽다. 팽팽히 바람을 넣은 채 오래 놓아둔 풍선이 다시는 처음 같은 탄력을 되찾기 어렵게 되는 것과 같은 이치다.

전립선 세척으로 전립선의 피로현상을 줄일 수 있는 것은 오래 사용한 컴퓨터를 스캐닝하여 새것처럼 정확하게 작동시킬 수 있는 것과 같은 이치다. 무릇 아무리 좋은 일이라 하더라도 지나치면 모자람만 못한 법이다.

앉아서 빼앗긴 정력 걸어서 되찾아라

중년이 되면서 전립선 질환이 늘어나는 데에는 전립선

의 노화라는 이유도 있지만 그만큼 생활 여유가 생기면서 운동량이 주는 것도 큰 요인이다. 보통 이 나이가 되면 걸어 다니는 활동이 줄어들고 앉는 사용하는 의자도 딱딱한 의자에서 안락의자로 바뀌게 마련이다. 전철이나 버스보다는 승용차에 앉아 출퇴근하는 경우가 많아진다. 가뜩이나 지쳐가는 전립선에 더욱 도움 되지 않는 일이다. 사람의 몸은 지칠수록 편안한 것을 찾게 돼 있지만 전립선은 편안할수록 위험에 빠진다.

하루 종일 의자에 앉아 일하는 사무직 남성들이나 매일 장시간의 운전을 하는 사람들이 공통적으로 호소하는 문제가 있다. 시간이 갈수록 정력이 떨어진다는 하소연이다. 택시를 운전하는 사람들은 흔히 택시 연료인 LPG 가스가 정력을 빼앗아 간다고 말한다. 사무직 직업인들은 하루 종일 사용하는 컴퓨터가 원인이라고 자기 직업을 원망(?)한다. 그러나 과학적 근거가 있는지는 알 수 없다. 전자파나 가스가 정력을 떨어뜨리는 원인이 된다 하더라도 하루가 다르게 성이 무력화되는 주원인은 아닐 것이다. 내가 아는 사람 가운데는 10년 이상 컴퓨터와 함께 생활하면서도 버젓이 아들을 낳은 사람들이 많다.

이런 직업을 가진 사람들이 정력에 문제를 느끼게 되는, 명확하면서도 보다 큰 원인은 하루 종일 앉아서 지낸다는 자체에 있다. 거기에다 쌓인 스트레스를 술이나 담배로 푸는 습관까지 갖고 있다면 정력을 위해서는 최악이다.

자리에 오래 앉아 생활하는 경우 문제가 되는 것은 우선 의자와 밀착되는 회음부 주변의 혈액순환이 어려워지고, 공기순환이 안돼 온도가 올라간다는 데 있다.

본래 남성의 페니스 조직은 많은 실핏줄로 이루어져 활발한 혈액순환을 필요로 하고, 고환은 더운 것을 싫어한다. 그러나 주로 앉아 지내는 남성들은 겨우 40세 안팎에도 새벽에 일어나야 할 것이 일어나지 않아 아내의 마음을 아프게 한다.

고환, 페니스와 함께 남성의 3대 남성 기관 중 하나인 전립선도 오래 앉아 지내는 생활을 좋아하지 않는다. 앉은 자세에서는 상반신의 무게가 고스란히 항문으로 쏠리게 되며, 배 근육도 긴장이 풀려 내장의 무게가 고스란히 아래쪽으로 쏠린다. 항문과 고환 사이에 있는 전립선이 언제나 그 무게에 눌려 있게 되므로 기능이 떨어질 수밖에 없다. 여기에다 술까지 많이 마시면 과잉 섭취된 콜레스테롤이 아랫배와 함께 전립선에 쌓여 전립선비대의 원인이 될 수 있다.

회음부를 지지하는 PC근육도 앉은 자세에서는 편안하게 풀어진다. 습관이 되면 탄력을 잃어버려 페니스를 지지하거나 사정을 조절하는 본연의 임무를 잘 수행할 수 없게 된다. 발기 상태를 유지하지 못하고 조루의 가능성도 높다. 그렇다면 주로 앉아서 일하는 사람들은 성적으로 비극적인(?) 이 직업의 약점을 어떻게 보완할 수 있을까.

최근 독일의 「슈피겔」 잡지는 의학자들의 연구결과를 인용, '남성의 생식기관은 활발한 혈액순환을 필요로 하므로 어떤 운동보다 서서 걸어 다니는 것이 성기능 유지에 도움이 된다'고 전하고 있다. 늦어도 중년부터는 노년기까지 정상적인 정력을 유지하기 위해서는 최소한 하루 3km씩은 걸으라고 권한다.

걷는 것이 성기능에 좋다는 것은 상식이다. 새벽마다 남성을 일으켜 세우는 성호르몬도 걸어 다니는 동안 왕성하게 형성이 된다. 비즈니스맨들도 남성 건강을 생각한다면 술자리에 앉아서보다는 공원이라도 함께 걸어 다니며 상담을 하는 게 어떨까.

봄의 따뜻한 햇볕이 사랑의 호르몬 깨운다

봄은 1년 중 햇볕이 가장 사랑스럽게 내리쬐는 계절이다. 이 시기에 동식물의 번식활동도 가장 왕성해지는데, 늘어난 일조량이 생명체에게서 사랑의 호르몬을 왕성하게 생성시키기 때문이다. 이 호르몬은 일차적으로 밝은 햇빛을 목격하는 시각 자극을 통해 뇌의 시상하부에 반응을 일으키면서 활성화된다. 대표적인 호르몬은 세로토닌인데, 이 호르몬은 긍정적으로 발랄한 기분을 일으키는 것과 관련돼 있다.

아침에 빛이 들어오면 이 호르몬은 절로 활성화되어 기분을 고양시키므로, 사람은 가만히 누워 있기보다 밖으로 나가 움직이고 싶은 충동에 사로잡힌다. 반면 저녁이 되면 낮 동안 활성화됐던 세로토닌이 절로 수렴되면서 사람의 기분은 울적해지고 빨리 집으로 돌아가고 싶은 생각이 일어나게 된다. 눈부신 봄철의 햇빛이야말로 '오래된' 우울증이라도 털어낼 수 있을 만큼 강력하다.

빛의 자극은 몸 안에서 사랑과 관계된 성 호르몬의 분비에도 변화를 일으킨다. 성 정체성을 강화하는 성 호르몬의 작용이 활발해지는 것은 이성에 대한 욕구를 강화하여 생식 활동이 활발해지도록 하기 위해서다. 몸 안에서 특정한 성의 작용이 강화되어 음양 사이의 불균형이 심화되면, 동물은 본능적으로 안정감을 잃고 이러한 불균형을 해소하기 위하여 이성 상대를 찾아 헤매게 된다. '생식임무'를 마친 뒤에야 진정되어 평온을 되찾게 된다. 이러한 절묘한 자연 섭리에 원만히 따르는 것이 물론 건강에도 좋다.

이성 상대를 찾아 사랑에 빠지는 동안 몸 안에서는 각종 '사랑의 호르몬'들이 왕성하게 활동하게 된다. 이 호르몬들은 구애와 섹스, 임신 출산에 이르기까지 동물들이 스스로 할 일을 자연스럽게 깨달아 가도록 이끄는 본능적 인도자가 된다.

처음 사랑을 느낄 때 일어나는 도파민은 마약과 같은 호르몬이다. 첫눈에 반하게 하는 호르몬이라 하여 일명 '큐피드의 호르몬'이라고도 불린다. 도파민이 생성되면 사랑의 대상에 대해서는 이성적 판단이 어려울 정도로 모든 것이 아름답게만 보인다. 아무런 '행위'가 없이도 그를 생각하면 행복감이 생기기 때문에 짝사랑이나 플라토닉 러브를 가능하게 하는 호르몬이다.

다음 단계에서는 '공격적'인 호르몬이 발생하게 되는데 이 호르몬은 열정과 용기를 불러일으키고 결단성 있는 모험을 가능케 한다. 잠자는 공주를 구하기 위하여 마법의 성에 도전하는 용기도 바로 도파민의 다음 단계에서 분비되는 페닐에틸아민이 있기 때문이다. 페닐에틸아민의 작용으로 사랑하는 상대에게 구애하여 포옹에 이르렀을 때,

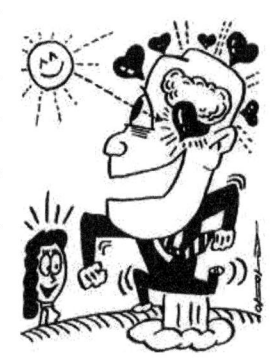

자연스럽게 임신 출산에 관여하는 옥시토신이 분비된다. 이들 사랑의 호르몬 분비에는 빛의 호르몬 세로토닌의 역할이 관계돼 있다.

계절과 본능이 조합하여 일으키는 성애의 감정들이 순리적으로 해소가 되면 사람은 정서적으로 안정을 얻게 될 뿐 아니라, 기와 체액의 흐름이 원만히 조화를 이뤄 건강에도 좋은 효과를 얻게 된다.

특히 남성의 전립선 건강은 원활한 성생활로부터 적잖은

도움을 받는다. 불균형을 해소하지 못한 성 호르몬은 정신적 신체적으로 건강의 균형을 해칠 수 있다. 과다하게 남아 있는 남성호르몬이 전립선 질환을 악화시키는 기전도 이러한 메커니즘과 무관치 않을 것이다. 사랑을 나눌 때 일어나는 정액의 배출은 또 요도와 전립선의 노폐물을 제거하는 데에도 도움이 된다.

우유 영양학의 양지와 그늘

20여 년 전 미국의 R. 줄리아니 전 뉴욕시장은 어린이 건강을 위한 우유 소비 촉진 캠페인을 돕다가 봉변을 당한 적이 있다. 시장이 한 손에 우유를 한손에 들고 '우유를 마시고 있나요?'라는 카피와 함께 광고에 출연했는데, 이것을 한 시민단체가 패러디해 반대 광고를 냈다. '전립선암에 걸리셨나요?'라는 카피로 우유를 마시는 줄리아니 시장을 조롱하는 내용이었다. '동물을 윤리적으로 대하는 사람들'(PETA)라는 이름의 이 단체는 사람들이 우유를 마시는 것조차 동물에 대한 학대며 착취로 여기고 있는 모양이다. 여하튼 인신공격을 당한 줄리아니 시장은 고소까지 불사할 정도로 불쾌해했는데 다른 단체들의 중재로 이 '사람들'이 사과를 함으로써 해프닝은 막을 내렸다.

우유는 전립선에 정말 나쁜 것일까? 동물성 콜레스테롤이 전립선 질환에 좋지 않다는 주장은 폭넓게 받아들여지고 있는 이론이므로 우유 또한 경계할 필요는 있다.

그러나 우유에 대해서는 아직 다양한 논란의 여지가 있다. 전립선암 세포를 억제하는 효능이 밝혀진 비타민 D란 물질이 우유 속에 들어 있기 때문이다.

조혈작용에 필수 영양소인 칼슘을 섭취하기 위해 예전에는 시금치가 많이 권장되었지만 요즘은 우유를 더 우수한 공급원으로 치고 있다. 칼슘의 함량은 시금치가 높지만 이를 잘 흡수하게 하는 것은 비타민 D라는 사실이 밝혀졌기 때문이다(비타민 D는 뼈뿐 아니라 심장 혈관과 심근의 작용을 도와 심장질환도 예방할 수 있는 것으로 믿어지고 있다. 반면 칼슘을 연골과 혈액에 과다 축적시킬 수도 있으므로 지나치게 매달리는 것도 문제가 있다). 우유는 비타민 D와 칼슘을 함께 함유한 식품으로서 인체의 칼슘 섭취에는 이상적이다.

지나친 것은 부족한 것만 못하다 하였다. 전립선에 이롭기도 하고 해롭기도 한 우유의 두 얼굴은 건강관리에 있어서도 중용의 지혜가 필요함을 일깨워 준다.

■ 스크랩 : 전립선에 관한 최근 연구동향

1. 토마토에 전립선암 억제 성분

미국 브리검 부인병원 에드워드 조바누치 박사는 보건 전문요원 4만 7천 명(40~70세)를 대상으로 건강-식사습관을 조사해 분석한 결과 일주일에 최소한 두 번 이상 식사를 통해 토마토 제품을 먹는 사람은 그렇지 않는 사람에 비해 전립선암 발병률이 24~36% 낮은 것으로 나타났다고 밝혔다. 조바누치 박사는 이 결과가 강력한 항산화물질인 리코펜이 들어 있는 과일과 야채가 전립선암 위험을 감소시킨다는 연구결과들을 뒷받침하는 것이라고 설명했다. 리코펜은 인체 내 대사과정에서 생성되는 유해 활성산소를 흡수하는 효과가 있다. 그는 토마토를 스파게티 소스같이 조리된 형태로 먹는 것이 가장 항암효과가 컸다면서 이는 토마토를 조리할 때 세포벽이 분해되어

리코펜의 흡수가 더 용이해지기 때문이다.(2001년)

2. 마늘 먹으면 전립선암 예방

고려대 의대 비뇨기과 천준 교수팀은 "실험쥐 38마리에 전립선암세포를 이식한 뒤 30마리에는 마늘의 알리신을, 8마리에게는 생리식염수만을 투여한 결과 알리신을 넣은 쥐의 13%에서 전립선암이 발생했지만 생리식염수를 넣은 쥐는 100% 전립선암이 발병했다"는 연구결과를 국제 학계에 공개했다. 마늘에 들어있는 알리신 성분은 마늘 특유의 냄새를 내는 물질로서 항암효과가 있는 것으로 알려져 있다. 천 교수는 "마늘을 익히거나 장아찌 등으로 조리했을 때는 알리신의 양이 크게 줄어들므로 생마늘을 먹는 게 좋다"고 말했다.(2000년)

3. 붉은 포도주가 전립선암 세포 억제

스페인 연구진은 포도주에 들어 있는 5종의 폴리페놀이 시험관 실험에서 전립선암 세포의 성장을 막고 암세포들의 소멸을 촉진한다는 사실을 밝혀냈다고 영국 의학 전문지 BJU 인터내셔널을 통해 발표했다. 폴리페놀은 붉은 포도주와 차, 특정 과일 및 야채에 함유된 항산화제 성분으로 몰식자산과 탄닌산, 모린, 케르세틴, 루틴이 이에 속한다. 붉은 포도주를 비롯한 폴리페놀 함유식품 섭취량이 많은 지중해 지역 남성들은 전립선암 발생률이 미국이나 비지중해권 유럽인들보다 낮은 경향을 보이고 있다.(2002년 7월)

4. 태양자외선이 전립선암 지연

영국 노스 스태포드셔대학병원의 스트레인지 박사는 전립선암 환자 200명과 건강한 남자 155명을 대상으로 DNA 검사를 실시하고 어린 시절부터 야외에서 햇빛에 노출된 시간이 얼마나 되는지를 조사

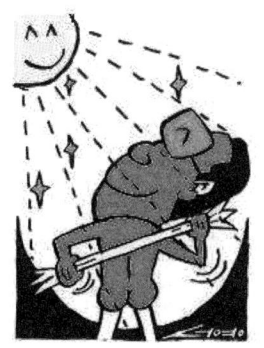

한 결과 이 같은 결과를 얻어냈다며 태양의 자외선이 전립선암을 막거나 발병을 지연시키는 효과가 있음을 보여주는 것이라고 주장했다. 햇빛에 많이 노출되면 체내의 비타민 D 생산이 증가한다. 스트레인지 박사는 실험관

실험에서도 비타민 D의 전립선암 세포 증식 차단효과가 밝혀졌다고 설명했다. 그러나 태양 자외선은 피부암의 원인이 될 수도 있다.(2001년 BBC)

5. 식물성 지방이 전립선암에 효과

미국 뉴욕주립대학의 애티프 어워드 박사는 '유럽 암 예방저널' 12월호에 발표한 연구 보고서에서 정제되지 않은 식물기름, 견과류, 콩 등에 많이 들어 있는 식물성 스테롤의 전립선암 세포 증식억제 효과가 시험관 시험과 동물실험을 통해 입증됐다고 발표했다. 어워드 박사는 일단의 쥐를 이용한 실험에서 식물성 스테롤이 많이 함유된 먹이를 먹인 쥐들은 다른 그룹의 쥐들에 비해 암종양의 크기가 40~43% 덜 자랐다고 밝혔다. 시험관실험에서는 배양된 전립선 암세포에 두 가지 식물성 스테롤인 베타-시토스테롤과 캄페스테롤을 각각 투여한 결과 암세포의 증식이 각각 70%와 14% 억제됐다고 발표했다. 반면 동물성의 콜레스테롤이 투입된 전립선암 세포는 오히려 18%가 증가됐다.

6. 콩, 양파, 과일, 성기능 향상에 도움

콩은 전립선암을 비롯하여, 암 예방에 큰 도움이 된다. 특히 콩의 아르기닌 성분은 발기력 증진에도 도움이 되는 것으로 알려져 있다. 양파 마늘 부추는 말초혈관계의 노폐물을 제거, 순환을 촉진하는 등 정력증진에 간접적인 도움을 준다. 과일의 신맛을 내는 유기산은 피로회복과 면역력 향상에 효과가 있다.

7. 비타민 E와 셀레늄

미국의 국립암센터(NCI)와 암 연구단체인 사우스웨스트 종양그룹은 전립선암을 예방하는 효과가 있는 것으로 알려진 비타민 E와 셀레늄을 이용한 대규모 임상시험을 실시했다. 대니얼 세브린 박사는 그동안의 실험과 분석에서 비타민 E와 셀레늄이 전립선암의 위험을 30~60% 감소시키는 효과가 있다고 소개했다. 체내에서 자연적으로 만들어지는 비타민 E와 셀레늄은 지금까지 연구 결과 피부암과 폐암에는 별다른 효과가 입증되지 않았다.(2001년)

8. 알코올 주입해 전립선 치료

미국 버몬트대학의 플란트 박사팀은 최근 전립선에 적정 용량의 알코올을 주입, 비대해진 전립선 세포를 파괴하는 '알코올 주입술'을 개발 성과를 얻었다고 발표했다. 플란트 박사는 "알코올 주입술을 받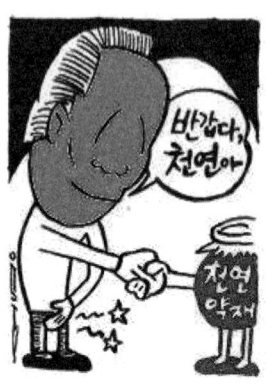
은 사람은 전립선의 크기가 치료 전 평균 53g에서 치료 후 평균 37g으로 약 30% 감소했다"고 밝혔다.

9. 유제품 과다섭취는 전립선암 위험

미국 영양학 전문지 '임상영양학'에 실린 한 연구 보고서는 우유, 치즈, 버터, 요구르트 등 낙농식품을 하루 2.5회 이상 먹는 사람은 0.5회 미만인 사람에 비해 전립선 암에 걸릴 위험이 30% 이상 높다고 주장했다. 보고서는 낙농식품에 함유된 많은 칼슘성분이 전립선암을 억제하는 작용을 하는 것으로 알려진 비타민 D의 체내 생산을 감소시키는 것으로 추정된다며, 칼슘 섭취량이 가장 많은 남자가 칼슘 섭취량이 가장 적은 남자에 비해 혈중 비타민 D의 함량이 17%나 낮았다는 분석을 근거로 제시했다.(2001년)

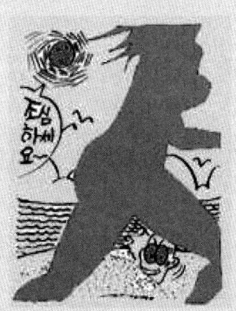

304 한의사 이은주의 전문법선 건강과 Sex Clinic

제4장

아름답고 건강을 위한 섹스 다이어트

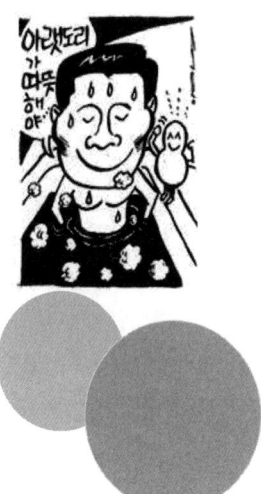

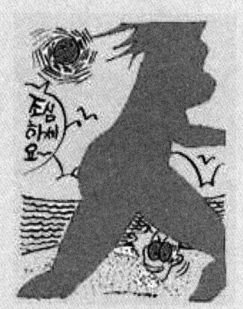

306 한의사 이은주의 전립선 건강과 Sex Clinic

제4장

아름답고 건강을 위한 섹스 다이어트

1. 여자의 성을 생각한다

여성이 주인이다

요즘 다이어트(Diet)란 말은 체중을 줄이거나 살 빼는 일 정도로 이해되고 있다.

그러나 본래 다이어트란 특정한 목적으로 식단을 조절하는 것을 의미한다. 건강상의 이유로 의사의 진단을 받게 되면 의학적 치료 외에도 대개 영양의 균형이나 처방 약물과의 상호관계 등을 이유로 특정한 음식을 권장하거나 금지하는 처방을 받게 되는데, 이러한 식단 조절이 본래 의미의 다이어트라 할 수 있다. 의학적으로는 '식이요법' 혹은 '식이조절' 등으로 번역될 수 있다.

체중과 혈중 콜레스테롤을 줄이기 위한 감식(減食)뿐 아니라 의도적으로 과일을 많이 먹거나, 체질개선을 목적으로 생식 또는 선식을 하거나, 암 등을 치유하기 위하여 단식하거나 녹즙을 먹는 등 식이요법이 모두 다이어트에 해당한다.

다이어트의 목적은 몸의 물리적 생리적 균형을 이상적으로 바로잡는 데 있다.

그렇다면 섹스 다이어트란?

요즘 쓰이기 시작한 섹스 다이어트는 다중적 의미를 지닌다. 한 가지는 흔히 오해되는 것처럼 살을 빼는 것과 관련하여, 섹스를 통해 즐겁게 살을 뺀다는 의미이고, 또 하나는 성생활을 식생활에 비유하여 성생활의 균형을 잡는다는 의미다. 미국에서는 섹스의 조절을 뜻하는 비유적 의미의 '섹스 다이어트'가 이미 널리 유행하고 있는 것 같다. 무감각해진 성을 되살리고 인생의 활력을 찾자는 섹스 다이어트 프로그램까지 등장해 보통 사람들의 성생활 개혁을 모토로 활발히 보급되고 있다.

섹스 카운슬러가 직업으로 존재하는 미국 같은 사회에서는 섹스 자체의 다이어트도 널리 중요하게 인식돼 있을 법하지만 아직 우리에게는 생소한 것이 사실이다.

본 장에서는 위 두 가지 의미를 함축한 개념으로 섹스 다이어트란 말을 사용하고자 한다. 살을 빼자는 것만은 아니지만, 섹스를 통하여 신체의 물리적 생리적 균형을 바로잡는 일과 건강에도 도움이 되는 즐거운 섹스 만들기를 동시에 목표로 하였다.

세상에는 남성이 있고 여성이 있는 것처럼 여기고 있으며, 여성은 그 보조적(?) 지위로부터 이제야 기껏 평등권을 찾기 시작한 것처럼 보인다. 하지만 인류의 오랜 역사를 거슬러 가보면 여성이 남성보다 열등한 지위에 놓인 시기가 상대적으로 더 적지는 않았다.

한때는 모계가 중심인 시대도 있었고, 지금도 지구상의 많은 사회에서 모계사회의 전통들이 이어 내려오고 있다. 사람들은 아버지로부터 얻는 위안보다 더 많은 힘을 어머니로부터 얻으며, 생의 근원이라 할 '고향'의 이미지를 떠올릴라치면 아버지보다는 어머니가 더 그에 가깝다.

현대과학이 발달시킨 유전공학에서도 모든 생명의 근원이 부계보다는 모계를 바탕으로 한다는 사실은 더욱 뚜렷이 입증되고 있다. 부계의 혈통을 중심으로 가문을 이어가는 대부분의 사회는, 보다 핵심적인 유전형질이 남성을 통해 이어간다는 가설이 입증되기를 바라겠지만, 불행히도(?) 유전형질의 중심은 부계보다는 모계를 통해 이어져 간다는 것이 현대과학이 입증한 결론이다.

세포를 구성하는 세포핵의 주요 물질은 DNA와 RNA로 이루어져 있다. DNA는 세포의 형질을 유전시키는 유전정보를 지닌 물질이다. 각각 수십만 쌍의 염기로 이루어진 DNA는 어머니의 난자세포와 아버지의 정자세포에 각기 들어 있다. 수정이 이루어지면 새로운 생명의 세포핵은 부모의 유전정보를 각각 50%씩 공평한 비율로 물려받아 어머니 반, 아버지 반으로 닮은 형질을 갖게 된다. 여기까지만 보더라도 어머니의 형질은 최소한 절반의 지분을 갖고 유전된다.

하지만 문제는 어머니의 알세포에 들어 있는 미토콘드리아(Mitochondria)다. 세포는 핵 외에도 핵막에 둘러싸인 여분의 공간, 세포질을 갖고 있는데 여기에 미토콘드리아라는 제3의 물질이 들어 있다. 미토콘드리아는 세포핵과 별개의 DNA를 지니고 있어 그 역시 별개의 유전정보를 지니고 있다.

 부계와 모계를 절반씩 빼닮아 이루어지는 새로운 자손의 세포핵은 아버지가 아닌 어머니의 알세포를 기반으로 새로운 분열을 시작한다. 이때 알세포에 있는 미토콘드리아는 아버지로부터 어떤 영향도 받지 않고 원형 그대로를 복제하여 자손에게 물려주게 되므로, 자손은 세포핵의 형질만 부모를 공평하게 물려받았을 뿐, 나머지는 고스란히 어머니의 형질을 빼닮게 되는 것이다.

 다양하게 변화된 인류의 유전자 특성을 거슬러 원형의 인간, 즉 아담과 이브 같은 최초 인류의 기원을 추적하기란 여간 어려운 것이 아니다. 한 세대가 내려올 때마다 새로운 조합의 인간이 생겨났기 때문이다. 하지만 어머니로부터 원형질 그대로 이어 내려오는 미토콘드리아가 있기 때문에, 인간 기원의 역추적은 가능하다. 이 말은 아버지로부터의 유전적 영향을 무시하고 어머니에게서 어머니에게로 거슬러 올라가는 방법으로 인간의 기원을 추적하는 것이 가능하다는 뜻이다.

 미토콘드리아는 수십 년 만에 한 번씩 일정 정도의 돌연변이가 일어나는 외에는 원형질 그대로를 대대로 물려

내려 왔다. 이러한 전제 아래 광범위한 연구가 이뤄진 결과 1987년 일단의 유전학자들은 수백만 년 전 아프리카에 등장한 한 종족의 여성이 현대 인류 첫 어머니라는 결론을 내렸다. 돌연변이 외에는 어떤 혼인에 의해서도 변질되지 않고 전해지는 어머니의 미토콘드리아를 추적해 찾아낸 결론이기 때문에 이 최초의 조상 어머니는 '미토콘드리아 이브'라 불린다.

☆ 잠깐! : 염색체도 여성이 주인

사람이 갖고 있는 23쌍의 염색체 조합 가운데 한 쌍은 X 또는 Y로 구분되는 성 염색체다. 성 염색체의 조합이 XX가 되면 여성, XY가 되면 남성이다. 흥미로운 것은 남성염색체인 Y는 존재하지 않아도 한 인간이 태어날 수 있지만, 여성염색체인 X염색체가 없이 태어나는 인간은 없다는 점이다.

가끔 발견되는 변형된 조합들, 이를테면 XO라든가 성 염색체가 과잉 결합된 XXY, XYY같은 희귀한 조합의 경우에서도 X염색체는 결코 빠지지 않는다. 과학적으로 X염색체가 없으면 아예 수정란이 성장할 수 없다고 한다.

미토콘드리아의 경우에서와 같이 인간 존재의 바탕은 남성이기 보다는 여성이라는 점이 명백하다.

참고로, XX나 XY가 아닌 변형된 조합들은 무엇을 의미할까 알아보자.

XO : X염색체가 조합 파트너로서의 다른 염색체(X 또는 Y)와 제대로 결합하지 못한 상태라 할 수 있다. 나타나는 특성은 X염색체뿐이므로 여성으로 태어나게 되지만, 일반적으로 키가 작고 성징 발육이 불완전하며 월경을 하지 않는다. 의학적으로는 '터너 증후군'으로 부른다.

XXY : Y염색체의 작용으로 남성의 성징을 갖고 태어나지만 완성된 여성인 XX의 조합도 동시에 지니고 있으므로 여성의 특성을 또한 나타내게 된다. 몸매도 여성스럽고 정자도 생성되지 않는 것이 보통이다. '클라인펠터 증후군'으로 분류된다.

XYY : 정상적인 남성 XY의 조합에 Y가 하나 더 추가된 경우 X가 모자라거나 남는 경우에 비하면 의학적으로는 거의 문제를 일으키지 않는다. 관찰된 바에 의하면 XYY 조합을 지닌 남성들은 일반적으로 키가 크다고 한다. 이를 '초남성'이라고 명명한 일본의 난코 교수는 XYY

형 남성들이 XY의 일반 남성보다 지능과 체력 면에서도 더 우수할지도 모른다고 추정했다.

섹스는 음양의 조화

남녀 간 섹스의 환희를 비유할 때 옛사람들은 '운우지정(雲雨之情)'이라는 표현을 사용했다. 구름이 끼고 비가 내린다는 뜻이니 격렬한 기상의 변화를 의미한 것이다.

음과 양이란 각기 반대되는 자장을 지닌 두 극성을 의미한다. 주역의 구분법에 의하면 음은 여성이요 양은 남성이다. 땅이 음성이며 하늘이 양성이므로 곧 땅은 여자요 하늘은 남자란 뜻이므로 음과 양의 교합은 곧 땅과 하늘의 극성이 서로 만나는 것과 같은 이치다. 같은 비유로, 섹스는 곧 음과 양이 교합하는 것과 같은 이치인데, 하늘과 땅 사이에 교류되는 전하가 커질 때 낙뢰가 생기고 폭우가 쏟아지는 자연의 이치로 보면 음양의 교합을 운우(雲雨)라 한 것은 실로 적절하다.

하늘과 땅 사이에 교감되는 기운의 형상은 기후에 따라 다양하게 나타난다. 때로는 비가 되고 때로는 건조하다. 비 중에는 내리는 줄 모르게 슬며시 내려 촉촉이 대기를 적시는 가랑비가 있는가 하면 뇌성벽력을 동반하는 소나기가 있고, 쾌청한 날씨 또한 상쾌한 가을의 쾌청이 있는가 하면 따가운 가을 뙤약볕이나 땅이 갈라질 정도의 가뭄도 있으니 기상의 변화란 실로 다양하고도 오묘하다. 이를테면 남녀 간에 나누는 교류의 형태도 이처럼 다양하고 기묘한 변화를 갖고 있다.

바람직한, 혹은 건강에 좋은 성생활의 패턴 역시 천문기상의 여러 형태를 참작하여 생각해볼 수 있지 않을까?

습한 기후가 지나치게 오래가거나 격렬한 폭우가 계속된다면 자연지형은 파괴되고 생존조건이 까다로운 고등한 생명체들은 위협을 받게 된다. 주역의 해법으로 치면 성욕이란 일종의 물의 성질을 갖고 있는 것인데, 사람이 늘상 성욕이 항진되어 격렬한 성생활만을 탐닉한다면 고등한 지성적 사고가 마비되고 나아가 건강을 해칠 수밖에 없다. 반대로 관계가 지극히 건조하여 성적인 교류가 전혀 없게 된다면 따가운 가뭄과 햇볕에 생명체들이 말라 죽듯 인체에서 일어나야 할 내분비 호르몬의 양이나 역할이 억제될 것이므로 생활의 윤기는 사라지고 건강

또한 어떤 형태로든 위협을 받게 될 것이다.

주역은 음과 양의 원활한 교류와 교감이 바로 우주의 조화를 이끌어내는 힘이라는 원론을 담고 있다. 여기에서 '남녀의 성이란 도(道)의 완전한 모습'이라는 사상이 나오게 된다. 『소녀경』은 하늘과 땅이 끊임없이 음양을 교환하여 자연이 살아 있는 것처럼 인간 또한 음양의 교합을 계속해야 한다고 주장한다.

그러나 하늘과 땅이라고 해서 언제나 아름답게만 조화하는 것은 아니다.

파라다이스라면 늘 최적의 습도와 온도가 유지되는 곳이리라 상상하는 것도 무리는 아니지만, 일 년 사계의 아름다운 변화를 위해서는 때때로 소나기가 내리고 때때로 가랑비가 내리며, 때때로 따갑고 때때로 건조한 날씨가 적절히 조화되는 것도 필요하다. 부부의 성생활도 이처럼 각종 체액과 호르몬의 분비, 흐름이 건강한 균형을 유지하기 위해서는 조화로운 '운우지정'이 살아 있어야만 하는 것이다.

세상을 움직이는 모성(母性)

'원초적 섹시 미'의 대명사로 한 시대를 풍미한 샤론 스톤이 아이를 낳은 후 스크린 활동을 접었다. 온 신경이 아들과 남편에게 쏠려 있기 때문이다. 지구촌 뭇 남성의 연인이던 대스타가 한 남자의 지어미가 되어 아이 키우기에만 열중하고 있다는 것이 쉽게 믿어지지 않는다. 과연 끼 많은 샤론 스톤이 어떻게 한 남자의 아내며 평범한 엄마로서 만족하고 살아갈 수 있을까?

불가능하다고만 보아서는 안 될 것 같다. 뭇 남성의 가슴을 설레게 했다 해서 꼭 많은 남자들의 욕망 모두를 책임지란 법은 없다. 의심할 여지없는 단 하나의 사랑을 찾았다면 그 앞에 자신의 모두를 바쳐 충성하고 싶은 것은 대다수 여성들의 본능적 욕구다. 그리고 그보다 더한 소망이 있다면 자기 아이들에게 좋은 어머니가 되고자 하는 본능이다.

이것이 바로 모성애란 것이다. 사랑하는 아기를 위해, 뭇 남성들이 그렇게도 동경했던 보석 같은 젖가슴을 서슴없이 꺼내 입에 물리는 광경이란 감동적이지 않은가? 이러한 모성애야말로 지난한 격랑과 투쟁과 질곡의 연속인 태고 이래로 인간 역사 속에서 인류라는 종족을 지켜온 가장 끈질긴 힘이었다. 이 본능을 순탄하게 지킬 수 있을 때 여성은 실로 충만한 행복을 느끼게 되는 것이다.

만일 이러한 본능이 위협받게 될 때 여성은 어떻게 변할까.

샤론 스톤에 비하면 눈물겹기 짝이 없는 비극의 주인공, 데미 무어의 경우는 정말 한 시대의 스타라도 자신만의 사랑을 지키기 위해서는 얼마나 맹목적으로 변화될 수 있는지를 잘 보여준다. 그녀는 스스로 초라해지는 것을 마다않고 사랑을 지키기 위해 피눈물 나는 투쟁을 벌였다.

동시대의 히어로 브루스 윌리스와 결혼해 아이를 셋씩이나 낳을 때까지 그녀의 행복한 모습도 샤론 스톤에 못지않았다. 그러나 그 나이쯤 대부분 남성들이 그러하듯 브루스 윌리스도 바람이 났다. 결국은 실패로 끝났지만, 남편을 붙잡아 두기 위해 안 그래도 풍만한 가슴을 터질 듯 빵빵하게 확대하기까지 했다.

세계적 스타 데미 무어를 그 명성에 어울리지 않게 애절한 존재로 만든 힘은 무엇이었을까. 사랑? 아니다. 보다 정확하게는 모성이다. 암컷들은 가장 훌륭한 수컷으로부터 씨를 받아 가장 안전한 상태에서 2세를 낳아 기르고 싶어 한다. 자신이 가장 훌륭하다고 생각하여 선택한 남편을 끝까지 붙들어 매어 자신이 낳은 2세를 지키게 하려는 '원초적 모성'인 것이다.

반면 데미 무어 같은 괜찮은 몸매의 여성과 살면서도 끊임없이 나이 어린 쭉쭉 빵빵 모델들을 찾아 브루스 윌리스를 방황하게 만든 힘 또한 생물학적으로 말하면 부성이다. 되도록 많은 종족을 번식시키려는 본능의 '원초적 목적'을 가장 효율적으로 달성하기 위해 아름다운 여성들 사이를 섭렵하려는 본능이다.

하지만 동물적 본능만으로 인간의 남녀관계를 설명하는 것은 좀 초라하다.

인간에게서 성은 더 이상 종족번식만이 목적은 아니다. 모성과 부성의 본능을 존중하되 인간적 삶의 기본 질서를 동시에 지켜내려는 현대 인류의 진화된 본능 역시 충분히 존중되어야 하는 것이다.

2. 섹스 다이어트의 진실

살을 빼는 게 본질은 아니다

건강을 위하여 식이조절을 하는 데는 여러 가지 기준이 있다. 단순히 비만 현상을 줄이기 위한 수단으로서의 감식(減食)이 있는가 하면 체내 영양분의 균형을 맞추기 위한 성분 중심의 식이조절이 있고, 한방의 체질(음양오행) 개념에 따라 몸에 맞거나 맞지 않는 음식물을 가려먹는 체질식이 있다. 체질개선을 목적으로 생식 또는 선식을 하거나, 암 등 지병을 치유하기 위하여 단식하거나 녹즙을 먹는 등 식이요법도 넓은 의미에서 모두 다이어트에 해당한다.

다이어트란 말이 체중 줄이기와 혼동되기 시작한 것은 다이어트가 주로 체중조절을 위한 감식과 단식 등의 목적으로 많이 이뤄지기 때문일 것이다. 그러나 심지어는 먹는 것과 상관없이 운동이나 지방제거술, 골격마사지 등을 받으면서 체형을 조절하는 경우까지도, 그것이 살을 빼기 위한 목적이면 모두 다이어트라 부르는 것은 지나친 감이 있다.

어떤 사람들, 특히 젊은 여성들 가운데는 오로지 살을 빼는 데에만 매달리는 경우도 적지 않게 볼 수 있다. 다이어트를 위해 밥을 굶고 아침마다 몸무게를 재가며 몇 십 그램만 바늘이 더 올라가도 큰 일이 난 것처럼 비상사태에 들어간다. 가벼운 간식을 하는 데도 칼로리 따져가며 먹네, 못 먹네 음식을 가리기 때문에 같이 사는 사람들조차 신경과민에 걸릴 정도다. 너무 못 먹어 영양실조가 되고 뼈만 앙상한 몰골이 되었는데도 어디 더 빼야 할 살이 없는지 하루 종일 팔다리를 들여다보고 또 들여다본다. 이러다가 먹는 것을 무조건 거부하는 거식증(拒食症)이 나타나기도 하는데, 이것은 진정한 의미에서 다이어트와는 거리가 멀다.

다이어트에서 흔히 살 빼기가 목표가 되는 것은 현대인에게서 음식과 관련한 문제는 주로 영양부족보다는 과영양, 혹은 편중된 영양 상태와 비만에 있기 때문이다.

비만은 온갖 성인병의 토양이 된다. 비만은 과영양, 과다한 콜레스테롤, 그리고 좀체 운동을 하지 않는 게으름이 가장 큰 원인이다. 비만의 폐해는 각종 성인병의 온상이 되는 데 그치지 않는다. 몸무게가 느는 것만으로도 활동이 힘들어지는 데다 외모에도 콤플렉스를 가져와 더더욱 운동에 대한 의욕을 떨어뜨리게 되므로 어느새 성격마저 변하고 우울증과 무기력증에도 빠지기 쉽다. 한번 비만 상태가 되면 건강의 악화와 비만의 악화는 서로 고리를 걸고 악순환을 거듭하게 되므로 비만이 시작된 이후 어느 순간엔가는 이 악순환의 고리를 끊어내야 한다. 그 수단으로서 다이어트는 아주 유용할 수 있다.

그러나 만일 지나치게 체중이 적게 나가거나 영양실조가 우려되는 사람이라면 그의 다이어트는 거꾸로 음식을 잘 먹어서 영양균형을 맞추고 몸을 살찌우는 쪽으로 설계가 돼야 할 것이다. 비만, 혹은 영양실조나 불균형, 그 어느 쪽에서 출발하든, 다이어트의 바람직한 목표는 균형 잡힌 영양, 균형 잡힌 몸매에 있다는 것이 기본 전제다.

이를 위해서는 반드시 눈에 보이는 외모상의 변화에 집착하지 않는 것도 중요하다. 체형만을 기준으로 한다면 자칫 살을 뺀다는 목표에 강박적으로 매달리는 나머지 과소체중이나 영양실조를 불사하는 경우도 생길 수 있기 때문이다.

체질에 따라 살이 찌는 형과 살이 찌지 않는 형이 있

다는 것도 알아야 한다. 한의학의 입장에서 보면 적당히 살이 있어야 최상의 컨디션이 되는 사람과 되도록 군살이 없어야 건강에 유리한 사람이 따로 있다. 이러한 각자의 체질에 맞게 체중과 체형의 목표를 세우는 것이 건강한 다이어트를 향한 시발점이다.

☆ 잠깐! : 체질과 음식

한방의 격언 가운데 '음식이 곧 약'이라는 말이 있다(食藥同源). 음식을 잘 먹으면 곧 최고의 보약을 먹는 것과 같다는 의미다. 음식을 잘 먹는다는 것은 곧 개인의 체질에 맞는 음식을 잘 추려 먹는 것을 뜻한다.

맥주를 마시면 몸이 시원해 기분 좋아지는 사람이 있는가 하면 맥주만 마시면 설사가 나는 사람이 있다. 소주가 맞는 사람이 있는가 하면 소주만 마시면 탈이 나는 사람도 있다. 이런 차이는 바로 체질의 차이에서 연유한다. 찬 음식에 곧잘 탈이 나는 사람은 음성의 체질이며 찬 음식이 잘 받는 사람은 따뜻한 체질, 즉 양성이기 쉽다. 이는 자석의 N극이 S극을 좋아하고 S극은 N극에 끌리는 것과 같은 이치다. 찬 체질은 따뜻한 음식을 취해 중용을 이루고, 더운 체질은 찬 음식을 취해 중용을 이루려 함이다.

일상 속에서 자기 체질에 잘 맞는 음식을 선택하고 맞지 않는 음식을 되도록 회피한다면 일상의 건강관리는 절반 이상은 절로 되는 셈이다.

생긴 대로 잘 살기

살은 찌는 것이 좋을까 마르는 것이 좋을까. 정답은 체질에 맞게 생겨야 좋다는 것이다. 건강을 위해서 뿐 아니라 외모상으로도 체질에 걸맞은 체형을 유지할 때가 가장 아름답게 보인다.

인삼이 최고의 명약이지만 먹어서 해가 되는 사람이 있고, 매실이 대단히 우수한 약효를 지니고 있지만 역시 먹어서 해가 되는 사람이 있다. 이것은 모든 사람의 체질이 다 같지 않기 때문이다. 어떤 사람은 어떤 음식이 좋고, 어떤 사람은 어떤 음식을 피해야 할까. 이것을 판별하는 기준이 곧 체질이다.

사람의 체질을 구분하는 방법은 100년 전 동무 이제

마 선생에게서 비롯된 사상체질론이 교과서 격이다. 선생은 한 가지 약재가 같은 병을 앓고 있는 모든 사람에게 같은 효과를 내는 것이 아니라는 사실을 실증적으로 밝혀내고, 이러한 전제에서 체질이 다른 사람들에게 각기 적용할 수 있는 각기 다른 투약법과 식이법의 체계를 밝히는 데 일생을 바쳤다. 그의 체질이론은 이제 아름다움과 건강을 위해 몸매와 체중을 관리하려는 21세기 후손들에게도 매우 유효한 이론적 바탕이 되고 있다.

이제마(李濟馬, 1837~1899) 선생이 구분한 체질은 크게 네 가지로서, 이를 사상체질(四象体質)이라 부른다. 모든 사람의 체질을 음양의 원리에 따라 음과 양으로 나누되, 이를 다시 각각 두 가지로 구분하여 태양·소양과 태음·소음으로 나눈 것이다.

음양이론에서 음이란 대체로 차가운 것, 수동적인 것을 말하고 양이란 더운 것, 적극적인 것을 의미한다. 이것은 자연 속에 봄, 여름, 가을, 겨울의 사계가 구분되는 것과 같아서 자신의 체질이 어느 형질을 갖고 있는지를 안다면 자신에게 맞는 음식, 알맞은 체형, 좋은 색깔, 좋은 장신구 따위를 유추해 알 수 있다.

열이 많은 양성은 너무 뜨거워지지 않도록 열을 발산하려 하기 때문에 깡마른 몸매가 되기 쉽고, 몸이 차가운 음성의 체질은 되도록 많은 열과 기운을 비축하려 하기 때문에 뚱뚱해지는 경향이 있다. 이것은 지극히 정상적인 몸의 선택에 의해 일어나는 현상이므로 깡마른 태양인과 맷집 두둑한 태음인은 그 체격 때문에 고민할 필요가 없다. 만일 태음인이 맹목적으로 살을 빼려 한다든지 태양인이 나이가 좀 들었다 해서 억지로 살을 찌우려 하면 이런 저런 이상증세가 나타나기 시작한다.

자기 체질도 모르는데 어떻게 체질에 맞는 음식을 먹으란 것인가 생각할 수도 있다. 하지만 몸은 저절로 자기 성격을 드러낸다. 건강한데도 살이 잘 찌지 않으면 그런 상태 자체가 건강에 적격이라 생각하면 된다. 잘 먹지 않아도 두툼한 체형을 타고난 사람은 무리하게 살을 빼려 하지 않는 게 좋다. 그 몸집을 유지해도 건강은 아무런 문제가 생기지 않는다. 다만 과유불급(過猶不及), 살이 찌는 것도 빠지는 것도 너무 지나친 것은 위험하다는 것만은 염두에 두도록 하자.

다이어트라 해서 무조건 살을 뺀다, 찌운다 목표를 정

하기 전에 자기 몸이 어느 정도 체중 상태에서 가장 좋은 컨디션이 되는가를 먼저 주의 깊게 파악해 체질이 요구하는 몸매를 유지하는 것이 가장 바람직하다.

달리고 뛰면 빠진다

체중조절을 하려는 사람들이 선택하는 다이어트 방법에는 크게 두 가지가 있다.

하나는 열심히 몸을 움직이는 것이고, 다른 하나는 몸을 움직이는 수고를 거의 하지 않고 여러 가지 '비법'에 의존하는 일이다. 결론부터 말하자면 바람직한 것은 무엇보다 몸을 움직이는 방법이다. 운동을 통해 체중과 식욕을 조절하는 것이 그 밖의 '비법'을 찾는 일보다 훨씬 건강하고 좋은 효과를 가져다 준다.

'비법'을 찾는 사람들은 운동을 택하기에는 너무 게으른 사람이 태반이지만, 더러는 혹시 운동을 열심히 한 결과 식욕이 좋아져 '보디빌더'처럼 우람한 몸을 갖게 되지 않을까 우려하여 애당초 운동 아닌 방법을 찾으려는 경우도 없지 않다. 그러나 설사 날씬한 몸매 자체만을 목적으로 한다 하더라도 역시 무작정한 단식이나 편중된 식이요법보다는 운동을 통한 다이어트가 훨씬 낫다고 단언할 수 있다. 똑같이 날씬한 몸매를 만들 수 있을 뿐 아니라, 운동을 통해 날씬하게 만든 몸은 단식으로 만든 날씬한 몸보다 훨씬 건강하며 보기에도 날렵해져 더 좋다.

최근 매스컴에서 감량에 성공했다고 소개되는 사람들을 보면, 그 결과가 드라마틱하게 나타난 경우일수록 '비법'보다는 우직스런 운동에 힘입은 경우가 압도적으로 많다. 55kg의 몸매에서 출산 후 최고 130kg까지 늘었다가 70kg 이하로 감량에 성공한 한 여성은 하루 십릿길을 매일 걸어서 출퇴근했다고 한다. 100kg의 몸매를 50kg대로 줄인 한 주부는 연장길이 2km의 조깅로를 하루도 빼놓지 않고 열 바퀴씩 자전거로 돌았다고 한다. 그들 역시 처음에는 여러 가지 '비법'들을 찾아 다이어트를 시도했으나 번번이 실패한 끝에 운동으로 방법을 전환했으며, 이를 악물고 운동을 계속한 결과 비로소 목표를 달성했다고 밝힌 바 있다.

개그우먼 이영자 씨의 사례도 잘 알려져 있다. 일찍부터 TV를 통해 전 국민에게 잘 알려진 거구를 표준체형으로 바꾸는 데 성공했을 때, 그녀가 남모르게 지방제거 술을 받은 사실이 논란이 되기는 했지만, 그녀의 몸매를 바꿔놓은 가장 큰 요인은 역시 하루도 거르지 않은 강변로 조깅이었다는 데 대다수 의사들이 동의하고 있다.

걷고 뛰는 운동은 몸 전체를 동시에 사용하는 운동으로서, 칼로리 소모는 물론 뛸 때마다 체내 장기들이 적당한 진동에 의해 일정한 자극을 받게 되므로 오장육부의 활동이 활발해져 신진대사가 원활해지며 심장과 호흡기, 근골격계도 각기 단련이 되므로 그 이점은 헤아릴 수 없이 많다. 땀을 통해 몸 안의 노폐물이 쉼 없이 배출되어 내분비 대사 또한 원활해지므로 젊음과 함께 강한 성적 능력을 유지하는 데에도 도움이 된다. 꼭 군살이나 비만의 문제가 아니더라도 누구나 건강한 몸을 유지하기 위해서는 뛰고 걷는 운동을 일상화하는 것이 필요하다.

다이어트에 실패하는 사람들의 가장 큰 실패 요인은 움직이지 않고 살만 줄여 보려는 게으른 생각 때문이다. 적극적인 노력 없이 어떻게 목표를 달성할 수 있을까. 제아무리 비만이 끈질기다 해도 걷고 뛰는 데는 배겨내지 못하는 법이다.

♣ 알아 두세요 : 이런 운동법도 있어요

달리기가 체중조절과 건강관리에 두루 좋다는 것을 익히 알면서도 달리기를 할 만한 여건이 되지 않아 못 하는 사람도 있을 수 있다. 우선 도심에서는 맑은 공기를 마시면서 교통사고 위험 없이 뛰어다닐 만한 공간이 없을 수 있고, 특정한 신체적 핸디캡 때문에 걷고 뛰는 운동이 부적합한 경우도 있을 수 있다.

이런 사람들이 뛰기를 대신하여 취할 수 있는 운동은 주로 유산소 운동이라 불리는 것들이다. 유산소 운동이란, 문자대로라면 '산소를 필요로 하는 운동'이란 뜻인데, 실제에서는 운동하면서 숨이 가빠져 절로 심호흡을 하게 되는 운동이라 이해하면 된다.

비교적 잘 알려진 운동법으로는 간단한 줄넘기나 워킹을 비롯하여 에어로빅, 재즈나 힙합 등의 춤을 꼽을 수 있다. 이 밖에 힘이 넘치는(?) 젊은 사람들이라면 음악에 맞춰 발을 빠르게 움직이는 DDR이라든가 섀도복싱(음악에 맞춰 복싱동작을 연습하는 것), 몇 사람이 어울려 하는 배드민턴이나 스쿼시 같은 운동도 좋다. 어떤 운동을 하든 '운동장 10바퀴'와 같이 자기 체력에 약간 힘이 든다 싶은 정도, 30분 남짓 뛰고 나면 몸에 약간의 땀이 흐를 정도의 양이 좋다. 소나기식 운동보다는 일주일에 2~3회라도 규칙적이고 꾸준하게 운동을 지속하는 것이 중요하다.

억지로 되나요 (뛰지 않는 다이어트)

요즘 잡지에 소개되고 있는 각종 다이어트 상품광고나 '비법'을 자처하는 수많은 소개 기사들을 보면 살을 빼는 방법도 참 가지가지구나 하는 생각을 갖게 된다. 모두 '살은 빼고 싶지만 운동은 귀찮다'는 사람들을 위한 편법들이다.

운동을 하더라도 살로 가지 않는 음식을 골라 먹는 식이조절은 필요한 것이지만, 운동과 음식 둘 가운데 보다 중요한 것을 고르라면 단연 운동이 우선이다. 그러므로 운동을 하지 않고 살을 빼겠다는 것은 발상부터가 편법적이고 무언가 부작용을 초래할 위험을 내포하고 있다. 하나씩 검토해 보자.

1. 단식 금식: 가장 고전적인 다이어트법은 밥을 굶는 것이다. 굶는 데에야 살이 안 빠지고 배길 수 없으니 이론인즉 가장 확실한 살 빼기 비법이 아니고 무엇이겠는가. 장내의 묵은 찌꺼기를 씻어낸다는 목적에서는 전문가들도 간혹 단식을 조언하는 경우가 있지만, 단지 살을 빼기 위해 무작정 굶는 방식에는 치명적인 단점이 있다. 사람의 몸은 끊임없이 활동을 하면서 그 에너지원으로 여러 가지 영양분을 사용하게 되는데, 이것은 일상적으로 먹는 음식을 통해서만 보충이 가능하다. 아무것도 하지 않고 가만히 누워 지낸다고 하더라도 내장은 움직이고 호흡(폐)과 맥박(심장)운동은 멈출 수가 없다. 보이지 않는 뇌의 작용에만도 적지 않은 에너지가 소요된다. 이 같은 생리작용을 위해 소모되는 기초대사 에너지만 해도 하루 종일 굶는 것으로는 당장 부족현상이 나타나게 되므로 2~3일이면 건강에 치명적인 문제가 발생할 수 있다.

2. 원푸드(one-food) 다이어트: 포도만 먹었다, 고기만 먹었다, 커피만 마셨다 등등 단식에 버금가는 안 먹기

를 하면서 특정 음식만 먹는 다이어트를 말한다. 굶지 않는 것은 좋지만 영양 불균형의 위험이 있는 것은 물론이다. 일반적으로 값비싼 고급 음식에 속하는 고기만 먹는 다이어트는 일명 '황제 다이어트'라 하여 대단한 인기를 모았다. 쇠고기 돼지고기 닭고기 양고기 등 모든 종류의 고기와 야채들을 마음대로 먹으면서 살이 되는 탄수화물, 즉 각종 곡류 음식은 절대로 먹지 말라는 것이 이 다이어트의 요점이다. 인체는 무엇보다 항상 탄수화물을 필요로 하므로 모든 음식을 먹으면서도 밥이나 빵 감자 당근 마늘 등을 절대로 먹지 않으면 인체는 비축했던 체내 탄수화물을 연소시키기 위하여 축적된 체지방을 연료로 사용하게 되어 절로 체지방이 제거된다는 이론에 따른 것이다. 그러나 체내 탄수화물의 축적량을 적절히 측정하여 그것이 최소량에 달했을 때 즉각 끝내지 않으면 탄수화물 부족의 영향으로 골다공증이나 두뇌 영양에 문제가 생길 수 있다는 것이 문제다.

할리우드 스타들 사이에서는 이와 반대로 필수영양소인 탄수화물 위주의 편향된 식사로 살을 빼는 '베버리힐 다이어트'라는 게 유행하기도 했다. 감자나 바나나가 이런 원푸드 다이어트의 재료로 소개된 바 있다.

그런가 하면 비교적 근래에 일본의 여학생들 사이에서는 '고춧가루 다이어트'가 유행한 적도 있다. 일본인들로서는 익숙하지 않은 고춧가루를 땀 뻘뻘 흘려가며 먹는 것으로 다이어트 효과를 노린다. 이것은 이뇨제를 먹어서 살을 빼는 것과 원리가 유사하여 이렇게 살을 빼고도 건강이 보장될 수 있느냐에 대해서는 확답이 없다.

결론적으로 원푸드 다이어트 역시 단식이나 금식과 마찬가지로 영양의 불균형을 수단으로 사용해 체내에 일방적으로 과다한 영양을 소화시킨다는 원리다. 그러나 이 방법은 조금만 지나쳐도 몸 안에 역현상의 영양 불균형을 가져올 수 있고 그 영향으로 심각하게 건강을 위협받게 될 수도 있으므로 혼자 짐작으로 무작정 시도하는 것은 결코 바람직하지 않다.

3. 미동 다이어트: 살 빼기의 가장 바람직하고 좋은 방법은 역시 규칙적인 운동과 식사다. 그러나 많이 움직이는 것이 귀찮은 사람들은 운동을 대신하여 거의 움직이지 않는 '미동 다이어트(최소한의 부위만 움직이는)'를 고안하기도 했다. 예를 들면 껌을 열심히 씹는 다이어트

는 특별히 힘을 들이지 않고도 얼굴근육과 턱뼈운동만으로 시간당 11㎉씩 소모할 수 있다는 이론에 근거한 것인데, 하루 몇 시간씩 계속해서 껌을 씹는 행동이 치아에 미칠 영향을 생각하면 치과의사들이 펄쩍 뛸 일일 것이다. 그러나 이런 유행 덕에 껌 회사들이 다이어트껌을 내놓는 등 은근히 상술에 이용된 면도 있다.

  4. 명상 다이어트: 가만히 앉아서 명상을 하면서 스스로 식욕을 다스리고 장기를 정화하는 '명상 다이어트'도 적게 움직이고 큰 효과를 노린다는 점에서는 '미동 다이어트'의 범주에 넣을 수 있을 것이다. 명상은 본시 '운동'이라 하기 어려운 것이지만, 몸 하나 움직이기도 힘겹고 귀찮아하는 요즘 사람들에게는 잠시 정신집중을 위하여 자세를 바로 하는 것만 해도 대단한 운동이라면 운동인 모양이다. 사실 바른 자세로 명상을 위해서는 웬만큼 걷는 것 이상으로 힘이 들어간다. 그런데 여기서는 자세를 바로 하는 데 필요한 힘의 소모보다는, 정신 집중을 통해 자신의 원하는 몸매를 연상함으로써 이에 맞춰 체내 생리현상이 이뤄지도록 하는 '자가최면'의 효과를 이용하는 데 목표가 있다고 한다. 일종의 최면요법인 셈이다.

☆ 잠깐! : 요가와 체조

성격상 달리고 뛰는 과격한(?) 운동이 적성에 맞지 않거나 그 정도의 운동을 소화하기에는 성격이 너무 내성적인 사람들도 있다. 이런 사람들이 과격한 운동을 대신해 실내에서 할 수 있는 운동법으로 요가나 체조를 권할 만하다. 무도(武道)에도 태권도나 가라데같이 외공이 우선하는 운동이 있는가 하면 훨씬 정적인면서도 같은 힘을 발휘할 수 있는 내공형의 무도가 있는 것과 마찬가지다.

요가나 체조는 달리기나 뛰기에 비하면 훨씬 정적인 운동이지만 요란한 운동 못지않은 운동효과를 얻을 수 있다. 그러나 이것을 효과 있게 제대로 하기 위해서는 일정한 훈련이 필요하다. 사실 달리기나 뛰기 같은 일반의 운동에서는 동작을 충실히 따라 하는 것만으로도 충분히 힘이 소모되고 직접적인 신체단련 등의 효과를 얻을 수 있지만, 내공에 의존하는 요가나 체조에서는 정확한 요령 없이 정해진 동작을 건성으로 따라하는 경우 아무런 효과를 얻을 수가 없기 때문이다.

아무리 해도 체조나 요가로는 땀이 나지 않는다면, 좋은 선생님을 찾아서 제대로 훈련을 받든지, 그러지 못할 바엔 역시 운동장으로 나가 뛰고 걷는 게 최고다.

3. 섹스는 몸을 강하게 한다

섹스를 하면 살이 빠진다?

과연 섹스는 다이어트에 도움이 될까. 답은 '된다'이다. 가장 중요한 근거를 대라면, 섹스 역시 건강한 성인이 당연히 해야 할 일상이기 때문에 그 일상의 이치를 따르는 것이 건강에 좋다는 점이다.

옛 문헌의 설명을 예로 들었듯이 천지자연이든 사람이든 음과 양의 기운이 끊임없이 순환하면서 제대로 조화를 이루어야 천지자연도 건강하고 사람도 건강해진다.

특히 섹스는 근육운동의 효과로써 허리나 아랫배 군살을 빼주고, 생리활성효과로써 몸에 젊음과 활력을 더해주며, 신진대사를 원활히 하고 오장육부를 튼튼하게 해줘 비만과 각종 성인병 예방은 물론 아름다움과 즐거움을 더해주는 직접적인 건강효과를 갖고 있다.

섹스는 소모되는 열량으로만 따져도 웬만한 운동에 못지않다. 남성에게 있어서 한번 절정에 이르기까지 소모되는 열량 소모효과는 100미터를 전력 질주하는 것과 같다고 한다. 보통의 체위에서 여성은 남성보다 에너지 소모가 적다고 하지만, 역시 에너지가 없이는 불가능한 일이다. 남자들만 그런 것이 아니라, 여자들도 몸이 매우 피곤한 상태에서는 섹스를 귀찮게 느낄 수 있다. 에너지의 부족 때문이다.

여성의 에너지 소비량을 측정한 미국에서의 한 연구에 의하면 15분간의 격렬한 섹스는 1,000kcal나 되는 열량을 소모한다고 한다. 이는 보통의 성인 여자가 하루 섭취하는 열량의 절반에 가까운 에너지다.

섹스는 체위나 난이도에 따라 여러 유형이 있고 또 소요되는 시간에 따라서도 에너지 소모량에 큰 차이가 있다. 남자가 한 번의 사정에서 소모하는 정액의 성분과 물리적 가치가 그에게 필요한 전부가 아니듯, 여성이 필요로 하는 에너지 역시 계산 가능한 열량이 전부는 아니다. 그럼에도 잉여 열량을 필수적으로 잘 소비해야 하는 다이어트의 관점에서는 한 번 섹스에서 얼마만큼의 열량이 소모되는가 하는 것은 흥미로운 분석이 아닐 수 없다.

이 조사에 따르면 격렬한 섹스에서는 1,000kcal나 되는 에너지가 소비되지만 가장 가벼운 섹스에서는 200kcal 정도면 충분하다. 섹스의 방법과 내용에 따라 엄청난 편차가 있음을 알 수 있다. 더 세분하면, 진한 키스를 나눌 때는 35kcal, 상대를 꽉 껴안는 포옹에 55kcal, 펠라티오에는 28kcal, 정상위는 98kcal, 기승위는 140kcal, 후배위는 142kcal, 좌위는 125kcal, 입위는 215kcal 등의 에너지가 소모된다.

일상생활에서 소모되는 칼로리를 보면 보통 목욕하는데 29kcal, 계단 오르기 60kcal, 다림질할 때 21kcal 정도가 소모된다. 진한 포옹은 계단을 한 번 오르는 것과 같고, 펠라티오는 다림질 한 번 하는 것만큼의 운동효과가 있다. 키스부터 애무와 다양한 체위가 포함된 15분간의 섹스는 격렬한 운동을 하는 것과 같은 에너지 소모효과가 있다. 열량만으로 따지자면 주 2회의 섹스는 매일 8km 정도를 조깅하는 것과 같은 효과를 거둘 수 있다.

그러나 땀과 에너지를 소모하는 효과만이 전부는 아니다. 섹스는 우선 허리와 다리 팔 등 전신을 움직이게 되므로 전신 스트레칭의 효과가 있고, 허벅지 근육이나 복근, 회음부의 미세한 PC근육까지 상당한 근육들이 일제히 수축 팽창하거나 경련을 거듭하며 운동을 하는 효과가 있다. 척추 경추 팔 다리 관절 등, 뼈를 움직이는 운동량도 적지 않다. 체위에 따라 운동량이나 운동부위가 달라지는 것은 물론이다.

☆ 잠깐! : 섹스는 과식을 막아준다.

섹스가 다이어트에 도움 되는 효과는 이미 많은 것이 밝혀져 있지만, 성욕의 충족이 과다한 식욕까지 잠재운다는 것은 눈여겨볼 부분이다. 가장 직접적인 설명은, 성욕과 식욕 같은 원초적 생리욕구는 근본적으로 동일한 뿌리를 갖고 있는 것이므로 성욕의 충족을 통해 만족감을 느낀 인체는 더 이상 많은 것을 먹기를 요구하지 않게 된다는 것이다.

비만이 되도록 과식을 하는 사람들이 꼽는 과식의 동기 가운데는 '욕구불만'이 빠지지 않는다. 본래 이 욕구란 성적 욕구였는데, 이것이 충족되지 않아 생기는 욕구불만을 먹는 것으로 대신하는 경우가 많기 때문이다. 꼭 이러한 욕구의 전이현상이 아니더라도 사랑을 받고 스스로 사랑의 감정이 생기기 시작하면 누구나 상대에게 좀 더 매력적으로 보이고 싶은 욕구가 생기기 때문에 어렵지 않게 스스로 식욕에 대한 자제력이 생기고, 또 식욕의 자제나 몸매 관리 등을 실천할 수 있는 적극적인 결단력도 생기기 때문에 본래 비만했던 사람이 섹스 파트너를 갖게 되면서 더 이상 많이 먹기를 중단하고 점점 보기 좋게 변해 간다는 것은 그리 상상하기 어렵지 않다. 비만이 고민이라면 적극적인 섹스를 모색해 보자.

기가 약한 사람은 가을에 비축하라

가을, 많이 비축하고 움직여야 한다. 청명한 가을은 정신을 가다듬어 겨울을 대비하는 때라 할 수 있다. 인간에게 가장 좋은 생존조건인 섭씨 10~20℃ 사이의 쾌적한 기온에 습도도 알맞아 무슨 일을 해도 능률이 잘 오른다. 가을에 오곡백과가 가장 맛있고 단단하게 영그는 것도 이러한 생육환경의 변화와 무관치 않다. 가을엔 독서나 사색하기에 적합하고 운동을 해도 능률이 오르고 보약을 먹어도 허비되는 것 없이 살과 뼈로 간다.

이런 조건을 이용하여 가을엔 잘 먹고 많이 움직이고 많이 비축해 두어야 한다. 어느 정도는 의무감이 필요하다. 왜냐하면 (물론 자연섭리에 대한 원론적인 조건이겠지만) 가을에 이어 닥쳐올 겨울은 더 이상 운동이나 비축활동을 하기에 적당한 계절이 아니기 때문이다. 때문에 동물들은 본능적으로 가을을 이용해 많이 먹어두고 많이 저축해 둔다. 그러고는 활동이 어려운 겨울 동안 긴 잠에 들어가는 것이다.

물론 현대인의 생활조건은 옛날과 다르다. 한겨울에도 짧은 치마를 입고 얇은 옷으로 버텨낼 수 있는 주거환경과 난방기술이 있다. 온실재배를 통해 한겨울에 여름채소를 맛볼 수 있다. 그러므로 계절의 변화쯤은 무시하고 살아도 될 것처럼 보인다.

하지만 이러한 인공문명에 지나치게 의존하는 것은 건강한 삶을 위하여 바람직한 태도가 아니다. 인체의 리듬과 심신의 안정적 활동을 위해서는 자연의 섭리에 순응하는 것이 기본조건이다.

성생활은 어떨까. 대부분의 동물들은 춘정(春情)이 발동하는 봄철을 전후해 가장 왕성한 생식활동을 벌인다. 이에 비하면 사철 성을 즐기는 인간들은 그러한 계절구분에 따로 구애를 받지는 않는 것처럼 보인다.

하지만 성생활에 적합지 않은 계절은 누가 말하지 않아도 알 수 있다. 바로 살이 닿기만 해도 땀이 나고 짜증스러운 한여름이다. 계절적 요인과 관련하여 옛 고전에는 남성의 사정 횟수를 봄철에는 사흘에 한 번, 여름과 가을에는 한 달에 두 번, 겨울에는 좀 더 억제함이 좋다고 하였다(양생요집). 이것을 글자 그대로 받아들일 필요는 없겠지만, 인체 생리의 변화와 연관하여 어느 계절이 더 좋은가를 참조할 필요는 있다. 이 고전에서는 또 겨울철에 한 번 사정하는 것은 봄철에 100번 사정하는 것과 맞먹는다

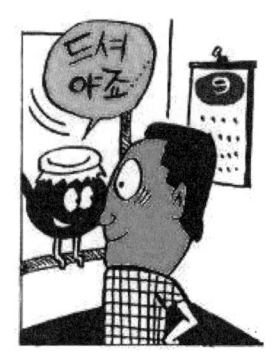

하였는데, 이는 그만큼 봄의 생리조건은 겨울에 비해 월등히 유리함을 말한 것이다.

그러나 인간은 겨울잠을 자는 동물이 아니고 겨울이라 해

서 '정(精)을 굳게 닫고' 돌부처처럼 견디는 존재가 아니다. 여름처럼 스스로 버거워서 피하지 않는 한 현대인의 성생활은 한겨울에도 멈추지 않는다. 따라서 계절적으로 불리한 겨울을 얼마나 건강하고 활발하게 지낼 수 있느냐에 관심을 가져야 한다. 이는 한마디로 가을을 어떻게 지내느냐에 달렸다고 할 수 있다. 진땀나는 여름이 지나간 지금부터가 몸을 추슬러 겨울을 대비해야 한다. 선선한 바람이 부는 동안 운동, 특히 걷기나 달리기와 같이 하체를 쓰는 유산소 운동을 해두는 것이 정력유지나 전립선 보호를 위해서도 바람직하다. 몸에 필요한 보약을 짓더라도 가을이 바로 가장 좋은 시기다.

평소 전립선에 문제가 있던 사람들이라면 전립선 세척요법으로 전립선의 생기를 되찾는 것도 도움이 될 것이다. 전립선염이나 비대가 있는 전립선은 겨울이 되면 한층 더 상태가 악화될 수 있기 때문이다.

생리활성 효과

열량 소비 못지않게 활발한 생리활성도 섹스를 통해

기대할 수 있는 운동효과다. 무엇보다 호르몬의 작용이 활발해지기 때문이다.

섹스를 중단한 독신 여성들은 부부생활이 활발한 주부들에 비해 폐경이 일찍 찾아오는 경향이 있다. 배우자가 있는 여성이라도 성생활이 얼마나 활발하냐에 따라 내분비의 활성도에 차이가 있다. 성생활이 활발한 여성은 50세가 넘어서도 경도가 끊어지지 않는 경우가 적지 않고, 뒤늦게 성생활을 시작하여 끊어졌던 생리가 되살아나는 경우도 볼 수 있다.

몇 년 전 이미 폐경이 된 60세의 독신 할머니가 뒤늦게 만난 연하의 남자친구와 교제를 나누던 끝에 어느날 덜컥 임신을 했다는 기사가 나온 적이 있다. 그 나이로서는 아주 당연하게도 생리가 끝난 지 오래였으므로 아무런 걱정 없이 성생활을 즐기던 차에 그만 자신도 모르는 사이에 생리기능이 회복되었던 것이다.

신체 내부에서 일어나는 생리기능이란 호르몬의 작용에 의해 일어나고 조절된다. 호르몬은 성장과 노화, 소화작용과 신진대사, 성과 생식활동 등 인체에서 일어나는 모든 작용과 변화를 이끄는 신비의 물질이다. 문학적으로 표현하면 인간의 생로병사의 전 과정을 유도하거나 차단하는 중요한 물질인 것이다.

최근 들어 특정 호르몬을 활성화시키는 건강보조식품이나 직접 호르몬 조절물질을 투여하는 등의 '호르몬 요법'이 등장하여 노인병 예방은 물론 젊음을 되살리는 '안티 에이징'의 목적으로 유행하고 있다. 성장호르몬은 노화를 늦춰주고, 여성호르몬 에스트로겐은 치매를 예방한다는 연구결과도 나와 있다.

하지만 인위적으로 투여하는 호르몬제제의 안전성에 대해서는 아직 충분한 검증이 돼 있지 않다. 성장 호르몬이 섞인 사료를 먹여 속성 사육한 가축들 때문에 요즘 어린이들이 나이에 비해 웃자라는 부작용이 일어나고 있다고 우려하는 학자들도 있다. 인위적으로 투여되는 호르몬이란, 직접적이든 간접적이든 결코 안심할 수 없으며 부작용의 위험도 높다.

이에 비하면 각종 운동이나 성적 활동은 호르몬 체계에 강력한 영향을 미치면서도 직접적인 투여와 같은 부작용의 우려가 거의 없기 때문에 가장 믿을 만한 간접적 호르몬 요법이라 해도 과언이 아니다.

이상적으로 말한다면 성장호르몬을 한 번 섭취하는 것보다 건강한 섹스 한 번을 즐기는 것이 젊음을 유지하는 데 더 좋고, 여성호르몬제를 바르는 것보다 즐거운 사랑을 한 번 나누는 것이 아름다운 피부를 유지하는 데 더 도움이 된다.

그러나 다른 운동을 일절 하지 않고 단지 성생활만으로 건강을 유지하는 것은 불가능한 일이다. 일정한 형식으로 반복되는 운동에 의해서만 건강을 유지할 수 있는 것은 아니기 때문이다. 햇볕도 필요하고 변화 있는 형식의 다양한 운동도 필요하다. 활발한 섹스와 함께 규칙적인 운동을 더한다면 이상적일 것이다.

☼ 잠깐! : 호르몬요법으로 젊어진다?

요즘은 호르몬을 활성화한다는 건강보조식품이나 특수 물질들을 이용하여 '회춘'을 꾀하는 '호르몬요법'이라는 것을 종종 전해 듣게 된다. 주로 여성호르몬 에스트로겐이나 성장호르몬 등의 작용을 이용하는 것으로 보인다.

일반적으로 호르몬의 역할은 특정 증세에 대응하는 약물처럼 단순하지 않다. 예전에는 모든 호르몬이 호르몬의 샘이라 할 수 있는 특정 내분비선에서만 발생되는 것으로 생각했으나 연구할수록 그 생산 체계가 다양하고, 같은 기관에서 서로 다른 호르몬이 생성되기도 하며, 같은 호르몬이라도 작용하는 부위에 따라 전혀 상관이 없는 엉뚱한 효과를 가져 오는 등 역할 또한 매우 복합적이라는 것을 알게 되었다.

예컨대 남성의 전립선비대에는 남성호르몬(안드로겐)이 관여된다는 것을 알게 되면서 이 호르몬의 작용을 차단하는 약물을 사용한 결과 엉뚱하게도 대머리 남성의 경우에 머리털이 돋아난다는 식으로 예상치 못한 영향이 일어나는 것이다. 또 장성한 이후에는 역할이 없을 것으로 여겼던 성장호르몬이 중장년에게는 노화를 지연시키는 효과가 있다는 관찰 결과가 발표된 적도 있다.

이처럼 호르몬이 신비로운 작용을 갖고 있다는 것은 두 가지 의미를 지닌다. 하나는 호르몬의 기능을 잘 알고 활용하면 유전자 조작 이상의 의학적 효과를 거둘 가능성이 있다는 것. 또 하나는, 반면 알고 있는 한두 가지 효과를 기대하고 함부로 호르몬 제제를 사용했다가는 예상치 못한 '재난'을 당하게 될 수도 있다는 의미다.

몸 안에서 절로 조절되지 않는 인공적 에스트로겐의 과다는 여러 가지 여성 암의 원인이 되는 것으로 알려져 있다. 실제에 있어 천연물질에 의해 분비가 촉진되는 호르몬조차도 그 결과로 인체에 어떤 영향이 나타나게 될는지는 충분히 검증돼 있지 않다. 따라서 대다수 의사들은 호르몬요법을 안전하게 활용하기 위해서는 좀 더 많은 연구와 검증이 필요하다는 인식을 갖고 있다.

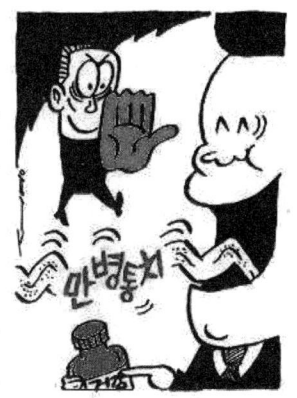

'호르몬 효과'를 내세우는 많은 건강보조식품이나 합성 물질들이 흔히 의학적 전문성이 없는 일반 판매상들의 권유로 남용되고 있는 것은 더더욱 불안한 일이다.

4. 섹스는 몸을 아름답고 야하게 한다

'큐피드의 화살' 도파민

원활한 섹스는 몸 구석구석에 그 즐거움의 신호를 보내고, 신체는 이 축제의 기분에 걸맞은 온갖 긍정적인 분비물들을 선물로 준비한다. 사랑과 섹스가 건강을 좋게 하는 근본적 원인이다.

사람이 사랑의 감정을 느낄 때 심장은 힘차게 뛰어 전신의 혈액순환을 원활하게 하고 말초신경은 예민해져 신체 각 부위의 잠든 기능들을 일깨운다. 혈액 속의 면역세포들은 부지런히 몸 안의 독소나 세균들을 찾아 제거하기 시작하며 두뇌는 기분 좋은 화학물질들, 페르몬과 호르몬을 분비하여 신체 컨디션을 최상의 상태로 만든다. 호르몬에 의해 사랑하는 사람을 껴안고 싶은 충동이 생기며, 남성은 발기되고 여성은 질이 축축해져 수정을 준비하게 된다. 이런 과정에서 몸에 생기가 흐르고 피부는 촉촉해지며 윤기가 나고 심장은 강화된다. 젊음도 건강도 장수하는 힘도 생긴다.

사랑을 느낄 때 맨 처음 분비되는 도파민은 인간의 정신과 창조 예술능력을 지배하는 핵심 신경전달물질로서 사람의 서정적 감정을 좌우하여 삶을 윤택하게 한다.

도파민은 흔히 에로스(큐피트)의 화살에 비유되는데,

이는 마음에 드는 사람을 만났을 때 물불 안 가리고 사랑에 빠지게 만드는 호르몬이기 때문이다. 이때의 감정은 어떤 보상과 관계없이 일어나는 순수한 감정이다. 짝사랑을 하면서 그 대상을 생각하거나 보기만 해도 기분이 황홀해지는 것도 도파민의 작용이다. 도파민이 있는 한 직접적인 접촉이나 섹스가 없이도 좋은 기분이 유지되기 때문에 이것은 플라토닉 러브를 가능케 한다.

도파민이 일으키는 신체작용은 첫째 원시적 욕망과 관계된 시상하부로 흘러가서 섹스로 이행하기 위한 여러 호르몬을 유발하고, 둘째 본능의 뇌인 번연계로 흘러가서 감정의 균형을 조절하여 우울한 기분과 위축된 기분을 제거한다.

셋째, 도파민은 선조직이란 뇌신경 조직에 작용하여 미세 운동기능을 활달하게 한다. 도파민의 부족은 말과 행동이 어눌해지는 파킨슨병의 원인이 될 수 있다. 넷째, 도파민은 인간의 정신과 지식을 총괄하는 대뇌피질에도 작용한다. 바꿔 말하면 사랑의 감정은 두뇌 기능과 관련된 많은 질병들을 고칠 수 있는 강력한 묘약이 되는 것이다. 창조적 성향이 강한 예술가들이 대개 사랑의 감정에 쉽게 빠져드는 데에서도 도파민의 관련성을 유추해 볼 수 있다. 도파민은 이처럼 인류 문화 창조에 핵심적인 원동력을 제공하고 인간의 본능, 감정, 호르몬 및 운동조절에 관여하기 때문에 어떤 학자들은 인간정신 그 자체라고까지 말할 정도다.

최근 미국정신의학회지에 발표된 논문 등에 따르면 인지능력이 부족한 노인들에게서 도파민 수용체의 감소가 확인됐다. 정서적 불안과 감정의 불균형, 흡연과 마약중독, 기억장애 등의 경우에도 도파민의 기질적으로 부족한 사람이 많은 것으로 확인됐으며, 최근 연구에서는 식욕을 통제하지 못해 비만으로 이행되는 사람들에게서도 대체로 도파민 수용체가 부족한 것이 발견됐다.

그러나 지나쳐서 좋은 것은 없다. 도파민이 과다하면 환각현상이 나타나 엉뚱한 행동을 하게 되고 좀 더 심하면 정신분열까지 생길 수 있다고 한다.

'천연 각성제' 페닐에틸아민

마음으로 혼자 그리워하며 애를 태우다가 마침내 상대

를 끌어안거나 그런 감정을 고백하지 않을 수 없게 되었다면 도파민의 작용으로 페닐에틸아민이 분비되기 시작했다는 증거다. 이 신경전달 물질은 중추신경을 자극하는 힘이 강력해 천연 각성제로 불린다.

도파민의 단계에서 좀 더 나아가 페닐에틸아민이 쏟아져 나오기 시작하면 이성으로는 제어할 수 없는 열정이 솟아난다. 도파민 단계에서는 '바라만 보아도 행복한 그대'가 될 수 있지만, 페닐에틸아민의 단계에서는 사랑하는 사람을 만나지 못하면 죽을 것만 같은 충동이 일어난다. 사랑을 쟁취하기 위한 투쟁도 이 호르몬이 없으면 일어나지 않을 것이다. 그 열정이 받아들여지지 않을 때 상사병에 걸린다.

반대로 페닐에틸아민의 분비가 부족한 사람은 행동력이 떨어지고 모든 감정이 머릿속에만 머물게 되므로 공상과 우울증에 빠지는 것으로 추정된다. 의학적으로는 페닐에틸아민과 우울증은 중요한 상관관계가 있는 것으로 알려져 있다. 우울증을 진단하기 위하여 소변에 포함된 페닐아세트산이란 물질이 추정지표로 활용되기도 한다. 이것이 적으면 우울증에 걸릴 가능성이 높다. 페닐아세트산은 페닐에틸아민의 대사물질이므로 이것이 적다면 체내에서 페닐에틸아민이 잘 작용하지 않는다는 것을 알 수 있기 때문이다.

평소 성생활이 원활한 사람은 그렇지 않은 사람에 비해 우울증에 걸릴 확률이 낮아지고 보다 활동적으로 될 수 있다는 얘기다.

만일 페닐에틸아민이 부족하여 스스로 성적 활동에 소극적이고 우울한 성향이 있다고 생각된다면 몇 가지 노력할 수 있는 방법이 있다. 페닐에틸아민은 체내 단백질을 분해하여 생성되는데, 이 단백질을 풍부히 준비하기 위하여 평소 스테이크나 유제품, 콩 같은 고단백 식품을 많이 먹어두는 게 좋다. 에로스의 음식으로 꼽히는 약간의 포도주나 초콜릿, 정력식품으로 꼽히는 굴과 새우 같은 것들이 모두 페닐에틸아민의 분비를 돕는다. 페닐에틸아민의 생성에 직접 도움이 되는 고단백 식품은 성적 능력(의욕)을 돋워 줄 뿐 아니라 우울증이나 우울의 성향을 개선하는 데 큰 도움이 될 수 있다.

'모성의 호르몬' 옥시토신

섹스는 본능적으로 자손을 낳고 기르는 생식기능과 관련된 것이므로, 섹스와 관련해 분비되는 호르몬 중에는 출산과 모성을 자극하는 호르몬이 당연히 포함되어 있다. 그것이 바로 옥시토신이다.

뇌하수체 후엽에서 분비되는 옥시토신은 우선 인체를 성적 결합이 가능한 상태로 만들어 준다. 성적 자극을 받고 섹스의 충동에 의해 흥분되었을 때 질구를 열고 분비물을 배출하여 남성을 받아들일 준비를 하는 데는 옥시토신이 작용한다. 젖샘을 자극하여 가슴이 부풀고 유두가 솟아오르게 되는 것도 옥시토신류의 작용이다. 임신을 하고 아기를 낳아 젖을 먹이기 위한 사전 준비같은 것이다.

산란기에만 집을 짓는 새들이 둥지를 만들고 물고기가 산란장소를 고르는 것도 옥시토신의 작용과 관계가 있다. 별도의 교육을 시키지 않아도 숫총각 숫처녀가 결혼 첫날밤 남녀관계의 비밀을 스스로 터득하는 것도 옥시토신이 있기 때문이다.

만일 섹스를 가지면서 남자가 여성의 유두를 애무한다면 그것은 여성의 모성을 자극한 셈이 된다. 옥시토신은 유두를 자극할 때 가장 많이 분비되기 때문이다.

옥시토신과 관련한 연구는 임신출산 관련 분야에서 가장 활발하게 이루어지고 있는데, 연구결과 밝혀진 옥시토신의 주요 작용은 세 가지다. 첫째는 자궁의 수축이다. 이는 출산을 돕기 위한 것으로, 출산 시 산부인과 의사들이 사용하는 분만 유도제가 바로 옥시토신 성분이다. 둘째는 젖을 분비시키는 기능이다. 옥시토신은 유방 안에 젖을 보관하고 있는 꽈리조직을 자극하여 수축시킴으로써 젖을 짜내는 효과를 가져온다. 아기들은 본능적으로 혀와 잇몸을 이용하여 엄마의 유두를 짜릿하게 자극함으로써 옥시토신을 분비시켜 엄마의 젖이 잘 나오게 한다. 자신의 먹이를 얻는 방법을 본능적으로 알고 있는 것이다. 젖소의 우유를 짤 때 소의 유두를 손가락으로 강하게 자극하는 것도 같은 효과를 노린 것이다. 우유가 잘 나오지 않는 젖소에게는 옥시토신과 아미노산 배열이 유사한 바소프레신이란 호르몬제를 주사하면 20초 정도 안에 우유가 저절로 흘러나온다.

옥시토신의 세 번째 작용은 모성행동이다. 자식을 돌보는 본능을 자극한다는 것이다. 새끼를 낳지 않은 쥐도 옥시토신을 주사하면 눈에 보이는 모든 것을 자식처럼 아끼고 돌보려는 행동을 보인다고 한다. 옥시토신에 의하여 헌신적인 사랑의 감정이 우러나게 되는 것이다. 옥시토신은 단지 섹스과정에만 관여하는 것이 아니라, 가족 간의 유별한 연대의식을 끌어내는 숭고한 가족애의 호르몬이라 할 수 있다.

☼ 잠깐! : 엄마와 아기 사이에도 화학작용이

모유의 위력을 단지 식품건강(?) 차원에서 이해하던 것은 이미 낡았다. 모유를 먹는 것은 아이가 '천연 건강식품'을 먹는다는 것 이상의 중요성이 있다. 여성의 유두는 사랑의 호르몬 옥시토신을 분비하는 스위치와 같은 것이기 때문에, 아기는 모유를 먹는 행위를 통해 자기 양식과 함께 엄마의 사랑을 획득하게 된다. 아기가 엄마의 젖꼭지를 빨 때 산모에게서 옥시토신이 분비된다는 것은 중요한 의미가 있다.

첫째 옥시토신은 자궁과 질 근육을 수축시켜주므로 분만 시 늘어난 자궁의 빠른 원상회복에 도움이 된다. 둘째 옥시토신은 사랑의 감정, 특히 모성애를 자극하므로 엄마의 보호본능이 강화된다. 아기 또한 모유 속에 충만해진 옥시토신을 섭취하게 되므로 젖을 먹는 아기와 엄마 사이에는 삼자가 끼어들 수 없는 절대적 애정관계가 형성된다. 셋째 엄마의 심리적 안정에 도움이 된다. 사랑의 감정은 스트레스를 해소하고 불안과 초조감을 제어하는 힘이 있다. 사랑의 호르몬인 옥시토신 때문에 출산 후 젖을 먹이는 엄마는 그렇지 않은 엄마들보다 훨씬 빠르게 심리적 안정을 되찾는다(역으로 지나치게 초조 긴장돼 있을 때는 옥시토신이 잘 분비되지 않는다고 한다. 지나친 긴장이 섹스는 물론 산모에게는 수유를 방해할 수 있다는 얘기다).

숫쥐들을 상대로 이뤄진 한 연구에서 옥시토신이 제거된 쥐들은 금방 관계를 맺은 암쥐들을 무심히 대하는 것을 발견했다고 한다. 섹스를 나눠도 사랑의 감정이나 애착은 생기지 않더라는 것이다. 인간관계에서도 거의 남남처럼 무심한 부부나 모자관계를 간혹 볼 수 있다. 옥시토신이 충분히 작용하지 않은 가족의 경우일 것이다.

사랑을 하면 젊어진다

보통 성 호르몬이라고 하면 남성호르몬과 여성호르몬을 먼저 떠올리게 되는데, 안드로겐이나 에스트로겐 같은 성 호르몬 역시 활발한 섹스에 의해 분비의 균형이 맞춰진다. 남성호르몬 테스토스테론의 불균형은 탈모증이나 전립선비대 등에 영향을 주게 되고 여성호르몬 에스트로겐의 불균형은 암이나 생리부전 등의 영향을 가져온다. 적절한 성생활은 이 같은 호르몬의 균형을 최적 상태로 유지시켜 주므로 건강과 함께 몸의 상태를 최적으로 유지시켜 줄 수 있다.

남성호르몬 테스토스테론은 근력을 강화하고 여성호르몬 에스트로겐은 뼈를 단단하게 만들어 골다공증을 예방해 준다. 특히 에스트로겐은 피부를 곱게 하는 미용효과를 갖고 있다.

스코틀랜드 로열에든버러병원 연구팀이 3천 5백 명을 대상으로 성생활 주기를 조사한 뒤 다른 사람의 외모가 각기 몇 살로 보이는가를 적게 하여 외모상의 나이와 실제 나이 차를 기록한 결과 성생활이 활발한 사람일수록 실제 나이보다 젊게 보인다는 결과를 얻어냈다. 이 조사에서 주 3회 이상 성생활을 하는 사람은 다른 사람에게 실제 나이보다 평균 10년쯤(남자 12년 1개월, 여자 9년 7개월) 더 젊게 보인다는 결과가 나왔다. 외국의 배우들 가운데 실제 나이보다 20~30년은 더 젊어 보이는 스타들이 공공연히 '젊음 유지의 비결은 섹스'라고 말하는 경우도 적지 않다.

섹스는 기본적인 생식활동의 하나이므로 이를 유지한다는 것은 생식에 관련된 신체기관의 퇴화를 막는 일이기도 하다. 생식에 관련된 기관들이 노화되거나 퇴화되지 않고 '현역'으로 활용되고 있는 한 몸은 퇴물이 될 수 없다는 점에서도 섹스를 통해 젊음이 연장된다는 것은 자연스런 이치다.

섹스의 쾌감은 몸의 컨디션을 상쾌하게 만들어주는 쾌감의 호르몬 엔돌핀과도 관련이 있다. 몸이 즐거워하는 동안 뇌에서 분비되는 엔돌핀은 행복감을 높여 주고 몸의 면역능력을 길러 준다. 엔돌핀은 혈액속의 면역세포들을 활성화하므로 암과 같은 질환이 나타나는 것을 예방하는 데 도움을 줄 뿐 아니라, 그 자체가 두통 요통 근육통 생리통 치통 등의 여러 통증을 감소시키거나 없애주는 진통제 역할을 한다.

섹스 중에 증가되는 면역 글로블린 A는 감기에 걸리는 것을 막아주기도 한다. 최근 미국에서 발표된 임상연구 가운데 '키스를 자주하는 사람은 감기에 잘 걸리지 않는다'라는 내용이 있었는데, 이는 연인끼리 키스하면서 분비되는 엔돌핀의 영향인 것으로 분석되었다. 또 주 1~2회의 섹스는 감기 독감 등 호흡기 질환에 대한 저항력을 높여준다는 연구결과도 발표된 바 있다.

☆ 잠깐! :정액과 애액도 건강물질

섹스의 의학적 효능은 몸 안에서 흘러나오는 내분비물질들만이 갖고 있는 것이 아니다. 섹스 과정에서 남성이나 여성의 몸 밖으로 배출되는 분비물들도 건강상 유의한 효능을 갖고 있는 것으로 보고돼 있다.

남성이 사정하기 전(全) 단계에서 분비하는 요도 분비물은 정충이 무사히 요도를 빠져나올 수 있도록 요도를 살균 세척하는 효능이 있으며 정액의 70%를 차지하는 전립선액도 세균오염을 막는 강력한 보호제 구실을 한다. 이 분비물은 정충이 전립선 안의 남성자궁으로부터 남성이 요도, 여성의 질을 거쳐 자궁에 이르기까지 완벽한 호송을 임무로 하고 있다. 때문에 규칙적인 사정은 요도염이나 전립선염을 치료 예방하는 데도 효과가 있는 것으로 평가된다.

요즘 의학자들은 남성의 정액이 여성의 질과 자궁에 이른 후에도 이곳에서 직접 소독작업을 하거나 생식기관 자극을 통해 면역세포 활성화에 기여한다는 것을 밝히는 연구결과를 활발히 내놓고 있다. 최근 국내에서의 한 연구는 정액 성분이 여성의 대표 생식기관인 난소의 암세포를 제거하는 능력이 있다는 것을 설명하여 눈길을 끌기도 했다. 사정하는 순간 자궁과 난소가 받는 자극은 여성의 월경을 원활하게 해주며 생리불순을 개선한다는 연구 결과도 있다. 성생활을 하는 여성이 그렇지 않은 여성에 비해 폐경이 늦게 온다는 사실도 이와 관련이 있다.

사랑을 하면 예뻐진다

'마누라가 예쁘면 처갓집 기둥을 보고도 절을 한다'는 말이 있다. 비슷한 말로 '마누라가 예쁘면 발뒤꿈치만 봐도 예쁘다'는 말이 있다. 재미있는 비유지만 틀린 말이 아니다. 물론 누구를 사랑한다고 해서 그 사람의 발뒤꿈치가 예전보다 예뻐질 리 없다. 정확히 표현하자면 '예쁘게 보인다'라고 해야 할 것이다.

누구에겐가 마음을 빼앗겼을 때 그 사람의 이목구비 하나하나, 움직이는 행동 하나하나가 다 예뻐 보이는 것은 앞서 설명한 도파민의 작용 때문일 것이다.

그러나 도파민이 나오기 전에, 전혀 감정이 없던 상대에게 마음이 끌리도록 하는 작용은 무엇 때문에 생겼을까. 바로 상대방이 발산한 페로몬일 가능성이 높다.

페로몬은 모든 생물이 갖고 있는 외분비물질이다. 동물이 자신의 영역을 표시하기 위해 냄새를 묻히거나 피운다든지, 개미가 자신이 지나온 길을 기억하기 위해 묻혀 두는 것도 바로 페로몬이다. 이성을 유혹하기 위해 발산하는 페로몬은 이와 구별하여 '성 페로몬'이라 부르는데, 대개는 발정기의 동물에게서 본능적으로 발산된다.

그 양은 매우 적고 냄새 역시 같은 종의 생물이 아니면 느끼지 못할 정도의 것이지만, 같은 종 내에서는 강력하게 이성의 상대를 유혹하는 역할을 한다. 페로몬이 특정한 상대에게 전달되면 상대방은 이에 반응하여 체내에 성 호르몬이 분비되기 시작하고 페로몬을 발산한 이성에게 구애를 하게 된다. 현대인에게 본능을 유혹하는 페로몬 향기의 효과는 이제 거의 무의미하게 된 것처럼 보이지만 실제에 있어서는 여전히 유효한 것으로 드러나고 있다.

2002년 미국 샌프란시스코 주립대 멕코이 박사는 인공으로 만든 페로몬 향수를 이용하여 이 향수의 냄새에 자극된 남성들이 얼마나 성적 행동이 증가하는가를 연구해 발표했다. 연구결과에 따르면 데이트 중 페로몬 향수를 사용한 여성들은 상대 남자들의 성적 행동이 74%에서 증가된 반면 그렇지 않은 여성들에서는 23%만 증가되었다고 한다. 사랑하고 싶은 여성이 발산하는 미량의 페로몬을 가까이서 냄새 맡는 남성은 (주관적인 느낌일 테지만) 자신도 모르게 이 여성을 누구보다 아름답고 사랑스럽게 느끼기 시작한다.

섹스에서 나타나는 각종 호르몬의 효과들이 여성의 몸을 매력적이고 사랑스럽게 만들며 하다못해 피부까지도 매끈하게 만들어주는 것이지만(이것은 남성에게서도 마찬가지로 나타나는 효과다), 그에 앞서 사랑하는 사람으로 하여금 자신을 가장 매력적인 여성으로 느끼게 하는 데서부터 이미 미(美)의 향연은 시작이 되는 셈이다.

■ 스크랩 : 섹스가 몸에 좋은 열두 가지 이유

사랑의 감정과 원만한 성생활이 심신을 건강하게 할 뿐 아니라 아름답게도 한다는 사실은 여러 가지로 설명이 가능하다. 물리적 운동효과 외에도 체내 호르몬의 활성화, 심리적 안정 등 효과로 건강과 장수에 크게 도움이 된다. 핵심적인 내용을 간추려 보자.

1. 사랑하는 사람을 생각하는 것만으로도 도파민과 같은 체내 화학물질이 발생돼 기분이 좋아지고 긴장이 해소되며 심신의 고통이 줄어드는 등 스트레스에 대한 내성이 강화된다.

2. 사랑하는 사람과 신체접촉, 키스, 섹스 등으로 쾌감을 느낄 때는 증가되는 엔돌핀으로 인해 마음에 여유가 생기고 면역기능이 강화된다. 일주일에 한두 번 이상 지속적으로 성생활을 하는 사람은 감기 독감 등에 잘 걸리지 않는다.

3. 구애의 호르몬 페닐에틸아민은 성격을 적극적이며 활동적으로 만들어 주며, 이 호르몬과 엔돌핀 호르몬은 우울증을 막아 준다.

4. 부부관계가 원만한 여성은 에스트로겐의 혈중농도가 높아 월경이나 임신 출산 등 생리기능이 순조롭다. 무월경이나 생리통 등 생리관련 질환이 치유된다.

5. 생리기능의 활성효과와 여성 호르몬의 직접적인 작용, 체내 독성을 분비하는 스트레스 호르몬 감소 등의 결과로 피부가 고와진다.

6. 뇌하수체에서 분비되는 옥시토신은 몸에 생기를 불어넣고 출산 후 자궁 수축을 돕는다. 마음을 안정시키고 헌신적인 사랑의 감정을 일으킨다.

7. 말초신경의 자극과 호르몬 효과 등으로 두뇌가 활성된다. 섹스 후 30분쯤 지나면 개인의 두뇌 능력은 최고조에 이른다.

8. 여성은 에스트로겐의 작용으로 골다공증 예방에 도움이 된다. 허리디스크도 완화될 수 있다.

9. 남성은 호르몬이 조절되어 공격적인 성격이 원만해지고 테스토스테론의 활성화로 근력이 강화된다.

10. 남성의 주기적인 사정은 음경 내부와 전립선에 방치된 노폐물을 청소하고 분비물의 살균작용을 통해 전립선 질환을 예방 치료하는 효과가 있다.

11. 노화 방지에 강력한 힘을 발휘한다. 오랜 기간에 걸친 추적조사의 분석 결과 성생활을 계속하는 노인들은 그렇지 않은 사람에 비해 훨씬 오래 산다는 연구보고도 있다. 신체 기관이 쉽게 퇴화되지 않기 때문이다.

12. 격렬한 운동의 효과로 숙면을 취하게 되므로 휴식의 효과를 높인다.

13. 활동적인 섹스는 서로의 몸에 대한 마사지 효과가 있다. 내장 기능이 활발해져 변비와 복부비만을 막아주고 혈액순환이 촉진돼 고혈압 경색 등 심혈관계 질환을 막아 준다.

14. 가장 효과적인 다이어트 방법은 아닐지라도 최소한 가장 즐거운 다이어트 방법이다. 일 년간 매주 2회 이상 섹스를 갖는 경우 매일 8km씩 조깅을 계속하는 것만큼 칼로리를 소진하는 효과가 있다. 성욕과 식욕은 동일한 욕구 기전을 갖고 있어 성욕이 충족되면 불필요한 식욕은 억제된다.

15. 몸의 기 순환이 활발해져 활력을 얻게 된다. 동양의학의 관점에서는 여성과 남성 사이에 음과 양의 기가 교환됨으로써 여성과 남성 모두의 건강이 좋아진다.

5. 섹스를 다이어트 하자

구미에서 소개되고 있는 '섹스 다이어트'는 주로 섹스 자체를 다이어트하자는 주장과 그 방법을 담은 것들이다.

이것은 무의미하고 고루한 동작들을 빼버리고 가장 효율적이고 항상 신선한 자극이 있는 섹스를 추구하자는 것이므로 '군더더기 없는 섹스'를 추구하는 것이라 할 수 있다. 그러기 위해서는 섹스의 새로운 기법들을 계속 연구할 필요가 있다.

고정관념을 버려라

보통의 부부의 성생활에 있어 가장 먼저 버려야 할 군더더기는 성에 대한 고정관념과 변화하지 않는 습관이라 할 수 있다. 예를 들어 '섹스 체위의 기본은 잠자리에 여자가 눕고 남성이 그 위에 엎드린 남성 상위의 자세다'라는 생각은 대표적인 고정관념이다.

우선 섹스는 반드시 침대나 요를 펼친 '잠자리'와 연관되어야만 하는 작업이 아니다. 인간처럼 이 아름다운 사랑의 거사를 굳이 밤까지 기다려서 하는 동물은 거의 없는 것 같다. 생체 기능이 가장 활성화되는 시간을 생각한다면 인간도 본래는 상쾌한 아침시간이나 나른한 오후, 혹은 아름다운 노을이 절로 호르몬샘을 자극하는 시간에 관계를 갖는 존재였을지도 모른다. 사람들이 언제부턴가 섹스를 '부끄러운 짓'으로 인식하면서, 또는 해가 있는 동안 대부분의 시간을 오로지 생업을 위해 사용하게 되면서, 섹스는 피로를 가중시키는 작업이라는 인식이 생겨나면서, 섹스는 자연스럽게 밤의 잠자리와 연관된 작업으로 변한 것이 아니었을까.

또 여자가 눕고 남자가 엎드리는 남성 상위를 '정상위'라 부르는 것만 해도 그렇다. 동물들의 체위를 언급할 필요도 없이, 여기에는 '남성 상위'라는 시대의식이 투영돼 있다. 남성 상위의 체위는 사실 아주 오래전부터의 관습인데, 여성은 성교 중 기분 좋다는 것을 나타내는 어떤 형태의 표현도 하면 안 되었으며, 절대로 남편에게 하고 싶다는 표시를 먼저 해서는 안 된다는 등 남성 편의주의적 규율이 팽만한 중세로부터의 고정관념인 것이다. 그 시대는 심지어 아기를 낳을 목적 외에는 어떤 성행위도 하지 말라는 규율이 엄격히 통하던 시대가 아닌가.

서구 열강의 신천지 개척시대에 기독교 선교사가 남태평양의 어느 섬에 파견되어 갔다고 한다. 우연히 원주민 여성이 대낮에 들판에서 남성들을 눕히고 앉아 교성을 지르는 모습을 몇 차례나 목격한 선교사는 크게 개탄하면서 "그런 관습은 모두 야만적인 것이니 이제는 여자가 눕고 남자가 엎드리는 '정상위'로 하시오"라고 권고했다. 그러자 원주민들이 그 자세를 실연해 본 뒤, 깔깔거리고 웃으면서 이 자세를 '선교사 체위'라고 불렀다고 한다.

밤이 아니고 낮이면 어떤가. 남자가 누우면 어떻고, 여자가 누우면 어떤가. 혹은 서서하면 어떠하며, 잠자리가 아니라 주방 테이블이면 어떻고 욕실 한복판이면 어떤가. 왜 여자는 항상 남편이 손짓할 때까지 기다려야만 하는가.

음식이 신선하려면 다양한 메뉴가 필요하듯 성생활 역

시 고정된 식단에서 벗어나지 않으면 신선해질 수가 없다. 결혼 한두 해가 지나면 부부관계란 식상한 의식이 될 수밖에 없다. 군살 없는 알짜배기 섹스를 원한다면 맨 먼저 고정관념에서 벗어나야 한다.

☼ 잠깐! : 다이어트 해야 할 성에 관한 군살들

다이어트에 성공하기 위해 군살을 먼저 빼야 하는 것처럼 가장 먼저 감량해야 할 섹스의 군살은 역시 편견과 고정관념이다. 대표적인 고정관념은 이런 것들이다.

1. 남자가 리드해야 체면이 산다. → 이런 자존심이 남성의 멋으로 통하던 시대는 갔다. 이런 고집은 남성의 매력을 오히려 떨어뜨린다.

2. 부부관계는 소리 없이 이루어져야 한다. → 아무리 감동스런 음악을 듣고도 손뼉 치기를 쑥스러워하던 아버지 세대의 얘기다. 섹스는 효과음(신음소리)과 분위기 있는 대사(대화)가 있을 때 더 재미있다. 물론 눈치 없이 돈 걱정 같은 대화를 하면 모처럼 잡은 분위기가 깨지고 말겠지만.

3. 함께 오르가슴을 느껴야 한다. → 형편 따라 아닐

수도 있다. 충분히 만족감을 느끼지 못했다고 상대를 타박하면 거리감만 커질 수 있다. 다음 기회를 노리자.

4. 남편이 먼저 요구하는 게 자연스럽다. → 이런 생각 때문에 화로 같은 아내들이 속만 타들어가고 있다. 부부는 동등하다. 누구든 먼저 요구할 수 있어야 한다. 꽃병에 꽃을 꽂는다든지 달력에 빨강 체크를 해 둔다든지, 아이들이 알 수 없는 둘만의 암호 같은 것도 마련해 두자.

5. 남편이 요구하면 아내는 언제든 응해야 한다. → 누구나 먼저 요구할 수 있듯이 상대의 선택권도 보장되어야 한다. 때로는 그 좋은 섹스도 하기 싫을 때가 있다. 사람은 언제나 준비된 섹스 기계가 아니니까.

6. 섹스 시간은 길수록 좋다. → 가끔은 한두 시간씩 끌어도 좋고 하룻밤에 아홉 번을 해도 좋지만, 억지로 1분이라도 더 해야겠다는 생각은 몸에도 좋지 않다. 때로는 휴식을 취하기 위해 3분 정도 '속성 섹스'로 끝내야 할 때도 있다. 유연한 태도야말로 섹스를 진정한 커뮤니케이션으로 만들 수 있는 기본자세다.

7. 여자가 성에 대해 말하는 것은 부도덕이다. → 여

자도 성에 대해 말할 권리가 있다. 특히 부부간에 성에 대한 솔직한 대화가 얼마나 잠자리를 풍성하게 만들어 주는지 알게 된다면 이런 해묵은 도덕관은 당장 슬림아웃시킬 수 있을 것이다.

8. 섹스는 멋있어야 한다. → 멋있으면 좋지만 때로는 아니어도 괜찮다. 항상 특별요리를 해 먹을 수는 없지 않은가. 김치 한 가지만으로도 감사해야 할 때가 있다.

9. 섹스에는 정해진 순서가 있다. → 국민의례 같은 건 안 어울린다. 때로는 식사시간부터 서서히 워밍업을 거쳐, 때로는 퇴근하자마자 벼락같은 키스를 퍼부으면서. 능숙한 부부일수록 온갖 상황에 맞는 섹스가 가능해지는 게 정상 아닐까.

새로운 섹스요리

균형 잡힌 섹스, 맛있는 섹스(다이어트된 섹스)를 위해서는 어떤 재료가 필요할까.

세상에 새로운 것은 없다고 하듯, 아무리 맛있는 디너요리도 재료를 분석해 보면 낯익은 밀가루와 전분 고춧가루 쇠고기 양파 등등의 재료들로 구성돼 있다.

요리하는 방법이나, 간혹 색다른 재료, 예를 들면 계피나 올리브 잎이나 과일 같지 않은 과일 같은 것을 한두가지 더함으로써 전혀 새로운 요리가 되기도 한다.

환상적인 섹스라 해서 반드시 세상에 없는 재료를 사용해야만 한다는 선입견을 가질 필요는 없다. 이제 낯익은 재료들을 이용해서 어떻게 새로운 요리를 만들 수 있을까를 생각해 보기로 하자. 이 분야에서는 일종의 '요리학원'이라 할 수 있는 섹스 컨설턴트 그룹의 조언을 들어두는 것도 좋은 태도다. 전문가들의 조언 가운데 공통적인 것을 요약해 보면 대략 다음과 같은 내용들이 있다.

▲ 섹스를 중요한 일과로 생각하라. 일 때문에, 아이들 때문에, TV를 봐야 하기 때문에 같은 이유로 섹스는 최후의 여가시간에나 할 수 있는 일처럼 미뤄 두어서는 안 된다. 섹스는 부부간에 사랑을 확인하기 위한 매우 중요한 일과 중 하나다. 일정한 날, 일정한 시간을 미리 예정하고 그 사랑의 시간을 회사의 중요한 회의시간처럼 지키도록 노력한다. 이 시간을 앞두고 미리 준비를 하며 자신의 몸에, 혹은 침실의 치장에도 공을 들인다면 이 소중

한 시간은 매우 보람 있는 시간으로 활용될 수 있을 것이다. 위기에 빠진 부부라면 섹스를 최우선의 일과로 삼아 성생활을 개선함으로써 삶의 활력을 되찾는 것이 가능해질 수도 있다.

▲ 섹스에 대한 대화를 나눠라. 섹스를 준비하는 시간, 섹스 도중이나 직후, 어느 때든지 성에 대해 얘기할 수 있는 둘만의 대화가 가능한 시간이다. 이 기회를 놓치지 말자. 서로 만족스러운 점과 불만스러운 점을 얘기하면서 서로에게 필요한 것이 무엇인지를 이해할 수 있을 것이다. '잠자리에서의 대화'이므로 아무것도 부끄럽지 않다는 생각을 갖지 말아야 한다.

▲ 새로운 기술은 함께 개발하고 공유한다. 자신이 쾌감을 느끼는 새로운 지점을 발견했을 때 이것을 성감대 목록에 추가하도록 상대에게 말해 두는 것도 필요하다. 모든 커플들은 그들의 기법이 식상해지기 전에 새로운 기술을 개발할 공동의 책임이 있으며, 터득된 기술은 반드시 공유돼야 한다.

▲ 전희와 후희는 기본이다. 이에 대해서는 이 책의 여러 부분에서 강조했다. 다짜고짜 달려들어 삽입만을 하는

섹스는 절대로 피하도록 하자.

▲ 섹스의 주인공은 당신 자신이다. 수동적 입장에서 상대에게 모든 걸 맡겨 두지 말고 서로 역할을 바꿔가면서 이 게임이 즐겁게 끝날 수 있도록 서로 협력해야 한다.

▲ 되도록이면 완전히 벗어라. 긴급하게 서둘러 끝내야 할 상황이라든가 건넌방에서 누군가 기다리고 있는 상황이 아니라면 이 순간만큼은 완전히 벗는 것을 원칙으로 하는 게 좋다. 상대의 벗은 몸을 시각적으로 음미하고 촉각을 통해 감상하는 즐거움은 섹스의 감동을 한 단계 높여 주는 효과가 있다.

▲ 한 번에 몇 가지의 체위를 창의적으로 조합하라. 시작할 때의 자세에서 그대로 절정에 이르고 게임을 끝내는 식으로는 아마 몇 달이 안 돼 섹스에 흥미를 잃게 될 것이다. 간혹은 이런 식의 경험이 섹스의 모든 것이라고 속단한 나머지 자신은 섹스의 모든 것을 마스터했노라고 떠들게 될지도 모른다. '알고 나면 별것 아니더라'고. 이런 사람에게는 퀸 사이즈의 침대가 쓸데없이 공간만 차지한다고 생각될 것이다. 하지만 가구 전문회사가 방바닥

만 한 침대를 출시했을 때는 그만한 수요가 있다는 것을 생각해야 한다. 실제 고수들은 결코 '별 것 아니다'란 말을 쓰지 않는다. 이들은 '섹스는 할수록 신묘하다'고 말한다. 여성상위로 시작하여 남성상위로 끝난다든지, 앉은 자세에서 시작해 남성상위-다시 여성상위로 2~4차례 이상의 체위를 거쳐 끝내는 정도는 기본이다. 여러 가지 체위를 배합하기 위해서는 공부도 열심히 하고 스스로 연구도 많이 해 봐야 한다.

섹스를 더 맛있게 하는 섹스 마사지

잠깐 스쳐가는 환승공항에서 순식간에 눈이 맞아 화장실 같은 곳을 찾아간 '번섹(번개섹스)' 커플이 아닌 담에야 섹스를 하는 동안 서로의 몸을 많이 만지게 되는데, 이것은 게임의 완성도를 높이는 데 있어 권장할 만한 일이다. 애무나 본 게임에서 대개는 적극적으로 많이 만져줄수록 좋은 효과를 얻을 수 있다. 이것은 마사지, 안마와 같은 효과도 가져올 수 있으므로 건강에도 좋다.

건강에도 좋고 쾌감도 높여 주는 적극적인 애무는 작

심하고 정성 들여 서로를 마사지해 주는 것으로 시작할 수 있다. 이 마사지는 자연스럽게 페팅으로 연결되고 그로 인해 성적 흥분이 고조되었을 때 섹스로 연결시키면 자연스럽다. '퇴폐'라고 손가락질 받는 증기탕(옛 터키탕)이나 안마시술소 같은 곳을 남성들이 즐겨 찾는 이유도 바로 온몸을 녹이는 마사지의 위력 때문이다.

남편을 녹게 만드는 섹스 마사지의 기회를 이런 업소들에게 일방적으로 빼앗기고 있을 필요는 없다. 아내가 남편에게, 또 남편이 아내에게, 서로 정성들여 만져주고 애무도 하다 보면 애정도 절로 새로워진다는 것 아니겠는가. '섹스 마사지'라는 말이 어색하면 '부부 마사지'라 불러도 좋다(실제로 많은 사람들이 '부부 마사지'라 부르고 있다).

훌륭한 섹스 마사지를 위해서는 어느 부위를 어떻게 만지는 게 보다 효과적일까. 완벽한 안마를 위해서는 인체의 경락에 해당하는 지점들을 잘 알고 특정한 질병 등 신체의 상태에 따라 주로 자극해야 할 지점이 어디인지도 알면 좋겠지만, 보통 사람들이 그 같은 전문 지식을 갖기는 어려운 일이다. 다만 상식적으로 어느 부위가 왜 좋은가를 이해하는 정도만으로도 이를 전혀 모르는 경우보다는 한층 감각적이고 유익한 마사지를 일상에 적용할 수 있을 것이다. 이 방법으로 마사지를 하면서 상대가 특히 근지러워하고 후련해 하는 부위가 어디인지도 주의 깊게 살펴 기억해 두도록 하자.

1. 발〉 동남아 지역에서는 발만 주무르는 발 마사지를 흔히 접할 수 있다. 본래 동양의학의 한 갈래로 발달된 안마의 기법 가운데 하나로, 그 근거는 발바닥에는 몸 전체의 약도가 담겨 있다는 반사구의 원리다. 발의 여러 부위들은 신체 각 기관이나 지체와 연결되는 반사구가 존재하고 있어 발을 잘 주무르는 것만으로 몸 전체를 주무른 것과 같은 안마 효과를 얻을 수 있다.

본격적인 성적 애무를 시작하기 전에 하루 종일 피로에 지친 상대의 발을 먼저 주물러 보자. 발바닥을 작은 망치 같은 것으로 두드려도 좋고, 발바닥을 고루 펴주면서 여러 부위를 차례차례 손가락 끝을 이용해 눌러 주는 것도 좋다.

발바닥의 움푹 팬 옆 부분을 배(내장기관), 그 반대편 날이 선 곳을 척추, 뒤꿈치 쪽을 하복부(생식기관), 발가락 쪽을 흉부(심장과 폐), 그리고 각 발가락을 두부(이목구비)라고 생각하여 특히 자극이 필요하다고 생각하는 쪽을 좀 더 자극한다. 예를 들면 생식기관을 잘 사용하지 않는(성생활이 드문) 사람일수록 뒤꿈치 쪽에 군살이 많이 생기고 갈라지는 현상을 볼 수 있다. 마지막으로 발가락을 하나하나 비틀 듯이 주물러 준다.

2. 다리〉 다리는 하루 종일 몸의 하중을 견뎌내는 곳이므로 일상적인 피로가 몰려 있기 쉽다. 종아리 쪽에는 주로 방광의 기능을 담당하는 경락들이 있는데, 방광이란 비뇨기를 의미하는 것이므로 결과적으로 정력을 돋구는 혈이기도 하다. 위로는 뒷목의 근육들과 연계되어 눈과 정신을 맑게 하고 허리를 강하게 한다.

발목의 뒤쪽 힘줄이 있는 곳을 엄지와 나머지 네 손가락으로 잘게 주무른 뒤 종아리를 따라 마사지한다. 손가락으로 누를 때는 무릎 뒤, 대퇴골 안쪽부터 시작해서 아래쪽 발목 뒷부분까지, 3~5㎝ 간격으로 천천히 누르면서 내려온다.

두 다리의 안쪽 줄기는 비뇨생식기계의 성능을 보완하

는 혈들이 있다. 발목의 안쪽부터 주물러 종아리 안쪽과 허벅지 안쪽까지 거슬러 올라가며 주무른다.

3. 팔> 팔의 안쪽은 주로 심장과 관련되고 바깥쪽은 소화기 순환기와 관계된 경락들이 흐르고 있다. 팔꿈치 아래쪽은 손부터 시작하여 팔꿈치 쪽으로 문지르고 주무른다. 손바닥 역시 발바닥보다는 덜 예민하지만 전신 기능을 관할하는 수많은 혈들이 있으므로 두 손으로 쭉쭉 펴주면서 주무르면 쌓인 피로가 풀어진다.

4. 목> 머리와 어깨를 연결하는 목 부위(경추)를 뒤쪽에서 잘게 주무른다. 너무 세게 하지 말고 상대가 시원한 느낌을 받을 정도의 압력으로 누른다. 머리끝에서 어깨 쪽으로 내려오는 것이 좋다. 어지러운 머리를 맑게 하고 어깨가 뻐근한 것을 풀어주는 효과가 있다. 목에 이어서 어깨를 주무른다.

5. 어깨> 목을 타고 내려와 두 어깨로 펼쳐지는 부위에서 간혹 근육이 뭉친 것이 만져질 수 있다. 그럴 때 뭉친 것을 주무르되, 꽈리 터뜨리듯 급작스럽게 힘을 주지 말고 지긋하게 눌러서 풀어주는 것이 요령이다. 손바닥의 두툼한 부분으로 눌러 문지르는 것도 좋다. 두 팔과 어깨

를 연결하는 삼각형 모양의 견갑골 가장자리를 따라 근육들이 많이 뭉쳐 있다. 이 부위를 따라 손가락으로 꾹꾹 눌러 가며 이동하면 시원하다. 이 부위가 특히 예민한 것은 뼈와 근육이 연결된 지점들이기 때문이다.

6. 배> 배꼽을 중심으로 생리 소화기능과 연관된 많은 혈들이 모여 있으며, 직접적으로는 내장에 물리적 자극이 가해짐으로써 설사 변비 복부 비만 등을 개선하는 효과를 기대할 수 있다. 크게 이상이 없다면 배꼽을 중심으로 손바닥을 시계방향으로 돌리면서 자극하는 정도로 충분하다. 소화기의 강화와 복부 군살 빼기가 목표다.

대개 엎드린 자세에서 발과 다리 팔 목 어깨까지 마사지가 끝난 후 돌아눕는 상태에서 복부를 자극하게 될 것이므로 배를 마사지하던 손을 이동하여 곧바로 가슴이나 하부를 자극하면서 본격적인 애무의 단계로 넘어가면 자연스럽다.

7. 머리> 섹스를 하는 도중 상대를 끌어안은 상태에서 머리를 만지며 손가락으로 자연스럽게 지압을 해줄 수 있다. 정수리 끝의 백회혈을 비롯하여 뒤통수 부분도 눌러주면 시원하고 기분 좋은 곳이 많다.

☼ 잠깐! : 마사지의 기본 요령

 성생활이 활발한 부부라면 이미 피부가 윤택하여 절로 매끄럽기 때문에 별도의 오일이나 크림을 사용하지 않더라도 손바닥으로 문지르는 데는 큰 어려움이 없다. 그러나 보다 원활한 마사지를 원한다면 베이비오일이나 마사지 오일 같은 것을 활용하는 것도 좋다.

 그러나 보통의 판매 상품은 제품 변질을 막기 위해 계면활성제 같은 자극적 물질을 사용하는 경우가 많으므로 너무 많은 양을 사용하는 것은 좋지 않다. 이런 문제를 피하려면 단기간 냉장고에 보관하도록 돼 있는 무방부제의 천연 오일을 사용하거나 아예 알로에처럼 즉석에서 즙을 얻어 사용할 수 있는 식물을 이용하면 좋다.

 바닥에 큰 타월을 깔고 전신에 오일을 흠뻑 발라가며 문지르면 분위기는 한층 에로틱하다. 주거환경상 전신 마사지가 불가능하다면 오일을 부분적으로 사용해도 되고 혹은 부부가 함께 시간을 내어 러브호텔 같은 곳을 이용해 보는 것도 괜찮다.

 섹스 마사지의 목표는 건강 효과보다는 쾌감을 자극하

는 데 더 비중을 두고 있다는 것을 잊지 말자. 어느 곳을 주무르든지 이 마사지가 상대에게 얼마만큼 자극적인지를 관찰해야 한다. 시간이 없을 때는 이런 부위만 집중적으로 문질러도 상대는 이미 흥분의 도가니에 빠져들고 있을 테니까. 특히 가슴 엉덩이 허벅지 발바닥 같은 전통적 성감대를 지날 때는 상대가 좀 더 자극해주기를 바라고 있지 않은지 기대치를 살펴 실망시키지 않는 배려도 중요하다.

기본적으로 마사지는 심장에서 먼 곳에서 시작해 심장 쪽으로(발-다리-어깨-손-배-가슴) 이동해 들어가는 것이 원론이다.

♣ 알아 두세요 : 변비를 해소하는 복부마사지

그러나 심한 변비가 있는 경우에는 다음의 지압법을 이용하도록 하자. 먼저 배꼽을 중심으로 12시- 3시-6시 -9시 방향, 다시 12시 방향의 지점을 이 순서에 따라 각기 3초 정도씩 지압한다. 처음에는 배꼽으로부터 반경 3cm 정도 거리의 원을 그리며 세 바퀴를 지압한 후 이어서 6~8cm 정도 반경으로 큰 원을 세 바퀴 그리면서 같은 요령으로 지압하면 효과가 있다. 다른 방법으로는 표면이 울퉁불퉁한 둥근 봉을 명치 부위부터 아래쪽으로 굴려 내려가면서 내장을 자극하는 방법이 있는데, 손으로 할 때는 열 손가락을 쫙 편 후 손가락 끝을 세워 명치부터 배꼽 아래까지 부위를 대략 5~6등분하는 간격으로 일렬로 꽉꽉 누르면서 내려온다(아래에서 위로 거슬러 올라가지 말 것). 몇 번을 반복하면 이내 묵은 가스가 빠져나오고 1~2시간 내에 배변의 욕구를 느낄 수 있다.

요리 위에는 한 송이 꽃을 꽂아라

명동 입구에 있는 어느 2층 맥줏집은 족발요리를 안주로 갖추고 있다. 흑맥주 두어 병과 함께 주문을 했는데, 기다리던 족발안주는 널찍한 프랑스식 접시에 담겨 아스파라거스와 빨간 무꽃으로 장식을 하고 들어오는 게 아닌가. 그 순간 족발은 우아한 프랑스요리쯤으로 격이 달라져 있었다. 무드 있는 간접조명으로 밝혀진 실내와 더구나 식탁 가운데는 은촛대에 꽂힌 빨간 초 한 자루가 가볍게 불꽃을 흔들고 있었으니 그 장면을 한번 상상해

보라. 조금 더 신경 쓴 마무리 기술은 이처럼 요리 자체를 달라보이게 한다. 물론 맛도, 틀림없이 달랐다. 그 분위기에 이미 홀려 있었으므로, 벗겨 놓고 보면 세기의 카사노바나 꽃미남 브래드 피트라고 해서 다를 게 있겠는가. 조금만 더 신경 쓰면 되는 마무리 기술로 당신의 섹스 요리는 당대 최고의 정사로 업그레이드가 될 수 있다. 내용상 똑같은 섹스지만 최고급 요리로 변신시킬 수 있는 마무리 기술로 사용할 수 있는 몇 가지 팁을 소개한다.

1. 사랑을 느끼게 하는 말 혹은 신호를 개발한다.

아침 출근할 때 '오늘은 멘스가 끝나는 날이야'라고 말해주라. 건강하고 센스 있는 남편이라면 마땅히 그날 저녁의 기회를 놓치지 않으려 할 것이며, 하루 종일 그의 몸은 저녁시간에 대한 기대로 화학반응을 거듭하며 달궈질 대로 달궈질 것이다. '오늘부터 3일 정도는 연속 안전지대야'라는 식으로 응용할 수도 있다. '오늘 밤 또 해줄까' '오늘은 당신이 상전이야' '어제는 홍콩 오늘은 샹그릴라' 등등, 상대를 흥분에 들뜨게 할 말들이야 오죽 많은가. 금방이라도 시작할 수 있는 시간이라면 '나 급해'라든지 먼저 툭툭 건드린 다음에 '어느새 이렇게 커지셨소이까' 같이 말을 붙여도 재미있을 것이다.

  2. 촛불을 밝혀라.

 흔한 소설 속 상황을 따라 하는 것 같아 창의성은 떨어져 보이지만, 집에 돌아왔을 때 먼저 귀가한 파트너가 침대맡에 은은한 촛불을 밝혀놓고 샤워를 하는 중이라면 의사전달은 충분하다. 물론 방과 침대는 이미 깔끔하게 정돈돼 있어야 더욱 식욕이 느껴질 것이다. 한잔의 와인도 흔히들 사용하는 상징 가운데 하나다.

  3. 야시시한 나이트가운 하나 정도는 마련해라.

 그렇다. 같은 선물이라도 포장지 하나로 더욱 빛이 나고 기대가 되는 법이다. 외출할 때 입던 티셔츠 한 장으로 먹고 잘 때까지 전천후로 활용한다면 경제성은 있어 보이지만 그리 센서티브하지는 못하다. 적어도 잠자는 시간만큼은 특별하다는 걸 공감해야 한다. 부부 침실이라면 각자의 섹시한 나이트가운 하나씩은 있어야 한다.

  4. 그걸 기대하는 날에는 집안청소부터 깨끗이.

 특별히 지저분한 곳에서 돼지 한 쌍처럼 즐기는 것은 이벤트를 준비하는 게 아니라면 반드시 식탁(!)부터 깨끗이 정돈해 두어야 한다.

정말 중요한 특식 재료들

군살 없는 실속 만점의 섹스를 위해 어떤 자세가 필요한지는 충분히 이해가 됐을 것이다. 맛있는 요리를 위한 온갖 재료며 기술은 이미 설명이 충분했다.

그럼에도 몇 가지 비법이 남아 있다. 마지막으로 아직 사용해 보지 않은 재료들을 점검해 볼 생각이다. 이것은 잘 갖춰진 요리에 사용하기 위한 양념들과 같다. 사람마다 구미가 다르기 때문에 어떤 것은 입맛에 맞고 어떤 것은 너무 생소해서 입에 당기지 않을 수도 있다. 그러나 이런 저런 별미들을 구비해서 '미식가' 기질을 개발하는 것도 훌륭한 섹스를 경험하기 위해 필요한 훈련이다. 다음의 특미 양념들은 세계 여러 전문가들의 조언과 특히 미국에서 '섹스 다이어트'에 대한 가장 성공적인 저술로 주목을 끈 로라 콘 여사가 제시한 몇 가지 양념들로부터 추려낸 것이다.

특별 양념이라 해서 끼니마다 사용할 필요는 없다. 어떤 것은 한 달에 한번, 어떤 것은 일주일에 한 번, 어떤 것은 결혼기념일용의 특식 별미용으로 사용해도 좋다. 아무리 좋은 음식도 매일 먹으면 입에 물리는 법이니까.

▲ 유혹의 메시지를 사용하라

미리 메모하여 주머니에 넣어주든지, 상대가 자주 앉는 화장대 거울에 립스틱으로 메모를 해도 좋다. 원하는 시간 안에 상대가 읽을 수 있게만 한다면.

ex1. 남자가) 7시에 리콜이야 / 오후 8시 의자를 가지고 욕실에서 미팅 / 엑스터시 채널 오늘 밤 9시 / 새로운 기술을 하나 익혔어 / 오늘 밤 비명소리 나게 해줄 거야 / 오늘 밤 각오해 / 줄줄 흘러내릴 거야 / 오늘 밤은 내가 접수 한다 등등.

ex2. 여자가) 누가 먼저 뻗는지 내기해 / 점심부터 두둑이 먹어둬 / 오늘은 노을을 보면서 / 보름달만 뜨면 가슴이 커져 / 오늘 12시 이메일을 확인해 봐 / 나랑 결혼한 걸 감사하게 될걸.

▲ 클래식 음악을 틀면 귀족이 된다.

음악. 빼놓을 수 없는 양념이다. 어느 마케팅학자의 연구에 의하면 식당에서 클래식 음악을 틀면 다른 때보다 고급요리를 주문하는 사람이 눈에 띄게 늘어난다고 한다.

우아한 식사를 원한다면 로맨틱한 영화음악을 준비해도 좋다. 물론 격렬한 포식을 원하는 밤이라면 최소한 로큰롤이나 하드록을 준비하는 게 현명하다.

▲ 때론 춤이라도 춰라.

남자, 혹은 여자와 손잡고 춤을 춰본 것이 언제인가. 학생 시절 축제나 체육시간 포크댄스 실습 때? 그런 채로 중년이 되었다면 당신은 인생을 헛살았다고 해도 과언이 아니다. 당장 블루스나 탱고 음반을 하나 구입해 음반을 걸어놓고 춤추기를 제안하라. 다른 자리에서야 남들 앞에서 서툰 스텝 보이기 싫어 못 했다고 하더라도 지금은 흉볼 사람이 아무도 없다. 스텝이 서툴러 발을 밟히고 다리가 엉켜 함께 나뒹굴면 또 어떤가. 춤, 잃어버린 청년 시절의 춤을 되찾자.

▲ 보고 들은 성인 유머를 침실에서 들려준다.

어떤 처녀가 신부를 찾아가 말했대. 어떤 나쁜 놈에게 당했어요. 손목을 잡혔거든요. 그러자 신부가 처녀의 손목을 잡으면서 물었대. 이렇게 말인가? 아뇨, 그 정도면 말도 안 해요. 다른 손으로는 허벅지를 만졌거든요. 신부가 또 물었대. 그래 이렇게 말인가? 그걸로 끝났으면 제가 여기까지 왔겠어요? 제가 거부하자 덥석 끌어안고 입술을 덮쳤거든요. 신부가 또 물었대. 이… 이렇게 말이야? 아뇨, 그것뿐 아니었어요. 저의 가슴을 움켜쥐고는… 이렇게? 속옷을 벗기고는… 이… 이렇…게? 그게 끝이 아니었어요. 마지막으로 신부가 늘어진 몸을 누이면서 물었대. 그래… 이 짓까지 했단 말이냐? 그게 다였으면 제가 이렇게 분노하지는 않았을 거예요. 기운이 빠진 신부는 당황한 듯 물었대. 그…… 그럼, 또 여기서 무슨 짓을 더 했단 말이냐? 그 같은 놈이 알고 보니 에이즈 환자였지 뭐예요. 그래? 이런 천하에 찢어 죽일 놈 같으니.

엉큼한 유머는 엉큼한 흥분을 유발하고 폭소탄 마무리는 통쾌한 쾌감을 선사한다.

▲ 립 서비스도 필요하다.

적당한 아부의 말도 필요하다. "오옷, 당신 어떻게 이런 걸 할 줄 알지?" "세상에, 나 죽겠어" "당신은 생긴 것도 멋진데, 아아… 이것까지 멋져서 할 말이 없어" "훌륭해. 내일도 이렇게 해줘." 세상에는 타고난 아부꾼도 있다. 정말 섹시한 파트너는 대개 타고난 아부꾼들이다. 다소 과장됐다는 느낌이 있더라도 찬사를 듣는 사람의 기분은 나쁘지 않다. '다음에는 더 잘해 줘야지' 투지가 불타오르기 마련이다. 혹은 서로 떨어져 있는 시간에, '당신은 최고야'라는 문자 메시지를 날리는 것도 훌륭한 아부의 방법이다. 돈 안 드는 립 서비스, 인색하지 말자.

▲ 입술은 몸 어디와도 궁합이 맞는다.

연애 시절에야 두려움에 떨면서 손끝이나 이마에 입을 맞추는 것으로 시작해 입술과 입술이 만나는 키스야말로 키스의 완성이라고 생각했을 터이지만, 결혼 몇 년 차 이상의 고참이 된 당신은 키스가 이제 시시한 과정이라고 생각할지 모른다. 그런데 고급과정에서는 입술과 입술의 키스야말로 이제 시작 단계다. 입술은 몸 어디와도 궁합이 맞는다. 머리끝부터 발끝까지. 아직 스쳐가지 못한 곳이 있다면 한군데씩 입술의 탐험을 시작해 보자. 이게 처음이라면 적어도 몇 달은 신혼 같은 밤이 이어질 것이다.

▲ 비디오를 에피타이저로

요즘은 케이블 TV가 활성화되면서 심야에 애마부인 젖소부인 등 '부인시리즈'를 방영하는 채널이 흔해졌다. 하다못해 패션 채널까지도 그 시간엔 하필이면 '란제리 쇼'를 모아서 내보낸다. "그 재미있는 걸 왜 이 시간에?"

라고 물을 필요 없다. 당연히 심야 중년 부부들의 빈약한 식탁을 배려한 것이다. 불륜 부인이 주인공이라 하더라도 얽히고설킨 삼각관계의 함수를 풀려고 노력할 필요가 없다. 당신의 심야 식탁에 오히려 방해가 된다. 패러디 포르노를 보면서 원작을 기억해 내려고 노력해서도 안 된다. 너무나 지적 호기심이 강해서(?) 번번이 방해를 받게 된다면 차라리 단순무식하게 만들어진 비디오를 준비해 두자. 생각보다 효과가 있다.

▲ 멀티플레이

부드러운 연어요리는 그것만으로도 훌륭하고 오래 묵은 한잔의 포도주는 그대로 훌륭하다. 그러나 부드러운 연어요리와 훌륭한 백포도주 한잔을 같이 마시면 더욱 훌륭한 식탁이 된다. 입술이 애무를 할 때 손과 무릎을 놀려 두지 말고, 엉덩이를 공략할 때는 뒷목을 함께 건드려라. 삽입을 했을 때는 이미 질의 영역은 완벽하게 점령됐다고 할지 모른다. 삽입이 됐더라도 질구 위의 C점(clitoris)은 휴식 중이란 걸 기억해라. 삽입 상태에서 신음을 하던 상대가 C점마저 공격을 받으면 비명을 지르게 된다. 홍콩 가는 티켓은 공짜가 아니다.

▲ 먹거리를 미끼로 사용한다.

가끔은 서 있는 그녀의 가슴 계곡에 맑은 술을 부어 흘러내린 것을 아래쪽에서 받아 마시는 도락가들도 있다. 하물며 부부끼린데 어떤가. 맛있는 음식은 둘이서도 만들 수 있다. 그녀의 배 위에 크림을 발라놓고 빵을 찍어 먹는 것부터 시작해 보자. 더 이상 설명하지 않아도 음식을 더 맛있게 먹는 무궁무진한 유사 아이디어가 꼬리에 꼬리를 물고 떠오를 것이다.

▲ 먹거리를 도구로 사용한다.

먹거리를 사용하는 특별양념은 더 있다. 혀끝으로도 만진다는 그곳. 같이 먹던 과일조각 같은 것으로 소음순을 살살 건드려보라. 그녀는 은근히 정신을 잃어간다. 옛날 기력을 단련하는 수도자들은 특별한 운기식의 하나로 잘 익은 밤톨을 음기 가득한 여성의 그곳에 하룻밤을 넣어 두었다가 먹었다고도 한다.

▲ 소리를 내라.

사람은 오감으로 느낀다. 섹스의 느낌에는 청각 또한 영향을 미친다. 신음소리라든가 터프하게 들리는 거친 숨소리 같은 것은 게임을 하는 당사자들에게도 상쾌감을 주는 효과음이라 할 수 있다. 요즘 축구중계는 뛰는 선수들의 숨소리나 축구화가 공에 스치는 소리까지 생생하게 잡아 전달하고 있다. 시청자들도 그 소리의 영향으로 보다 쉽게 경기에 빠져들게 된다. 같은 원리다. 사람마다 개성이 있고, 방음 상태라든가 다른 가족들과의 관계 등 환경에 따라 여건은 크게 다르겠지만, 절대로 소리를 내서는 안 되는 여건이라면 되도록 빨리 벗어나는 게 좋다. 위축된 섹스가 습관이 되면 성 능력 자체가 위축될 수 있기 때문이다. 자녀들이나 같이 사는 부모의 눈치가 보여서 소리를 낼 수 없는 형편이라면 가끔은 부부가 밖에서 만나 즐긴다거나 다른 가족들이 여행을 떠나는 기회들을 이용하는 것도 좋다.

▲가장 중요한 것!! 그리고 상대를 존중해라.

섹스는 동물도 하는 짓이다. 그러다 보니 한번 관계를 맺은 상대에게는 볼 것 다 봤다는 식으로 대하는 사람도 간혹 볼 수 있다. 그것은 몰상식이다.

굳이 말로 표현하지 않아도 좋지만, '당신을 동물로 느껴서가 아니라, 가장 귀한 사람으로 느껴서'라고 이 깊은 관계에 대하여 스스로 설명할 수 있어야 한다. '당신은 내가 상대해 본 25명의 이성 가운데 하나야'라는 식의 생각이야말로 그 아름다운 체험을 순식간에 추잡한 관계로 변질시키는 바이러스다. 그런 사람에게는 아무리 황홀한 섹스도 테크닉의 결실 외에 아무것도 아니다. 섹스는 마음이 통하기 때문에 몸을 통하는 의식이다. 더구나 부부 사이라면 상대를 왕처럼, 혹은 여왕처럼 존중하고 떠받든다는 생각을 갖고 있어야 좋은 사이를 오래 유지할 수가 있다.

제5장

우리시대의 성(性), 그리고 사랑

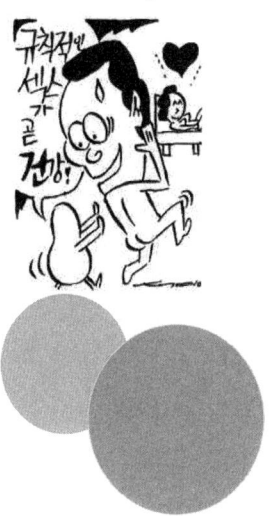

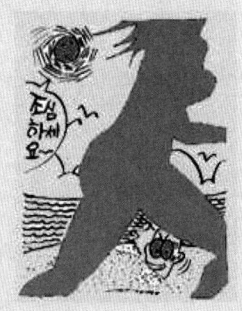

398 한의사 이은주의 전문컬럼 건강과 Sex Clinic

제5장

우리시대의 성(性), 그리고 사랑

1. 부부 성의 혁명

40대의 성은 풍요로워야

아무리 강하고 지식이 많고 재물까지 모은 사람이라 하더라도 때가 되면 기운은 쇠하고 지식도 낙후된다. 재물 또한 언제나 있는 것이 아니니 모든 일에는 때가 있는 법이다.

썩 공감 가는 명언 하나가 있다.

"20대에 잘생기지 않으면 잘생긴 사람이 아니고 30대에 강하지 않으면 강한 사람이 아니며, 40대에 부유하지 않으면 부유한 사람이 아니고 50대에 지혜롭지 않으면 지혜로운 사람이 아니다."

이 말을 주요 일상의 하나인 성생활에 결부지어 볼 수

있을까.

20대의 성은 설렘과 감미로움 자체만으로도 아름다운 것이어서 굳이 강하고 노련하지 않아도 충분하다. 30대는 기운이 왕성한 때이니 결혼하여 강성한 성을 즐기며 출산을 하고 아내를 항상 만족시킬 수 있어야 제 구실이 당당한 때다. 40대의 성이란 바야흐로 성의 즐거움을 충분히 느끼고 표현도 할 수 있게 되어 다양하고 풍요로운 성을 즐기는 시기이고, 50대는 비록 육체의 기운은 쇠하더라도 노련한 기교와 교감의 지혜로써 성의 즐거움을 지속하는 데 어울리는 시기다.

그러나 무절제한 생활과 과로 스트레스에 시달리는 현대인의 성은 이러한 이상을 벗어나고 있다. 20대는 서툴러서 강성하지 않은 것이 아니라 과도한 억압이나 지나친 수음으로 인해 시들하고, 30대는 스트레스에 시달려 성질만 사나울 뿐 의무방어에 급급하고, 40대는 단 하나의 사랑도 충족시키지 못하면서 폭넓은(?) 관계로 숫자만 부유해진다. 50대는 만족스럽지 못한 인생을 합리화하는 꾀만 늘어나니 지혜롭다기보다는 영악한 편이 되고 만다.

성생활이 건강하다는 것은 생명이 건강하다는 것이다.

나의 성생활이 아름답지도 강하지도 부유하지도 지혜롭지도 못하다면 나의 삶 또한 건강을 벗어나 있는 것이다. 건강한 성을 위한 연구는 오늘날 의사들에게도 최대의 과제로 여겨지고 있다.

젊어서보다 화려한 40대의 성

중년이 되면 남성들은 흔히 '의무방어전'이란 말을 쓰기 시작한다. 마음에서 우러나거나 몸이 절로 끌려서가 아니라, 부부라는 사실을 확인하기 위한 의무적이고 의례적인 섹스를 말한다. 남성들은 최소한 한 달에 한두 번의 관계만으로도 불만을 내색하지 않는 아내에게 한편으로 고마워하면서 아내의 불만을 잠재우는 데 성공하고 있다고 안도할지 모른다.

미안한 얘기지만 아내 역시 아내의 의무이기 때문에 응하는 것일 뿐이라고 한다면 의무방어에 급급한 남편들의 기분은 어떨까.

함께 나이 들어가는 부부끼리 이렇게 의무방어전이나마 적당히 관계를 지속하다 보면 노년이 될 것이고, 그렇게 된다면 더 이상은 성적 위기 없이 무사히 만년을 맞게 될 것이라고 생각하기 쉽다. 하지만 그것은 희망사항일 지도 모른다. 40대만 무난히 넘기면 더 이상 성생활이 더 나아질 것을 기대하지 않아도 될 것 같지만 정작 노년이 되어도 성욕은 사그라지지 않는다. "젊어서도 대단치 않은 관계였으니 이제 새삼 성생활에 노력을 쏟을 필요는 없는 것 아닌가"라고 생각한다면 안이하다.

대개 성이란 20대에 왕성하다가 30대 이후로 쇠퇴하기 시작하여 50대를 넘으면 거의 담을 쌓게 되는 것으로 오해를 한다. 그러나 힘에 의존하는 20대의 섹스보다는 마음의 교류와 세련된 기교가 곁들여진 40대의 섹스가 실제에 있어서는 가장 활발하고 화려하다는 것은 최근 여러 조사들이 입증하고 있다.

유럽에서의 한 조사에 따르면 남성들은 40대가 되면 젊은 시절보다 오히려 테크닉이 늘어 더 오래, 더 황홀하게 성을 즐기는 것이 가능하다고 한다. "40대가 되면 성생활은 당연히 접어가는 것이다"라고 생각하는 사람들은 의식을 바꾸어야 한다. 이 조사에서는 40대의 섹스가 횟수에 있어서도 20~30대를 능가하고 있다는 것을 수치로 보여 주었다.

노인대학이나 탑골공원 등에서 가끔 실시되는 노인 대상의 성의식 관련 조사에서도 노인세대가 가장 많이 고민하는 문제가 이성문제며 섹스의 문제임이 나타나곤 한다.

50대의 빌 클린턴은 현직 대통령 때 그 창피를 당하고도 퇴임 후 다시 나오미 캠벨과 스캔들을 뿌렸다. 성은 나이나 신분이나 취향의 차이를 초월하여, 살아 있는 한 언제고 다시 타오를 수 있는 생의 불꽃과도 같은 것이다.

40대, 위기에서 시작한다

나이 40대를 전후로 관계가 흔들리는 부부들을 많이 볼 수 있다.

생각해보면 이상한 일도 아니다. 이 나이 즈음이면 대개 결혼생활은 10년을 넘어선다. 통계적으로 결혼 10년이면 웬만한 사람은 크든 작든 내 집 마련을 끝내고 직장에서도 중견 관리자로 자리를 잡는 시기다. 자기 사업을 해도 이때쯤이면 이미 만족스럽든 불만스럽든 일정한 목표를 넘어 안정을 찾는 시기다.

 그런데 매우 모순된 얘기 같지만, 이렇게 해서 얻은 안정은 정작 사람을 나태하게 만드는 큰 위험요인이 된다. 40대에 도달하게 되는 안정된 생활은, 이를테면 맹목으로 달려온 젊은 시절의 피땀에 대한 보상이라 할 수 있다. 하지만 과연 그 안정이 젊은 날의 노력에 충분히 부응하는 행복을 안겨주었다고 만족하는 사람은 얼마나 될까. 40대의 위기 원인은 바로 여기에 있는지도 모른다.

 "만일 누군가가 그의 삼십 번째 나이로 들어선다면"이라는 말로 시작되는, 잉게보르크 바흐만의 유명한 소설 <삼십 세>는 삼십 번째 생일을 지내는 사람이 깨닫게 되는 현실에 대한 실망을 공감 있게 그리고 있다. 무언가 의지를 갖고 노력한다면, 이루고자 하는 환상은 기필코 이루어질 것이라고 믿었던 어린 시절, 청소년기를 접고 현실로 들어서는 나이가 삼십 세다. 그는 더 이상 동화를 믿지 않고 더 이상 신화에 매료돼 있지 않다. 그것은 동화나 신화가 가르치는 훈계 속에는 세상에서 행복을 찾을 수 있는 방법에 대한 정직한 가르침이 들어 있지 않다는 것을 깨닫고 받아들이게 된다는 것을 의미한다. 이

깨달음은 허무하고도 쇼킹하다.

하지만 삼십 세에 느끼는 허무도 40대가 되어 깨닫는 허무만큼 절박하지는 않을 것이다. 30세가 되어 "꿈은 꿈일 뿐"이라는, 자기 '권리의 한계'를 깨닫는다면, 40세가 되어서는 게다가 아무리 해도 벗어날 수 없는 '의무의 무한함'을 깨닫게 되기 때문이다.

30세의 허무가 '하고 싶은 것을 결코 할 수 없음'을 인정하는 포기에서 오는 허무라면, 40세의 허무는 '하고 싶지 않은 것으로부터도 결코 벗어날 수 없음'을 인정하는 굴복에서 오는 허무감이다. 누구나 지고 있는 현실적 의무는 그 누구도 쉽사리 벗어던질 수 없다.

그 위기는 현실에서 일상에 대한 권태와 실망으로 표현된다. 여기에는 부부생활에서의 권태도 포함된다. 이맘때 누군가 일탈을 감행한다는 것은 무력한 저항행위로서 얼마든지 일어날 수 있는 일이다. 30대까지만 해도 스스로도 용서하기 어려울 만큼 두려웠던 외도를 보다 쉽게 감행하는 것도 이 나이가 되어서의 일이다.

그렇다고 해서 40대 부부의 일탈과 위기가 모두 양해되어야 한다는 뜻은 아니다. 그 같은 일탈은 오히려 넘어설 수 없는 인생의 장벽을 더욱 첨예하게 느끼지 않을 수 없도록 만드는 것이므로, 오히려 이때야말로 '결혼의 위기'를 넘기기 위한 '부부생활의 혁명'에 나서야 할 때다.

우선 '성격 차이'가 아닌 '성적 격차'를 먼저 극복하는 것으로 부부생활의 혁명을 시작해 보자. 서로의 몸에 대해 충분히 알고, 또 섹스에 대한 두려움도 사라지는 40세란 나이야말로 그 혁명을 시도하기에 알맞게 무르익은 '기회의 시기'라고도 할 수 있다.

♥ 휴게실 : 몇 살까지 그리운가요?

요즘이야 여성이든 남성이든 배우자를 잃으면 새로 얻은 자유를 기뻐한다고 하지만, 옛날에는 일부종사가 인륜의 기본이라 남편 잃은 여인들은 '따라 죽지 못한 여자'란 뜻으로 '미망인'이라 불리면서 평생을 과부로 수절하는 일이 많았다. 이런 여인들이 밤새 콩을 쏟아놓고 개수를 세며 주워 담는다든지 삯바느질하면서 바늘이나 송곳으로 허벅지를 쪼아가며 욕정을 달랬다는 얘기는 수도 없이 전해온다.

30대 청상과수가 있었다. 하루는 뒷집의 40대 과부 집에 놀러갔다가 은근히 물었다.

"언제쯤이나 돼야 허벅지 꼬집지 않고 편히 잘 수 있을까요?"

40대 과부는 얼굴이 발그레해지면서 나는 아직도 허벅지를 찌르며 살고 있으니 뒷집의 60대 할머니에게 물어보는 게 좋겠다고 했다.

뒷집에 찾아가 어렵게 말을 꺼냈더니 60대 할머니가 말했다. "나도 아직은 몰라. 이웃마을 꽃순네 할머니가 여든셋이니까 그 할머니에게 물어봐. 혹시 알랑가."

한참이 지나서야 꽃순네 할머니를 만날 기회가 왔다. 청상과수가 수줍게 또 물었더니 할머니가 대답했다. "나도 모르겠어. 죽을 때나 되면 생각이 없어지려나."

성실한 부부는 잠자리도 연구한다

행복은 거저 얻어지는 것이 아니다. 연구 노력하지 않으면 건강도 재물도 지식도 더 이상 상황이 좋아지지 않는다. 더 좋아지지 않는다는 것은 그대로 유지된다는 게 아니라 저절로 쇠퇴한다는 뜻이다.

규칙적인 운동이나 영양 보충을 제대로 하지 않는다면 어떻게 될까. 정도 차는 있겠지만 아무튼 건강 상태가 쇠퇴할 수밖에 없다. 재물도 마찬가지다. 하루도 소비하지 않고는 살 수가 없기 때문에 계속해 경제활동을 하고 연구 노력하지 않는다면 갖고 있는 경제력은 날로 줄어드는 것이 당연한 결과다. 지식 역시 한번 머리에 입력된 것이 그대로 남아 있는 법은 없다. 기억된 지식은 시간이 지나면서 사라져 갈 뿐 아니라 하루가 다르게 생산되는 새로운 지식들을 지속적으로 받아들이지 않으면 상대적으로 퇴보하고 뒤처질 수밖에 없다.

인생의 즐거움도 마찬가지다. 한번 즐거움을 느낀 일이라 해서 매일 매시 똑같은 크기의 즐거움을 느낄 수는 없다. 바둑이나 여행, 화초 가꾸기 같은 취미생활도 그 방법이나 기술이 날로 발전하고 때때로 새로운 경지를 얻지 못한다면 얼마 안 가 시들해지고 만다.

많은 부부들에게서 신혼 때의 깨 쏟아지는 듯하던 친밀감이 점차 시들해져 가는 것을 볼 수 있다. 이 또한 연구 노력하는 바가 없이 매일 똑같은 형식만 되풀이해서는 점차 식상하고 흥미로 줄어드는 것이 당연하다. 성생활에 대해서도 때때로 개혁이 필요하고 업그레이드하려는 노력이 필요하다.

이를 소홀히 한 결과 중년쯤 되어서는 성생활의 즐거움에 대한 기대를 접고 다른 취미생활에 빠져들거나 아예 즐거움을 포기하고 사는 사람들이 적지 않다. 그러다가 새로운 유혹에 빠져 결혼생활을 망치는 부부도 있는데, 이것은 부부생활에 대한 노력을 게을리 한 결과로 찾아온 최악의 종착점이다.

보통의 부부 사이에서 즐거움이 줄어드는 것은 지극히 자연스런 일이지만, 누구나 그럴 것이라고 단정 짓고 즐거움의 종말을 평범하게 받아들인다는 것은 결코 성실한 결론이 아니다.

먹고 살기 위해서만도 연구 노력할 일이 많은데 그런 것에까지 신경을 빼앗겨야 하는가, 하고 말할 사람도 있을 것이다. 그러나 부부간의 성이란 '사소한 일'이 아니다. 가화만사성이란 말이 있다. 건강도, 삶의 의욕도, 이것이 바탕이 된 활동력과 나아가 성공과 부의 획득도, 근원적으로는 화목하고 즐거운 가정생활이 바탕이다. 그래서 식상하지 않고 때때로 새로운 방식의 즐거움이 업그레이드되는 부부생활이란 중요한 것이고, 당연히 연구 노력해야 할 과제인 것이다.

무엇을 어떻게 변화시켜갈 것인가. 부부만의 솔직한 대화를 통해 먼저 문제점을 찾아내는 것이 출발이다. 잠자리에 대한 불만이 쌓여 가고 있다면 일단 솔직하게 대화를 시작해 보자. 해결책은 문제제기로부터 찾아질 수 있다.

마음을 열고 몸도 열어라

성생활에서 쾌감이 무엇인지를 잘 모른다는 부부는 의외로 많다. 아이를 몇씩 낳고도 성의 즐거움을 이해할 수 없다는 부인이 있는가 하면 소설에서 묘사되는 절정의 순간이란 으레 과장된 것이지, 그 비슷한 쾌감도 없는 것이라고 지레 결론을 내린 사람들도 많다.

그러나 정말 모든 인생이 그렇게 쉽게 따분해지는 것이었다면 인류의 역사는 여기까지 순탄히 발전돼 오지 못했을 것이다. 성의 즐거움은 인생에 대한 즐거움과 연관돼 있다. 만일 상대의 몸에 대한 재발견이 시작된다면 성의 즐거움으로 들어가는 문은 자연스레 열리게 될 것이다.

♠ **사례1** : 한창 자기 일에 바쁜 30대의 맞벌이 부부가 있었다. 남편은 남편대로 아내는 아내대로 자기 일에 열심이었고, 그 결과로 각기 자기 분야에서 인정도 받고 있었다. 이것만으로 삶이 만족스럽다면야 더 바랄 것이 무엇일까. 문제는 이런 일상이 따분하게 느껴지기 시작했다는 것이다.

먼저 분위기를 바꿔볼 것을 권했다. 어느 하루 촛불을 켜고 남편을 맞으라. 식탁에는 아껴뒀던 테이블보를 깔고 쓸 일 없던 술잔과 새 접시를 내놓으라. 언젠가 사두긴 했지만 입을 기회가 없던 야시시한 잠옷이 있다면 꺼내 입고 포도주를 준비하라. 다음 날은 세상이 달라 보일 것이다. 아주 기초적인 처방이었지만 부인은 고개를 끄덕였다. 삶이 개선될 조짐은 바로 이런 긍정적인 태도에서 이미 엿보였다고 생각된다. 한동안 다시 찾아오지 않던 부인은 몇 달이 지나서야 찾아왔다. 느즈막에 둘째 아이를 임신했다며 상기된 표정이었다.

♠ 사례2 : 갱년기 증상으로 찾아온 40대 부인은 나른하고 의욕이 없고 비교적 이른 나이에 월경이 줄어들고 월경통을 비롯하여 구석구석 찌뿌둥하고 쑤시고 원인 모르게 아픈 곳이 늘어간다고 하소연했다. 물론 이런 증상을 개선할 수 있는 한의학의 처방은 한두 가지가 아니니 찾아오기는 제대로 찾아온 셈이다. 하지만 그 어떤 약보다도 이 나이에 필요한 것은 남편의 관심과 사랑이었다. 원활한 성생활과 사랑의 감정은 인체의 생리적 메커니즘을 활성화시켜 실제로 건강에 큰 도움이 된다.

부부관계를 물으니 역시 한 달에 한두 번 정도로 뜸하다고 한다. 서로에게 마음을 터놓고 지낼 시간도 별로 없다고 했다. 잠자기 전에 서로의 몸을 주물러주고 함께 몸을 씻겨주기도 하면서 애정과 성생활을 살려보는 것도 좋겠다고 하니 부인은 깜짝 놀라는 표정이었다. 어떻게 두 눈 뜨고 서로의 몸을 보고 만질 수 있느냐는 것이다. 결혼 후 14년이 지나고 아이도 둘씩이나 낳았다면서도 아직 남편의 몸을 제대로 눈뜨고 본 적이 없다고 했다.

'부부유별'을 내세우는 이조시대도 아니고 공공연한 애정 표현이 어색한 시대도 아닌데, 아직도 이런 부부는 의외로 많다. 마음을 열지 않으면 몸이 열리지 않듯이, 몸을 나누지 않으면 마음의 교류라는 것도 형식을 넘지 못한다. 알게 모르게 한국 여인들, 특히 중년 이상 세대의 관념 속에는 성을 수치 내지는 죄악시하는 관념이 스며 있다. 그러나 부부간의 성은 정당하고도 아름다운 것이다. 부끄러움이 아니라 오히려 활발한 성생활과 넘치는 애정을 자랑할 수 있어야 한다. 부인은 우선 성감을 높여주는 몇 가지 처방과 함께 성생활에 대한 몇 가지 조언을 듣고 돌아갔다. 치료기간이 지날수록 눈에 띄게 혈색이 좋아진 것은 말할 것도 없다.

부부생활의 권태로움을 바꿔보고 싶다는 생각과 바꾸겠다는 열의가 있다면 외도와 같은 갓길로 빠지지 않고도 권태의 늪으로부터 빠져나올 길은 많다. 남성의 정력을 북돋는 처방과 여성의 불감을 해소하는 여러 가지 방법들이 있다.

가끔 해 보면 좋은 속성 섹스

속성 섹스는 충분한 시간적 공간적 여유를 갖추지 못한 조건에서 급하게 관계를 맺고자 할 때 불가피하게 선택할 수 있는 방법이다. 애무의 과정은 대개 생략될 수밖에 없어 제대로 오르가슴을 느끼기는 어렵지만, 그 상황의 스릴과 긴장감 때문에 보다 짧고 강렬한 쾌감을 얻을 수 있다. 빠르게 해치운다는 특성상 주로 떳떳할 수 없는 이성 사이에 많이 벌어지는 것이긴 하지만, 시간적 여유가 없는 부부들이나 이동 중에 성욕이 솟구쳐 색다른 쾌감을 구하고자 할 때, 또는 아직 결혼하지 않은 연인들이 짧은 데이트 시간을 활용하기 위해 가끔씩 활용하기에 적당하다. 단지 색다른 맛을 구하기 위해서도 시도해 볼 만하다.

장소와 체위는 각양각색이다. 요즘 가장 흔한 것이 카섹스고, 간혹은 공원 벤치에서, 간혹은 사무실의 소파나 책상 위에서도 할 수 있을 것이다. 이별의 순간에 공항대합실의 화장실을 이용하는 수도 있고, 아이들이 TV에 몰두해 있는 틈을 이용해 부부가 주방에서 하거나 샤워 도

중 온몸에 비누를 바르고 선 채로 할 수도 있다.

이런 속성섹스는 대개 유명인의 스캔들 또는 에로영화 속에나 등장하는 것으로 생각되기 쉽지만 보통의 부부들이라고 해서 르윈스키와 클린턴처럼 특이한 장소, 특이한 방법으로 즐기지 못하란 법은 없다. 또 보다 창의적인 방법으로 스릴을 즐기는 보통 부부들도 생각보다 많다.

하지만 속성섹스에 몇 가지 문제점이 따른다는 것을 염두에 둬야 한다.

첫째는 불편한 체위에 따른 부상의 위험이다. 속성섹스는 조건상 편안한 체위를 취하기가 어렵다. 자동차 안같이 비좁은 곳에서는 자칫하면 허리를 다칠 수 있고 근육통이 생길 수도 있다. 운전석에 앉은 채로 하다간 차가 굴러 내려갈 수도 있다. 입위(서서하는 체위)를 요하는 경우에는 서로 키를 맞추느라 허리나 무릎을 특이한 각도로 굽히거나 펴야 한다는 부담이 생긴다. 골격이나 관절의 힘이 약화된 사람들은 피하는 게 좋다. 평소 익숙지 않은 체위가 근골격계에 무리를 줄 수도 있다.

둘째는 조루의 위험성이다. 아무리 시간을 오래 끌 능력이 있는 남성이라도 이때만큼은 사정을 서두르게 된다.

이런 조건의 섹스가 거듭되고 익숙해지다 보면 남성은 어느덧 조루의 습관이 생길 수 있다.

셋째 정신적 피로다. 속성섹스는 짧은 시간 내에 비교적 간단한 절차로 시작하고 끝낼 수 있다는 장점 때문에 종종 남모르게 섹스를 나누려는 남녀 사이에서도 많이 이용된다. 특수한 장소에서 행위 자체를 남에게 들키지 않겠다는 긴장감 외에도 이 특수한 관계가 주는 긴장감이 더해지므로 심리적 압박이 크고 따라서 정신적 피로도 한층 높을 수밖에 없다. 긴장된 상태에서의 섹스는 남성의 신(腎)을 손상한다.

넷째는 변태적 취향에 길들여질 가능성이다. 특이한 조건의 섹스에서 쾌감을 느낀 이후에 이런 섹스에 재미를 붙이면 섹스 취향은 점점 더 과감하게 변태적으로 발전될 가능성이 있다. 이것은 앞서의 문제점들에 노출될 확률이 더 높아진다는 것을 의미한다. 더구나 특이한 조건의 섹스 자체가 둘 중 한 사람에게 별로 즐겁지 않다면 결코 강요되지 말아야 할 것이다.

속성 섹스는 가끔씩 즐기는 것을 권할 만하지만, 너무 재미 붙이는 것은 재고해야 할 것이다.

자신감이 필요하다

 중년을 넘기면서 성에 대하여 의욕이 떨어지는 가장 큰 이유 중의 하나는 자기 능력에 대한 자신감의 상실이다. 피로도 피로거니와 신체 장기의 기능 역시 젊은 시절과 달라서 남성으로서의 자신감도 줄어들기 마련이다. 이러면 어느새 아내와의 잠자리를 겁내게 되어 퇴근 후 아내의 친절을 두려워하게 된다.

 그러나 극도로 피로하거나 몸에 병이 든 상태가 아닌 한 모든 남성은 항상 새로운 힘으로 채워진다. 아내에게서는 전혀 감흥을 일으키지 못하면서도 미모나 몸매로 눈길부터 사로잡는 외간여자들로부터는 그런 감흥을 쉽게 느끼곤 한다. 심리적으로 이미 익숙한 잠자리는 권태로워진 반면 손도 잡아보지 못한 상대란 은근히 훔쳐보는 것만으로도 긴장감이 있기 때문에 감정적 동요가 쉽게 일어날 수 있는 것이다.

 미국인 두 사람이 쓴 재미있는 책이 있다. 이 책에서는 모든 남성에 대해 방심하지 말라고 경고한다. 아내는 남편이 일에 지쳐 피곤하고 몸도 젊은 시절 같지 않다는 점을 생각해서 몇날 며칠이고 남편이 스스로 찾아올 때까지 편히 쉬도록 '사랑의 배려'를 해주지만, 이것이 오산일 때가 많다고 이들은 경고한다(저자 이름은 '스미스 앤 도우'라고 돼 있다).

남자들은 언제나 권총을 차고 저격할 상대를 찾는 믿을 수 없는 카우보이 같은 존재며, 이들이 권총을 휘두르지 않는 것은 단지 총알이 떨어진 때뿐이라는 것이다. 그러므로 언제든지 장전된 상태로 멀리 출장을 떠나거나 보이지 않는 곳으로 외출을 나가도록 방치하지 않는 것이 현명하다고 말한다.

많은 중년 여성들이 이 말은 과장됐다고 생각할 것이다. 그렇다. 분명히 과장돼 있다. 하지만 어느 정도의 과장일 뿐 전혀 허무맹랑한 말은 아니다.

이들의 말을 좀 더 적극적으로 받아들인다면 아내들은 끊임없이 남편들을 졸라서 총알의 여유가 조금이라도 남아있지 않도록 자신들에게 발사해줄 것을 요구해야 한다. 남성의 욕구는 발사한 지 하루가 안 돼 재 장전된다. 집안에서는 전의를 상실해 발기조차 안 되는 사람이라도 밖에 나가서는 당당히 총구가 곤두서는 사람들이 태반이다. 나이 40이 넘은 데다 체력이 떨어지는 편이라면 좀 더 봐줄 수는 있겠지만 그래도 이틀 정도의 여유밖에 없다고 생각하는 게 옳다. 병자가 아닌 한 2~3일이면 보통 남성은 충분히 총알이 다시 장전된다.

이 정도 시일이 지나도 정말 기력이 돌아오지 않는 남편이라면 아내들은 책임감을 느껴야 한다. 정말로 많은 일과 스트레스로 인해 총알이 재장전되지 않을 만큼 충분히 지쳐 있다는 증거가 있지 않다면 남편을 끌고 가 진단이라도 받게 해야 한다. 침실의 기쁨을 되살리는 것은 서로 마음을 여는 것만큼이나 중요하다.

강하지 못하거든 감미롭기라도

진정하게 강한 남성이란 어떤 유형일까. 많은 사람들이 절륜한 정력가의 표본으로 변강쇠란 전설의 인물을 꼽는다. 하룻밤에도 몇 명의 여자를 감당하였다느니 한 번에 몇 시간을 즐겼다느니 구구한 상상들을 늘어놓는다.

이런 상상에는 여성을 감동시킬 수 있는 두 가지 유형의 남성이 등장한다. 강한 남성과 오래가는 남성. 어느 쪽이 더 중요할까. 자동차 배터리 광고에 등장하는 카피처럼 '강하고 오래가는' 남성이라면 금상첨화겠지만 둘 중 한 가지만 갖춰도 기본은 되는 셈이다. 물론 여성들 가운데도 강한 것을 선호하는 유형과 오래가는 것을 보다 선호하는 유형이 있을 것이다(어느 잡지에서 보니 시간이 금쪽같은 매춘 여성들은 오래 끄는 것만은 끔찍이도 싫어한다는 내용도 있었지만).

남성들은 일반적으로 젊어서는 강한 것으로, 나이가 들어서는 감미로움으로 무기를 삼는다. 체력이나 기술적인 훈련 같은 요소들을 감안하면 이 같은 패턴의 변화는 자연스럽고도 무난하다.

남자 구실에 대하여 옛 사람들은 "나이가 들면 절로 알게 된다"고들 생각했다. 나이가 든다는 것은 어떤 경로를 통해서든지 성에 대한 직간접의 지식을 얻어듣거나 책이나 영상매체 같은 것을 통해 훔쳐볼 기회가 늘어난다는 것이지, 아무런 자극도 없고 보고 듣는 것도 없이 나이만 차면 제대로 구실을 깨닫게 된다는 뜻은 아니다. 마찬가지로 나이가 들어 기술이 는다는 것도 절로 되는 것만은 아니다.

실패와 성공의 경험들을 통해서 스스로 방법을 개선해 보고 선배들이 남겨놓은 각종 방중 비술들을 나름으로 소화해서 적용해 보거나 발전적으로 연구해 보는 적극적인 자세가 없다면 나이에서 오는 '무력증'을 대체할 만한 감미로운 기교가 절로 터득되지는 않는다.

부부생활의 행복이 절반쯤은 성생활에 영향을 받는다고들 한다. 그 성생활을 강력하게, 혹은 감미롭게 가꿔나가는 노력이야말로 보다 나은 식탁을 얻기 위해 일상적으로 기울이는 노력만큼이나 중요하게 요구된다.

같은 음식이라도 다르게 먹어라 : 칵테일 사랑법

성생활이 권태로워 별 흥을 느끼지 못할 정도의 중년이 되면 자식 키우는 재미가 됐든 돈 모으는 재미가 됐든, 나름의 다른 취미를 찾아가며 조용히 살면 그만일 터. 섹스 말고도 부부가 오순도순 살아가야 될 이유는 충분히 있다. 하지만 세상은 두 부부만 살아가는 게 아니라는 데에 문제가 있다. 남편이든 아내든 바깥을 드나들면서 남들이 알콩달콩 사는 모습을 수도 없이 엿보거나 듣고 살게 된다.

그러다 보면 뜻하지 않은 자극에 늘 부닥치게 된다. 핸섬한 근육질의 남자들, 늘씬하고 풍만한 미녀들, 남편과 밤마다 깨가 쏟아진다고 자랑하는 동창생. 성을 양보하고 살기에는 너무나도 자존심을 상하게 하는 자극들이 주변에 산재해 있다. 굳이 찾아다니지 않아도 이런 얘기들은 신문 잡지를 통해, TV를 통해 숫제 안방으로 파고든다.

부부생활의 권태는 일견 불가피해 보인다. "매일 그 나물에 그 밥으로 만족할 수 있나" 외도하는 사람들은 이런 논리도 내세운다. 그럴싸하다. "정말 그렇네" 아내마저 동조하면 집구석은 풍비박산이다. 하루에도 수백 쌍의 부부들이 이런 불행한 결말에 도달하고 있다. 권태로운 생활로부터의 비상구는 과연 꿋꿋한 인내가 아니면 파탄에 이르는 것뿐일까?

다행히도 인간은 스스로 변혁할 줄 아는 능력을 갖고 태어났다.

경제 수준이 중간 정도인 친구가 있다. 꽤 알뜰한 편이어서 먹는 데 별로 사치하는 일이 없다. 언제나 '그 나물에 그 밥을 먹고 산다. 그런데도 하루 세끼 먹는 게 지루하지 않다고 한다. 두부 한 쪽을 먹어도 김치 얹어 먹어보고, 간장에 찍어 먹어보고, 프라이팬에 구워 소금 찍어서도 먹어보고, 소금과 후추를 뿌려 구워보고, 구운 두부에 김치를 얹었다 간장을 찍기도 하고, 그 간장에 와사비 소스를 넣기도 하고, 두부와 김치를 함께 굽기도 하고, 어제는 배추김치와 먹었으면 오늘은 물김치와 먹어보고, 그러다가도 좀 더 다르게 먹고 싶으면 김에 싸서 먹어보고 물미역에 싸서 먹어보고, 여기에다 곁들이는 반찬의 배합까지 된장찌개 김치찌개 부대찌개 생선찌개 등으로 변화를 주면 분명 그 나물에 그 밥이라도 한 끼 같은 상이 없으니 늘 맛이 새롭다고 한다.

같은 라면을 끓여도 어느 날은 김치를 넣어 끓이고 어떤 날은 콩나물을 넣어 끓이고 어떤 날은 쇠고기에 버섯까지 넣어 제법 사치를 부린다. 이 집 라면은 더 이상 '가난한 사람의 대용식'이 아니다.

이런 모험심과 창의력도 우선 밥상에 호의를 가져야 솟아나는 법이다. 부부생활도 그만한 호의와 적극성만 있다면 지루할 틈이 없다. 어제는 영화 '블루' 속의 정사를 흉내 내 보았다면 오늘은 '영웅' 속의 정사처럼 즐겨본다. 어떤 날은 남편이 주로 서비스를 하고 어떤 날은 아내가 주로 서비스를 한다. 어떤 날은 느긋하게 즐기고 어떤 날은 성급하게 덤벼본다. 어떤 날은 안방에서 어떤 날은 거실에서. 연구하면 할수록 새로운 스타일에 대한 아이디어도 늘어난다.

장소 시간 체위 스타일 등등 한 번의 섹스를 완성하는 데에도 다양한 변수들이 작용한다. 그 변수들의 조건을 조금씩 바꿔본다. 맛이 달라진다. 재료의 비율을 조금씩만 바꿔도 맛이 달라지는 칵테일처럼.

문제가 있다면 도대체가 부부생활의 여유조차 갖지 못하도록 지친 몸이거나 게으른 정신이 문제일 뿐이다. 오늘 밤은 어떤 칵테일을 즐길 것인지, 연구해 보자.

☼ 잠깐! : 뽕짝 리듬, 재즈 리듬

무엇보다 자연스러운 것은 서로 호흡을 맞춰 리듬을 타는 것이다.

보통의 왕복동작에서는 전진할 때 빠르고 후진할 때 천천히 하여 '강약 강약'의 리듬을 타게 마련이다. 이것은 보통 느낌의 트로트 리듬을 연상케 한다. 그러나 재즈 리듬을 타듯 '약강 약강'의 리듬으로 움직인다면 동작은 이와 반대로 될 것이다. 전진을 천천히, 후진을 빠르게. 평소 트로트 리듬을 주로 타는 사람이 문득 재즈 리듬으로 왕복운동을 하면 그 느낌은 약간 쇼킹하리만큼 신선감이 있다. 지금까지 익숙해진 섹스에서의 리듬이 좀 권태롭다면 당장 속도의 리듬을 뒤바꿔보자.

2. 정력 이야기

육식 채식 그리고 광물질

인간이라는 종은 본래 초식동물에서 변하여 잡식성이 되었다고 주장하는 학자들도 있다. 정말 그랬는지는 알 수 없지만 현생의 인류는 잡식성 동물이다.

식물성 식품과 동물성 식품 외에 광물질도 먹는다. 요즘 유행하는 '미네랄'이라는 것이 바로 광물질을 뜻하는 말이다. 인체에 각종 무기물 성분이 들어있는 것이 사실이므로 영양학적으로 틀린 얘기는 아니다. 철분도 필요하고 구리나 석회 성분도 있어야 한다. 육식 초식 외에 금식(金食)도 하고 석식(石食)도 할 수 있단 얘기다.

미네랄의 중요성이 알려지자 요즘 사람들은 몸에 좋다면서 별별 광물질을 다 먹는 것 같다. 게르마늄이 섞인 물, 금가루를 띄운 술, 은가루를 바른 약 등등.

과연 이런 것이 얼마나 직접적인 효과가 있을까. 결론부터 말하자면 인체에 필요한 금속이나 돌 성분을 쇠나 돌 자체로 먹자는 주장은 인체를 성분별로 해체하여 성인 한 사람의 몸값이 1천만 원 정도면 된다고 하는 것만큼이나 어쭙잖은 말이다. 말은 그럴듯하지만 특정 원소가 모자라서 당장 병이 생길 정도의 급박한 상황이라면 모를까, 인체에 필요한 광물 성분은 평소 일상적인 음식을 통해 골고루 섭취하는 것이 가장 바른 해법이다.

남성의 기능에 특별히 영향을 주는 금속원소는 아연(Zn)이다. 아연 성분이 부족하면 정액이 줄어들고 전립선비대도 자주 나타나게 된다. 그러나 치명적 위해가 될 수 있는 금속 아연 자체를 먹을 수는 없다. 아연에 중독되면 일시적 당뇨현상이 나타날 수도 있다. 정력에 좋은 아연을 순리에 맞게 섭취하려면 아연이 많이 함유된 식품을 먹는 것이 방법이다. 신선한 조개와 야채 계란 콩과 시금치 등에 자연 상태의 아연 성분이 많이 녹아 있다. 가장 권할 수 있는 것은 토마토다. 토마토로 만든 소스는 전립선암도 예방하는 것으로 보고돼 있다.

요즘 유행하고 있는, 암 예방에 좋다는 셀레늄도 광고를 보면 마치 값비싼 셀레늄 함유 약재를 사 먹어야 할 것같이 생각은 되겠지만, 정답은 역시 셀레늄이 많이 함유된 음식들을 찾아먹는 것이 훨씬 안전하고 바람직한 방법이다.

강해지고 싶다면 운동을 해라

건강하고 싶다면 운동을 해라. 동서고금을 통해 변치 않는 금과옥조다.

특별히 남성으로서 강해지고 싶다면? 당연히 운동이 필요하다.

호텔을 경영하는 P씨는 40대 중반을 넘어서면서 기력이 쇠약해지는 것을 느꼈다고 한다. 저녁마다 술을 마시고 늦게 자는 날이 늘다 보니 잠자리 구실에 문제가 생

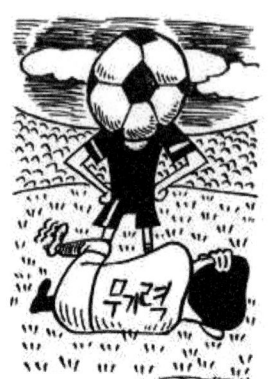
겼던 것이다. 돈이 벌리고 안 벌리는 데 따라 감정의 기복이 심해졌고 나중에는 주로 짜증을 내는 편이 되어 갔다. 돈은 벌었지만 과연 이것이 내가 찾던 행복인가 하는 의구심이 들기 시작했다고 한다.

그러다가 가까이 지내는 향우회 친구들의 권유로 운동을 시작했다. 그 운동이란 게 일요일마다 한강 둔치에 나가 공을 차는 것이었다. 전에는 가끔 골프를 치긴 했지만 주로 기분전환을 위한 것이었을 뿐, 본격적으로 운동이란 느낌이 든 것은 축구에서였다. 승부가 중요한 것은 아니지만 기왕 뛰는 것이니 이겨보자는 욕심이 생겼다. 그래서 빠지지 않고 열심히 공을 쫓아다녔다고 한다. 그러다 보니 젊은 시절과 같은 투지가 되살아났다.

그로부터 몇 달 안 돼 운동장에서는 한쪽에서 남편을 응원하는 P씨 부인의 모습을 발견할 수 있었다. "골프 치러 가는 것은 별로 반갑지 않았는데 축구는 얼마든지 환영이에요." 무척이나 표정이 행복해 보이는 이 부인의 은밀한 고백에 따르면 축구를 시작한 뒤 남편과의 잠자리가 다시 활발해졌으며 예전보다 더욱 만족스러워졌다는 것이다. P씨 역시 죽을 때까지 축구를 중단하지 않겠다고 선언했다.

꼭 축구같이 강한 운동을 해야만 운동이 되는 것은 아니다. 달리기나 걷기같이 발과 하반신을 단련하는 운동이면 무엇이든 도움이 된다. 하다못해 러닝머신만 놓고 뛰어도 좋다. 우선 땅에 발을 딛고 걷거나 뛸 때는 체중이 발에 실리면서 발바닥이 반복적인 압력을 받아 혈액을 펌프질하게 된다. 작은 심장 하나로 벅찬, 혈액순환의 동력이 제공되므로 혈행이 활발해진다. 그래서 발을 '제2의 심장'이라고도 한다.

오르막과 내리막을 교대로 걸어 발 관절의 각도에 변화를 주면서 천천히 걷는 것도 매우 좋은 운동이 된다. 그 효과를 높이기 위해 뒤로 축구와 같은 운동이나 걷는 운동도 권장된다.

다리 운동은 근육을 강화할 뿐 아니라 혈행을 활발히 해주고 발바닥에 연결된 교감신경과 부교감신경을 자극한다. 높낮이가 있는 보행에서는 발을 딛는 순간의 압력이 회음부와 전립선에까지 미치게 된다. 남성의 샘 전립선과 괄약근에도 단련효과가 생기는 것은 물론이다.

☼ 잠깐! : 하반신 단련은 고혈압에도 도움

평소 혈압이 높아 위협을 느끼는 사람이 그 위험을 줄이기 위해 운동을 한다면 어떤 운동이 가장 좋을까. 물론 갑자기 혈압이 올라갈 수도 있는 빠르거나 과격한 운동은 피하는 것이 좋다.

좋은 운동을 선택한다면 아마도 심장의 기능을 높이기 위한 상반신 운동에 쉽게 관심이 갈 것이다. 하지만 혈압 조절에 가장 도움이 되는 운동은 하반신 운동이다.

사람의 피는 심장에서 출발하여 몸을 한 바퀴 돌고 되돌아오는 데 23초가 걸린다. 대단히 빠른 속도다. 동맥과 정맥이 아무리 잘 발달돼 있어도 그것만으로는 이만한 속도로 흐르는 혈류의 압력을 감당해내기가 쉽지 않다. 이러한 혈류의 압력을 견디게 하는 것은 온몸에 퍼져 있는 실핏줄들이다.

몸을 흐르는 혈액이 가장 오랜 시간 머무는 곳은 하반

신인데, 통상 혈액의 3분의 1정도가 다리에 머물고 있다. 이는 허벅지와 엉덩이 부위 근육에 가장 많은 실핏줄이 발달돼 있기 때문이다. 하체를 단련하여 허벅지와 엉덩이 근육이 더욱 발달되면 근육 속 미세혈관들의 완충작용이 더욱 강화되어 고혈압 성향을 가진 사람이 그 위험을 피하는 데 유리해진다. 그것은 한꺼번에 밀려오는 홍수로부터 수해를 방지하는 데 하천 주변의 작은 도랑들이 가장 도움이 되는 것과 같은 이치다.

한꺼번에 방전시키지 말 것

요즘 한국 사람들은 청소년부터 노인들까지 누구라 할 것 없이 대체로 휴대폰 한 대씩은 들고 다니는 것 같다. 하루 종일 사용하여 배터리가 소진되면 밤새 충전기에 넣어두기만 하면 배터리는 새것처럼 충전되어 다시 사용할 수 있게 된다. 만일 사람도 몇 시간 누워만 있으면 새것처럼 기력이 급속 충전되는 침대가 있다면 얼마나 좋을까.

따지고 보면 인간은 전기 배터리보다 더 우수한 성능

의 충전장치를 체내에 갖고 있다. 동식물, 다시 말해 생물들이 일반적으로 에너지를 충전하는 방법은 무기물의 조합인 라디오나 자동차가 에너지를 얻는 방법에 비해 훨씬 정교하고 효율적이다. 기계들은 오직 정해진 한두 가지의 한정된 연료만으로 에너지를 만들어 내지만 동식물은 다양한 종류의 음식물을 에너지원으로 삼는다. 기계는 에너지원을 자기 몸 안에 다른 형태로 비축해둘 수 없지만 생물들은 여유열량을 다른 형태로 바꾸어 몸속에 저장하기도 한다. 생물들은 또 식사하는 장소나 조건이 바뀌어도 신속히 적응하여 에너지를 생산해낸다.

사람의 몸에 에너지를 급속히 재충전할 수 있는 충전장치는 없다. 대신 어디서건 잠들기만 하면 몸 안에서 에너지가 다시 충전되기 시작한다. 때문에 피로에는 잘 먹고 잘 자는 것만 한 대책이 없다(특히 자정을 전후한 시간, 밤 11시~새벽 4시 사이의 수면은 에너지 충전의 효과가 가장 높은 시간이다).

그러나 사람들은 수면시간까지 쪼개 가며 일하고 공부하고 즐기면서 수면을 대신할 수 있는 효과적 재충전의 방법을 찾으려 하고 있다. 약국에서도 흔히 파는 각종 피로회복제나 비타민제는 이를테면 일종의 급속충전제인 셈이고, 사우나 찜질방 옥돌침대 같은 것은 기력의 충전 속도를 높이기 위한 급속충전기를 표방하는 것이라 할 수 있다.

그러나 인체가 스스로 에너지를 보충하는 능력이 뛰어나고, 또 보다 빠르게 기운을 회복시키는 휴식 프로그램이 있다 하더라도 기본적으로는 항상 일정 수준 이상의 기력을 유지하도록 관리를 잘하는 것이 필요하다. 자동차의 배터리가 완전히 방전되면 다시 예전의 기능을 회복하기 어려운 것처럼, 한꺼번에 너무 많이 기운을 소진한다면 다시 평상의 수준으로 회복되기가 그만큼 더 어렵기 때문이다.

피로회복제나 특수 장치가 필요할 만큼 한꺼번에 소진하는 일이 거듭된다면 인체는 그 순간 급속히 노쇠되기도 한다. 어떤 어려운 문제를 겪고 난 뒤 며칠 새 흰머리가 갑자기 늘어 10년은 늙어 보인다든지, 기억력이 갑자기 나빠진다든지, 머리털이 우수수 빠진다든지 하는 현상은 흔히 볼 수 있는 일이다.

정력도 이와 같아서 갑자기 정사에 몰두하는 일은 자

제하는 게 좋다. 만일 잦은 행사치레로 상식적인 시간 안에 충전이 안 된다든지, 몰두하진 않았지만 만성적으로 기력회복이 늦은 편이라면 특별한 대책을 세워야 한다. 전립선 세척도 이처럼 회복능력이 늦어진 남성에게 긴급히 적용할 수 있는 의학적 대책의 하나다.

정력을 약물로 대신할 순 없다

국내 정상급의 프로야구 선수가 국제 경기에서는 허용되지 않는 약물을 복용한 사실이 밝혀져 화제가 됐다. 문제가 된 약물은 남성 호르몬제인 테스토스테론이다. 이 호르몬제는 남성의 힘을 강화시키는 효과가 있어 세계적으로 복용이 크게 늘고 있다고 한다.

미국에서도 프로 선수들이 남성 호르몬을 자주 복용하고 있다는 고백이 나와 한동안 야구계가 떠들썩했다. 호르몬제를 복용해서라도 경기 기록을 향상시키고 보다 역동적인 경기로 팬들을 환호하게 했다면 경기 자체의 재미를 위해서는 긍정적인 효과가 있다고 변호할 여지도 없지는 않다. 테스토스테론은 노화를 방지하고 비만을 저지하여 체격을 단단하게 유지하고 근육을 강화시키는 등의 효과가 있는 것으로 알려져 있다. 운동선수들이 은밀하게 복용하는 근육강화제 가운데는 테스토스테론 성분이 일반적으로 들어 있다.

그러나 중요한 것은 호르몬을 직접 복용하는 방법은 의학적으로도 안전성이 입증되지 않았다는 점이다. 테스토스테론 호르몬제는 그 자체만을 놓고 볼 때 적혈구 생산을 늘려 혈액응고를 촉진함으로써 심장마비를 유발하는 요인이 될 수 있고 전립선암의 위험성도 높아진다.

어떻게든 젊어지고 싶고 보다 강한 남성이 되고 싶다는 욕구를 갖는 것은 충분히 이해할 수 있는 일이다. 그러나 그 방법이 어떤 부작용이라도 감수하겠다는 '막가파식'의 방법이 되어서는 곤란한 일이다. 강한 남성이 되겠다고 생명의 위험까지 감수할 필요가 과연 있는 것일까.

근래 들어 호르몬요법은 여러 의사들에 의해 시도되고 있다. 미국에서는 지난해 한 해 동안 의사들이 무려 150만 건이나 테스토스테론을 처방했다고 한다. 5년 전 80만여 건에 비해 배나 늘어난 것이다. 남성 호르몬뿐 아니다. 노화예방에 성장호르몬이 효과가 있다 하여 성장호르

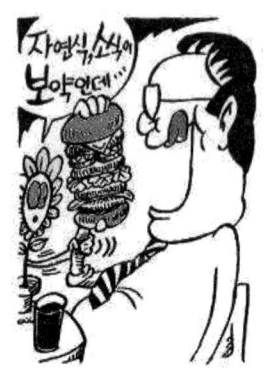

몬을 이용한 노화방지 치료도 확산 추세다.

그러나 어느 것도 실험단계를 벗어나지 못했다는 것을 소비자들은 알아야 한다. 균형 잡힌 식사와 건강한 영양 상태를 유지하면 인체는 스스로 필요한 호르몬을 분비하고 이것으로 건강을 유지시킨다. 호르몬의 체계는 그 메커니즘의 신비가 충분히 밝혀져 있지 않기 때문에 인위적인 호르몬제의 사용은 극히 제한적으로, 병적인 상태의 환자들을 위해서만 사용되는 것이 바람직하다.

환자가 아닌 사람들이 보다 젊어지고 보다 강해지고자 하는 욕심에다 상업적 이익을 취하려는 제약사나 일부 의사들의 이해관계가 맞아떨어져 부적절한 투약이 확산되고 있는 것은 심히 우려스럽다.

은밀하게 먹는 정력제?

한국인의 음식문화를 대표하는 음식으로 요즘은 보신탕이 한몫을 차지한다. 개고기의 육질이 인체의 육질과 비슷하여 가장 소화가 잘 된다든가 하는 옹호론까지는 모르겠지만, 우리 민속전통에서 보신탕이 쇠잔한 기력을 보하고 환자의 회복이나 영양보충용으로 우수한 식품으로 전해져 온 것은 사실이다. 본래 삼복더위에 지친 몸을 보해 주는 여름 음식으로 전해져 그 자체가 '복' 또는 '복탕'으로 불리던 개고기가 요즘은 계절에 구애받지 않는 '사철탕'으로 불리고 있으니 음식관습에도 대단한 변화가 생긴 셈이다.

같은 개고기라 해도 마니아들 사이에서는 모든 부위가 똑같은 등급이 아닌 것 같다. 사철탕 집에서도 단골에게만 대접하는 특별한 부위가 있으니 바로 개의 양물이다. 보신탕 마니아면서도 단골인 사람들은 으레 맡겨놓은 것이 있기라도 한 듯 주인을 따로 불러 '그것'을 내놓으라고 요청하는 것을 쉽게 볼 수 있다.

과학적 설명이 언제나 가능할 것 같지는 않지만, 보신탕의 '그것'을 골라 먹으면 남성의 그것이 힘을 받을 수 있으리라고 기대하는 것은 일종의 동종 요법가들이 기대하는 효과와 유사한 것이라고 생각된다. 예로부터 많은 사람들이 다른 동식물에서 자신의 신체부위와 유사한 것(부위가 같거나 모양, 또는 향이 같은 것)을 섭취하는 것은 그 부위의 질병치료나 강화에 도움이 될 것이라는 믿음을 갖고 있다. 개중에는 소의 생간을 먹으면 간이 강해져 눈을 맑게 한다든지 남성의 양물을 빼닮은 송이류의 버섯이 당연히 남성의 힘을 길러 준다고 하는 믿음도 있다. 여기에 의학적 의미를 두고 요법으로 발전시키려는 시도를 크게 동종요법(同種療法)이라 부른다.

사슴을 주요 약용식품으로 활용하는 중국의 전통에서는 사슴의 양물(鹿鞭)이나 고환(鹿囊)이 훌륭한 정력제라고 여겼다. 이는 서양 사람들도 마찬가지여서 영국 사람들은 소의 고환을 '초원의 굴'이라 부르며 소의 고환과 음경을 최음제와 정력제로 활용했다. 남성 정력을 증강시키며 남성불임에도 효과가 있는 것으로 보았다.

심지어 유럽에서는 남성이 왕성한 힘과 정액을 보유하기 위해 남자의 정액을 먹는 비방도 존재했다고 한다. 남의 정액을 받아 마심으로써 자신의 정자활동이 활발해지기를 기대한 셈이라고 할까. 또 여성이 흥분될 때 분비되는 애액(Love juice)을 따로 받아 마시는 사람들도 있었는데, 남성의 정액이나 여성의 애액이 모두 강장제며 최음제로서의 효과가 있다고 믿었기 때문이다.

간혹 이런 식품들이 현대 영양학의 성분 분석을 통해 그런 효능이 있을 수도 있다는 판정을 받는 예도 없지는 않다. 하지만 소나 개의 '그것'에서 성 기능과 관련 있는 테스토스테론이 다량 발견되었다고 해서 음식점 주방을 기웃거리며 그것을 구걸까지 해야 하느냐 하는 점은 깊이 생각해 볼 문제다. 도움되는 성분 외에 그것의 부작용 가능성에 대해서는 충분히 검증돼 있지 않기 때문이다.

3. 야한 남성이 알아야 할 마지막 지식

바람둥이는 치매에 걸리지 않는다

나이가 들어 바람을 피우는 것은 건강에 좋을까 나쁠까. 일본에서 오랜 기간 노인의료를 담당해 온 '쇼난 장수원원장'인 후레디 마츠가와는 노인건강 전문가로 일본에서 노인전문병원을 운영하고 있다. 그의 저서 『치매를 물리치는 89가지 비밀』이라는 책에 보면 "바람피우는 사람은 치매에 걸리지 않는다."는 주장이 들어 있다. "이혼에 다다르지 않고 잘 처리하는, 바람기에 능숙한 사람은 치매에 잘 걸리지 않는다."는 주장을 소개하고 있다. 치매에 걸리지 않는다는 것은 그만큼 건강에 좋다는 뜻일 것이다.

그 이유는 여러 가지 측면으로 생각해 볼 수 있다.

치매에 걸리지 않기 위하여 노인들이 취미생활을 즐긴다든가 취미로 하는 화투나 수학계산 같은 것을 권하는 예가 있다. 바둑이나 장기 같은 취미도 좋다. 머릿속으로 치밀한 계산을 반복해야 하기 때문에 두뇌 운동에 많은 도움이 될 것이다.

이혼에 이르지 않고 자신의 바람기를 잘 처리하려면 얼마나 치밀하게 자신의 행적에 대해 생각하고 또 계산하면서 알리바이를 잘 만들어야 할까. 이 복잡한 계산에서 실수가 생기지 않는다는 것은 웬만한 고차방정식 못지않게 두뇌를 움직여야 할 것이고 그 결과 두뇌운동이 활발해질 것이므로 마츠가와의 주장은 이런 측면에서 그럴듯하다. 적어도 바람피우는 사람이 치매에 덜 걸린다는 것이 통계상으로 입증돼 있다면 말이다.

또 다른 이유를 생각해 볼 수도 있다.

그것은 섹스의 힘이다. 사람이 즐거움을 느낄 때 분비되는 호르몬은 체력을 크게 높여 준다. 체내 각 부위를 흐르는 혈액과 소화액을 비롯한 각종 체액의 분비도 활발해지므로 당연히 건강에 좋은 영향을 준다. 마츠가와의 같은 책에는 "젊은 부인과 사는 사람은 치매에 걸리지 않는다"는 주장도 있다. 섹스 자체가 체력과 젊음을 유지하는 데 도움이 된다는 맥락으로 볼 수 있다. 오랫동안 노인건강을 연구해 온 전문 의사의 주장이니 큰 과장은 없을 것 같다.

그러나 어떤 통계적 진실이나 주장도 일방적으로 옳기만 한 것은 아니다.

우선 나이가 들어 집중력이 떨어지면 이렇게 능숙하게 바람을 잘 피우기(?)가 쉽지 않게 된다는 점부터가 문제다. 아직 젊은 편인 중년남자들도 잘못 바람을 피우다가 부인에게 들켜 대판 홍역을 치르고 나면 이전보다 한층 흰머리가 늘고 건망증까지 심해지는 경우를 흔히 볼 수 있다.

이슬람 국가의 부유한 남성들과 같이 공공연히 여러 아내를 두는 경우라면 다르겠지만, 대개 바람이라는 것은 은밀한 이중생활이 되어야 하고, 비밀유지를 위한 정신적 긴장이 계속되면 오히려 정신적 과로현상이 나타나 노화가 촉진될 수도 있다. 그러니 아무리 싱싱한 섹스가 건강에 좋다고 해도 "적당히 바람을 피워라!" 식으로 권고할 수는 없는 일이다.

젊은 부인과 재혼하는 문제만 하더라도 이미 기력이 많이 약해진 노인이라면 자칫 단명을 재촉하는 결과를 가져올 위험도 있으니 '반드시'라고 권하기는 어려운 일이다. 어떤 전통적 명제라도 절대적으로 옳은 것은 없는 법이다.

장수시대에 챙겨야 할 효도

노인들의 사랑을 다룬 「죽어도 좋아」란 영화가 화제가 됐다. 어느 나라에서도 볼 수 없던 70대 노인들의 사랑을 실제 섹스까지 다룬 영화를 한국인이 처음 만들었다는 것은 한국인의 예술적 상상력과 창의성을 유감없이 보여준 사건이란 생각이다.

노인에 대한 공경심을 최대의 덕목으로 여겨온 동방예의지국의 전통 관념에서 노인의 성을 상상하고 그것을 주제로 삼고 또 영상으로 공공연히 보여주기까지 한다는 것은 실로 불경한 일일지도 모른다. 그래서인지 한국인들은 오랫동안 노인에게는 아예 '성기'가 없기라도 한 것처럼 그들을 너무나 방치해 왔다.

이 지나치게 신격화(?)된 공경심 때문에 노인들은 자신의 성생활이나 성기능 퇴화에 따른 고민을 누구에게 털어놓지도 못하고 지내왔다. 심지어는 사랑하는 사람이 생겨도 이를 자식들에게 말하는 것조차 민망스러워할 지경이었다.

인간의 평균수명은 거의 80세를 향해 달리고 있다. 생물학적으로 120세까지 사는 것이 가능하다는 전제 아래 '인간 100세'를 지향하는 현대의학의 자신감 또한 팽배해 있다.

그러나 단지 생물학적 나이를 늘리는 것으로만 그치는 과학이라면 그것이 인간에게 무슨 의미가 있을까. 살아 있는 사람이라면 당연히 가져야 할 사회적 역할이나 즐거움 없이 죽음마저 막거나 연장시키는 과학만으로는 인간에게 혜택이라기보다 오히려 형벌이 될 수도 있을 것이다. 효도의 방식에 대해서도 이제는 관점이 바뀔 때가 됐다.

생명은 자연스럽게 태어나야

생명복제 논란이 가열되고 있다. 과학기술의 발달이 세포복제를 통해 인간까지도 만들어 낼 수 있게 되었다며 반기는 사람들이 있는가 하면 그러한 발상은 윤리적으로 잘못된 것이라며 반대하는 사람들도 있다. 대체적으로는 반대파가 많은 것 같다.

우선은 자연적인 남녀 간의 결합에 의하여 아이를 낳는 것 말고는 인공적으로 '사람을 만든다'는 생각 자체가 자연스럽지 못하다는 것이고, 결함투성이인 인간이 또 다른 인간을 복제할 경우 실수로 인해 생각지 못한 문제가 발생될 것이라는, 기술에 대한 불안감도 있다. 또 모든 사람들이 상식적인 생각만을 하는 것은 아니므로, 예컨대 이 기술이 악의를 가진 사람에 의해 사회적으로 안 좋은 목적으로 악용될 소지도 있다는 것이 많은 사람들의 생각이다.

아인슈타인 이후 진일보한 20세기의 물리학이 히틀러나 그를 상대하려는 사람들에 의해 핵폭탄을 만드는 기술로 전용될 것을 과학자들은 예상이나 했겠는가. 새로운 에너지 개발이라는 타당한 명분에서 발전시킨 핵융합 기술은 오늘날 전 세계를 잠정적 자폭의 위험 속에 몰아넣었다. 지금은 건강한 생명을 위한 의학기술 발전이란 명분으로 세포융합 기술이 개발되었지만, 이것이 과연 앞으로 지구 생태계와 인간생명의 질서를 파괴하는 화근이 되지 않으리란 보장은 누구도 할 수가 없다.

삼국지에 나오는 인물로 화타라는 명의가 있다. 그는 화살촉이 뼈에 박힌 유비 진영의 관운장을 찾아가 독이 번진 뼈를 긁어내야 한다고 권한다. 관우는 독한 술을 한 잔 마신 다음에 부관을 불러 장기를 두면서 화타에게 수술을 하도록 한다. 고통을 의식하지 않기 위해 장기에 몰입하려는 것이었다. 이 수술은 성공적으로 끝났다.

소문을 들은 조조가 화타를 초빙한다. 조조는 만성 두통에 시달리고 있었기 때문에 해결책을 달라는 것이었는

데 뜻밖에도 화타는 머릿속을 수술하자고 했다(아마도 외과치료가 주특기였나 보다). 그런데 조조는 꾀가 많고 의심도 많은 사람이었다. 더욱이 곁에 있던 부하들은 '화타가 적장인 관우를 도운 사람이니 우리에게 적대감을 갖고 있는지도 모른다. 당신의 머릿속을 열어보겠다고 하면서 죽일 지도 모른다'고 거들었다.

화타는 죽임을 당하게 됐다. 그때 화타가 자신을 지키는 옥리에게 당부했다. 집에 가면 그동안 내 의술의 요체를 적은 의서(醫書)가 있으니 이걸 가져다가 공부해서 내 의업을 이어받으라고 한다. 옥리는 책을 가져다가 자신의 집에 고이 감추어 두었다. 그런데 다음 날 귀가해 보니 아내가 마당에서 책을 태우고 있었다. 세상에 한 권밖에 없는 귀한 필사 원본의 의서였을 것이다. 옥리는 펄쩍 뛰었지만 아내는 말했다. "화타가 자신의 의술 때문에 아까운 목숨을 잃게 되었다. 이제 당신이 그의 의술을 공부한다면 당신 또한 그 때문에 화를 입게 될 것이 아닌가." 무식한 아낙의 소견 같지만 일견 비상한 지혜도 담겨 있다.

정말 신의(神醫)로 불리던 화타가 실재했을까. 그래서

그 같은 책을 무사히 남겨주었다면 과연 지금의 인류는 엄청난 의술을 발휘하고 있을까. 과학기술의 발달도 때로는 한 걸음씩 지체하면서 인류의 의식이나 사회 환경의 변화에 보조를 맞추어 가는 것이 진정한 도덕인지도 모른다.

음양의 조건도 환경 따라 변한다

성생활은 필수인가. '건강한 생활을 위하여'라는 관점에서 보자면 원칙적으로 예스다.

음양의 이치가 그렇고 생태적으로 보아도 그렇다. 남자와 여자는 성년이 되면 당연히 짝을 찾아 주기적으로 관계를 갖고 애도 낳아야 한다. 대부분의 종교에서도 이 원칙은 지지를 받고 있다.

그런데 음양은 반드시 제 짝이 있다는 얘기는 원칙일 뿐이다. 모든 원칙이 모든 상황에서 똑같이 적용되고 있거나 반드시 따라야만 하는 것은 아니다. 예외 없는 원칙이 없다는 말도 있거니와, 예외적 상황이 많이 일어나는 복잡다기한 현대사회에서는 그 '예외'의 경우가 무한정 늘어나고 있다. 나이가 들어도 결혼을 안 하는 사람들이 많은데, 하고 싶어도 짝이 없어서 못 하고 있다거나 개인 사정이 허락지 않아 못 한다는 경우는 비교적 그 사연이 소박하다. 어울릴 만한 상대가 있고 생계를 해결할 능력이 있어도 결혼에 흥미를 느끼지 못해 혼자 사는 젊은(?) 사람들이 크게 늘어나고 있다. 결혼을 했다가도 별로 흥미를 못 느껴 이혼하거나 별거로 들어간 채 큰 불편을 못 느껴 계속 혼자 산다는 경우도 적지 않게 보게 된다.

음과 양이 짝짓기를 서두르지 않고 심지어 원하지도 않는 현대 도시인들의 현상은, 옛 음양가의 스승들이 보거나 종교 지도자들이 보거나 혹은 도덕 선생님들이 보기에 아주 걱정스런 현상일지도 모른다. 예외가 보편이 되어 간다는 것은 정치인들에게도 골이 아플 수 있다. '통념보다 예외가 많아지는 사회'란 그 속성을 파악하기도, 다스리기도 그만큼 어려운 사회를 뜻하기 때문이다.

왜 이런 현상이 벌어질까? 혼자 살아도 불편하지 않은 세상이 됐기 때문일까. 그런 원인도 있을 것이다. 혼자 살아도 섹스를 해결할 수 있는 여지가 넓어졌기 때문일까. 그것도 배경은 될 수 있을 것이다. 여성의 권리가 신장되어 여성이 속박을 원하지 않는 반면 여성을 속박하는 제도나 통념들은 변화하지 않기 때문일까. 그래서 여성들이 결혼을 기피하기 때문일까. 그 말도 전혀 허황하지 않다.

그러나 결혼하지 않는 현상이 잘 사는 나라일수록 크게 나타난다는 점은 또 다른 시사점을 갖고 있다. 이것은 인간의 문명화와 관계가 있다는 것이다.

태초의 본능으로 따진다면 이성과 만났을 때는 거의 무조건적으로 서로 끌려 들어가게 돼 있다. 화학적 원소들이 서로 음이냐 양이냐에 따라 무조건 밀어내거나 끌어당기듯이 말이다.

그러나 동물의 세계로 오면서 나름의 룰이 생긴다. 강한 수컷과 아름다운 암컷의 서열이 나름으로 정해져서 차례로 상대를 선택할 우선권을 행사한다. 여기서 진일보한 것이 인간사회의 룰이다. 한번 정한 상대는 고정된 '배우자'로 대접하는 '도덕'이란 이름의 룰을 인간들은 갖고 있다. 그런데 이 룰마저 깨지고 있다. 인간 사회에서 '배우자'를 필요로 하지 않거나 무작위의 이성을 배우자로 삼는 여성과 남성이 늘어났다. 이것이 진화라고 단정

할 수는 없지만 기존 생태계의 '원칙'이 크게 변하고 있는 것만은 분명하다. 이러한 진화(?) 방향이 의미하는 바는 무엇일까. 그 변화의 종점은 결국 무엇이 될까?

오스틴 파워

「오스틴 파워」라면 영화 마니아들이 즐겨 보는 유쾌한 코미디 영화다. 큰 틀은 007시리즈를 본떴다고 하지만 영화 한 편에 수십 편의 다른 영화들이 녹아있다. 영화를 많이 본 사람들이라면 엄청나게 많은 영화 장면들이 패러디 돼 있는 데서 또 다른 재미를 느낀다. 지난해 새로 만들어진 2002년판 「오스틴 파워 골드 멤버」에는 할리우드 최고의 스타들이 대거 출연해 많은 영화인들이 이 시리즈에 애정을 갖고 있음을 보여줬다. 톰 크루즈, 기네스 펠트로, 스티븐 스필버그, 브리트니 스피어스, 케빈 스페이시, 존 트라볼타, 데니 드 비토 같은 스타들이 출연료와 관계없이 자진해서 이 영화에 등장했다고 한다. 영화감독 스티븐 스필버그도 친히 코믹 캐릭터로 출연했다.

할리우드가 떠들썩하게 동참하여 만든 「오스틴 파워」

는 패러디야말로 가장 훌륭한 창작이 될 수 있음을 보여준다. 제임스 본드만큼이나 소문난 바람둥이 첩보원 오스틴 파워와 본드 걸을 패러디한 다양한 국적의 미녀들, 오리지널한 것이라곤 하나도 없다. 영화 첫 편에서 오스틴 파워가 찾아 헤매는 '모조'라는 것은 다소 생소해 보이지만, 알고 보면 먼저 유명해진 영화 「스타워즈」에서 제다이들의 힘의 원천으로 나오는 '포스'와도 유사하다.

그런데 보다 더 '모조'에 가까운 개념을 얘기한 것은 70년 전의 성(性) 심리학자 빌헬름 라이히(Wilhelm Reich, 1897~1957)다. 프로이트를 계승하는 신프로이트학파의 이론적 스승으로 평가되는 라이히는 천재적인 학자였던 것 같다. 프로이트의 정신분석 이론을 창의적으로 설명하여 주목받던 그는 프로이트가 '이드'(Id)라고 이름 붙인 성적 에너지에 천착한 끝에 1939년 '오르곤 에너지'라는 새로운 개념의 이론을 내놓는다. 불행히도 그동안 라이히의 뛰어난 업적에 매료됐던 학자들도 여기서부터는 더 이상 그의 창의적 이론을 이해할 능력이 없었다. 그는 성심리학에 몰두하면서 학계에서 별종 취급을 받기 시작했고, '오르곤 에너지' 이후로는 아예 학계나 언론으로부터

'왕따'가 됐다.

그가 정의한 오르곤 에너지란 성적 에너지이자 생명의 에너지를 말한다. 성적 에너지란 점에서는 프로이트의 '이드'와 유사한 것이지만 오르곤 에너지는 그 이상의 것이었다. 그는 사람에게서 오르곤 에너지를 측정할 수 있으며, 이 에너지를 서로 주고받거나 따로 모아두는 것이 가능하다고 보았다. 별도로 모은 오르곤 에너지를 이용하여 이 에너지가 약화된 환자들의 신체와 정신의 질병들도 치료할 수 있다고 주장했다. 이 기묘한 연구자는 마침내 오르곤 에너지 집적기라는 것을 개발해 환자에게 이용하다가 제소된 뒤 교도소에 갇혀 지내던 중 심장마비로 사망했다. 왕년의 심리학 대가가 '미치광이' 소리를 들으며 삶을 마감했던 것이다.

별도로 채집하고 보관할 수 있는 '충전된 생명 에너지 혹은 성적 에너지'라는 점에서 개념상 오르곤 파워는 「오스틴 파워」의 '모조'와 아주 닮았다. '오스틴 파워'란 이름과 '오르곤 에너지'라는 이름의 유사성을 생각해 본다면 영화의 제이 로치 감독은 일찍부터 이 불행한 천재 라이히의 이론에 흥미를 느끼고 있었는지도 모른다.

오늘날 성적 에너지가 바로 생명 에너지와 동일한 근원을 갖고 있다고 생각하는 과학자들은 적지 않다. 뇌파 등 인체 에너지에 대한 전기적 측정기술도 크게 진전되고 있기 때문에 장차는 실제로 인체의 에너지를 보관하거나 보충하는 인위적인 기술이 다시 시도될 가능성도 전혀 없지는 않다. 그렇다면 이 에너지는 어떤 용도로든 쓰임새가 찾아질 수 있지 않을까? '아직은 황당한 상상'이라는 사족이 필요할지 모르겠다.

● 책을 마치며 ●

흥분되고 설레었던 기나긴 성(性)의 세계로의 여행은 끝이 났다.

많은 사람들은 행복하게 살고 싶어 한다. 그 행복이 무얼까? 그 답을 알고 있는 사람은 많지 않다. 만족감, 안정감, 충족감 같은 것이 전제되어야 할 것이라고 많은 사람이 생각한다.

그 행복을 찾기 위하여 인간은 아주 오래전부터 생각을 통하여, 혹은 모험적인 행동을 통하여 참으로 많은 길을 모색하고 실험해 왔다. 그중에 한 무리는 모든 욕망을 참고 제어하는 절제의 방법으로 안정을 찾았고, 어떤 무리는 자신의 욕망을 충족시키기 위해 모든 것을 쟁취하고 최대한의 쾌락을 즐기는 것으로 만족을 추구했다.

그 어떤 길에서도 성(性)이라는 소재는 빼놓을 수 없는 주요한 소재였다. 한쪽에서는 인내와 극복의 대상으로서, 다른 한쪽에서는 최상의 만족을 얻기 위한 수단으로 당연히 탐닉해야 할 대상으로서, 이 가운데 어느 쪽이 전적으로 옳은 태도인지는 결론을 내릴 수 없다. 의학적으로도 성적 활동이란 모든 생명이 살아 있는 한 중요한 생명활동으로서 거부할 수 없는 것인 동시에 지나치게 몰입해서는 또 생명이 위협을 당할 수도 있는, 이중성을 지니고 있다. 동양의학의 관점에서는 말할 것도 없거니와 프로이트 같은 서양의 심리학자조차도 이 쾌락의 행위에는 동시에 '죽음에의 충동'이 깔려 있는 것이라고 말했다. 성적 활동이 억압되고 위축된 사회는 무미건조하고 위선적으로 되는 반면 성 활동이 지나치게 강조된 사회는 퇴폐화되어 마침내 멸망의 길로 걸었다.

이러한 의미에서 성에 대한 바람직한 태도는 중용과 조화라는 결론에 이르게 된다. 결코 무시해도 안 되고 그렇다고 너무 탐닉해서도 안 된다. 사람은 본능적으로 쾌감과 만족감을 추구하고 거기서 행복을 느낄 수 있지만, 인생이란 만족과 불만이 적절히 조화될 때 더욱 아름답고 즐거운 것이 아닐까?

의사의 입장에서, 건강한 삶을 위해서는 건강한 섹스가 빠져서는 안 되며 건강한 섹스를 위해서는 먼저 건강한 몸과 정신이 필요하다는 것을 강조하고 싶다. 그리고 이것들은 서로 상호적인 영향을 미치고 있다.

필자는 한의원에 찾아오는 많은 사람들이 성적 기능이나 습관에 문제가 있는 것을 수없이 목격하였고, 치료와 처방을 통해 그 '장애'를 극복한 후에는 그들의 삶 자체가 윤기를 되찾는 것을 되풀이 경험하였다. 벌써 10년 가까이 해 오고 있는 남성 전립선의 세척치료는 많은 남성들에게 자신감을 찾아주었을 뿐 아니라, 결과적으로 그들의 파트너인 여성들에게도 행복감을 되돌려주었다.

무기력해진 보통 사람들의 성(性)을 복원해주는 의료야말로 그들의 찌든 삶을 행복한 삶으로 복원하는 치료라는 점에서, 옛 성인들이 목표했던 의학의 본질에 접근하고 있다는 데 자부심과 보람을 느끼게 된다.

건강한 성 아름다운 성을 주제로 한 이 책의 가이드가 모쪼록 여행에 동참한 모든 독자들이 삶의 활기와 윤기를 되찾는 데 조금이라도 보탬이 되기를 소망한다.

마지막으로 시대정신과 함께하시며 아직도 출판문화운동에 책임을 다하시고 계시는 출판사 여러분께 감사드린다.

저자　이은주

● 개정판 책을 마치며 ●

 이 책이 처음 발행된 지도 12년이 흘렀다. 잠깐인 듯 하면서도 짧지 않은 세월이다. 당시 시중에 성생활에 대한 제대로 된 '교과서'가 없는 것을 안타까이 생각하여 펴낸 책이었는데, 여전히 신뢰할 만한 더 이상의 매뉴얼은 찾아보기 어렵다. 이에 이 책은 생명력을 잃지 않는다.

 그간 많은 분들이 책의 취지와 지향하는 바에 공감하여 격려를 보내주셨고, 성생활의 개선을 통해 삶의 활기를 찾게 되었다고 고마워하는 분들도 있었다. 집필 당시 의도한 대로, 타성에 젖은 성생활을 혁신하라는 제안과 건강한 성생활을 위한 가이드로서 역할을 어느 정도는 해낸 것 같아 보람을 느낀다.

 다만 출간된 지 많은 시간이 흘러 이제는 책을 구하기가 어렵다는 독자들의 요구가 늘어나, 개정판(改訂版) 발행을 더 미루기가 어렵게 되었다.

 그 사이에도 사회적으로 성을 대하는 태도에는 많은

변화가 있었다. 사회 시스템의 빠른 변화와 미디어 기술의 발전에 따라 성에 관한 담론들이 보다 개방적으로 유통되는 것은 말할 것도 없다. 그보다는 성 역할에 대한 논의가 격변이랄 만큼 큰 변화를 거치고 있다. 더 이상 여성은 수동적인 존재가 아님은 물론 종래의 성별에 대한 관념도 크게 바뀌었다. 동성애라든지 무성애, 논바이너리(non-binary)와 같은 개념들이 공공연히 사용되고, 그와 더불어 성생활이나 결혼의 관습에도 거의 혁명적인 변화가 일어나고 있다. 세계적으로 '미투' 운동이 큰 파장을 일으키면서, 부분적이지만, 이성에 대한 혐오를 극단적으로 표출하는 사람들이 늘어난 것도 기억할 만한 현상이다. 지금은 매우 혼란스럽지만, 결혼이나 섹스가 더 이상 필수가 아닌 선택사항처럼 되어가고 있는 작금의 변화는 결국 '무성애의 시대'로 귀착되지 않을까 하는 전망도 나오고 있다.

그럼에도 우리는 성을 말하지 않을 수 없다. 일부 과학자들의 주장처럼 지구의 자전축이 변하여 남극과 북극이 (음극과 양극이) 뒤바뀌는 일이 현실이 된다면 어떨지 몰라도, 21세기의 인류는 아직 남자와 여자를 기본으로 존재하고 있으며 그 존재의 기초가 되는 음과 양의 원리는 여전히 과학의 기본을 이루고 있기 때문이다. 성은 의식주와 함께 여전히 정신적 신체적 건강에 큰 비중을 차지하며, 그런 만큼 바른 지식과 바른 성생활의 중요성에도 변함이 없다.

'인류시대'의 위기라고 느껴질 만큼 생태학적으로, 경제적으로, 문명적으로, 어려운 시기를 지나고 있다. 이 난국을 함께 걷고 있는 우리 시대의 사람들에게 이 책이 계속하여 작으나마 격려와 도움이 될 수 있기를 바란다.

끝으로 이 책의 개정판 출판을 도와주신 이동영 편집과장님께 깊은 감사를 드린다.

2018년 12월 저자 이은주

■ 대화당 한의원 체험기 ■

김아하(가명, 남, 38세)

"감기에 걸리면 사람들은 초전에 박살내려고 야단들이다. 그런데 정작 부부생활에서 가장 중요한 성(性)기능적인 문제에 대해선 왜 그리고 치료에 인색한 것인가."

내가 대화당 한의원 문을 처음 두드리게 된 것은 위와 같은 직장 상사의 조언이 큰 용기를 주었기 때문이었다. 그렇다. 우리들은 감기에 걸리면 초기에 잡는다고 병원을 화장실 들락거리듯 한다. 좀 더 심해지기 전에 잡는다고 대단한 각오로 임한다. 이런 생활 태도가 자연스럽게 몸에 배어 있다. 그런데 성적인 문제에서는 어떠한가. 병원 찾는 것이 부끄럽고 누가 볼까 봐 몰래 다니지 않는가. 성기능으로 어떤 문제가 있으면 으레 감추거나 숨기는 것이 우리들에게는 더 자연스럽고 일상화되어 있다.

나에게 전립선 염증과 통(痛)이 찾아온 것은 3년 전 가을이었다. 처음에는 정관 수술을 했던 강남의 꽤 유명한 모 남성 의학과에서 치료를 받았다. 전립선 마사지와 약 처방을 받았지만 효과는 없었다. 그러다가 어느 날 용산에 있는 모 비뇨기과에서 부작용이 전혀 없는 새로운 수술기법으로 전립선 질환을 치료한다는 소식을 접했다. 그곳에서는 투나요법을 소개하면서 강력하게 수술을 권했다. 하지만 수술 후, 이것은 나에게 더 큰 스트레스와 고생을 가져다주었다. 사정할 때 정액이 마치 포탄 날아가듯 강력하게 발사되어야 하는데 이런 출사력이 없어진 것이었다. 대신 정액이 귀두에서 주르르 흘러내리는 유정 현상이 발생했다.

남성이라면 누구나 잘 알 것이다. 사정할 때의 쭉쭉 힘차게 발사되는 정액을 보면서 얼마나 시원함을 느끼며 남성으로서의 자부심과 존심이 생기는지를 말이다. 그런데 그 출사력이 하루아침에 죽어 버린 것이다. 날이 갈수록 나에게는 스트레스가 쌓여만 갔다. 전립선 염증과 통증도 그대로 재현되었다. 심리적인 압박 때문인지 발기도 제대로 안 되는 것 같았다. 부부관계에서도 사정의 쾌감이 사라졌다. 오히려 사정 후에 이상야릇한 불쾌감이 새로 생겼다. 정말 남성으로서의 성기능은 생명을 다한 것이 아닐까 하는 두려움이 앞섰다.

그러던 어느 날 우연히 모 일간신문에 전립선 질환을 한방으로 획기적으로 치료했다는 한의원이 소개된 기사를 접하게 되었다. 나는 주저 없이 찾아가 진료를 받고 특이한 냄새가 나는 한약을 처방받았다. 하지만 결과는 마찬가지였다. 호전된 것을 전혀 느낄 수 없었던 것이다. 얼마 후에는 모 TV방송사 프로그램에서 전립선 질환 최고의 명의라는 분이 출연한 것을 보게 되었다. 그분이 계시는 대학병원에서도 진찰을 받았다. 출사력 복원은 거의 불가능하다는 것이 그분의 말씀이었다. 나에게는 정말 절망의 연속이었다.

희망은 우연히 서점에서 발견되었다. 이은주 대화당 한의원 원장의 『상쾌한 남성 만들기』란 책을 접하게 된 것이다. 많은 전립선 관련 책들이 있지만 대부분 지나치게 전문용어를 동원하거나 두꺼워서 쉽게 읽을 수가 없었다. 이 원장님의 편한 마음으로 가볍게 읽을 수 있는 책이 눈에 띄었다. 내용도 재미있었지만 남성의학 분야에 여성 원장님이라는 점도 나의 호기심을 발동시켰다.

그러나 무엇보다도 나의 눈을 반짝이게 한 것은 '전립

선 세척'을 통한 치료 내용이었다. 전립선의 신체적 위치가 회음부에 가깝고 방광 아래에 있기 때문에 약물 처방을 받아도 약효가 도달하기 어렵다고들 한다. 그래서 난치병 중의 난치병이라는 사실은 익히 잘 알려진 사실이다. 책에서는 요도를 통한 죽염과 알로에 등 각종 한약재를 통한 부작용이 전혀 없는 천연물질로의 세척법을 소개하고 있었는데 순간적으로 '이 방법 참 괜찮겠다' 싶었다. 사실 병 치료를 하는 데 있어서 마음에 들고 안 들고를 따져 가며 치료받는 방법은 좋은 방법이 되지 못할 것이다. 하지만 전립선에 직접적인 세척을 가하는 치료법이라는 것이 나를 들뜨게 만들었다.

대화당 한의원에서 3일, 또는 4일을 주기로 전립선 세척을 받았다. 그 와중에도 인간 본연의 기본적인 성적인 욕구는 참기가 힘들었다. 치료 중에는 부부관계를 가급적 절제하고 요도에 무리가 가지 않게 하라는 원장님의 지침이 있었지만 본능적인 성욕구가 마음대로 조절하기는 나에게 너무 가혹한 형벌이었다. 그래서 치료 초기에서도 나름대로의 테스트를 할 겸 부부관계를 계속하였다. 그럼에도 불구하고 치료 결과는 가시적인 효과를 나타내었다.

신혼 초에 아침과 저녁으로의 더블 작업(?) 경험을 사십을 목전에 둔 삼십 대 후반에 다시 경험했다 하면 믿을 사람이 있을지 모르겠다. 하지만 그것은 사실이었다.

나는 치료과정에서 있었던 부부관계에 대해선 원장님 치료에 참고가 될 것 같아 있는 그대로 직고하였다. 아마 정력이 강화된 느낌을 받았는데 세척의 효과로 회음부 부분의 불쾌감이 없어진 데에 그 원인이 있었던 모양이었다. 아울러, 치료 기간 내내 일명 '저승사자'란 별명이 붙은 사람이 쑥뜸을 놓는데 그 효과도 단단히 본 것 같았다. 저승사자는 뜸을 따끔따끔하게 뜬다 하여 환자들 사이에 회자되는 별명이었다. 하지만 뜸을 뜰수록 참을 만하였다. 조금 강한 뜸인 듯싶으면 재미있는 유머와 재치로 환자를 마구 웃겨 주었기 때문에 웃다 보면 아픈 순간을 지나치게 되었다. 치료 기간 내내 웃고 다닐 수 있게 해 주신 원장님을 비롯한 모든 분들께 지면을 통해 감사를 드린다. 특히, 내원할 때마다 받게 되는 "안녕하셨어요? 밑에도 안녕하시고요?"라는 원장님의 인사를 받으면 받을수록 점점 멋져 보이는 여(女)원장님의 진면목을 알게 될 것이다.

언젠가는 '나 홀로 출사력'을 아내 몰래 시험을 해 보았다. "와, 드디어 살았다"는 탄성이 절로 새어나왔다. 이거 얼마 만에 보는 아름다운 출사의 모습인가. 옛날처럼 왕성한 출사력을 찾으려면 더 많은 PC운동(대화당 한의원에서 권하는 전립선 강화운동)과 치료와 노력이 필요하겠지만 유정현상을 벗어났다는 것만으로도 너무나 기뻤고 반가웠다.

전립선 질환으로 고생하시는 분들은 잘 생각해 보라. 옮겨 다니는 병원에 따라서, 전립선 마사지를 시행하는 사람에 따라서 마사지의 만족도와 통증도 천차만별이지 않았는가? 그리고 이 고질병의 난치에 대한 고통을 이미 충분히 겪지 않았는가? 마지막으로, 나와 같은 전립선으로 고통 받고 있는 모든 분들께 충고 하나 하고 싶다. 절대로 일간지나 텔레비전 등 언론매체를 통해 전달되는 과대 상업적 광고에 너무 현혹되지 않기를 바란다. 그대들은 요란한 광고로 이름 날린 병원에서도 이미 실패를 경험했지 않은가. 명의(名醫)의 명치료(名治療)는 구태여 언론매체를 통한 인위적인 홍보를 동원하지 않더라도 절로 알려지게 마련이다. 지금 벼랑 끝에서 마지막 지푸라기라도 잡고자 하는 용기 있는 사람은 대화당 한의원 문을 두드려 보라. 분명 희망이 보일 것이다.

모든 분을 위하여

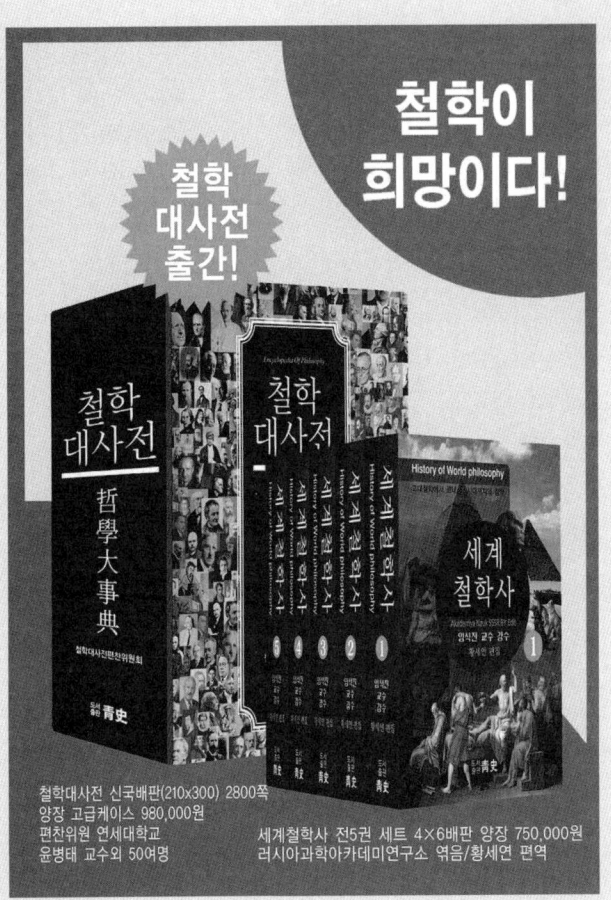